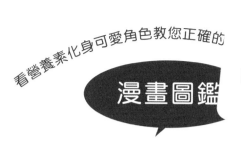

看營養素化身可愛角色教您正確的

漫畫圖鑑

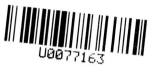

歡迎光臨五大營養素之島

代居真知子・著／五明紀春（女子營養大學副校長）・監修／堀川理万子・繪

瑞昇文化

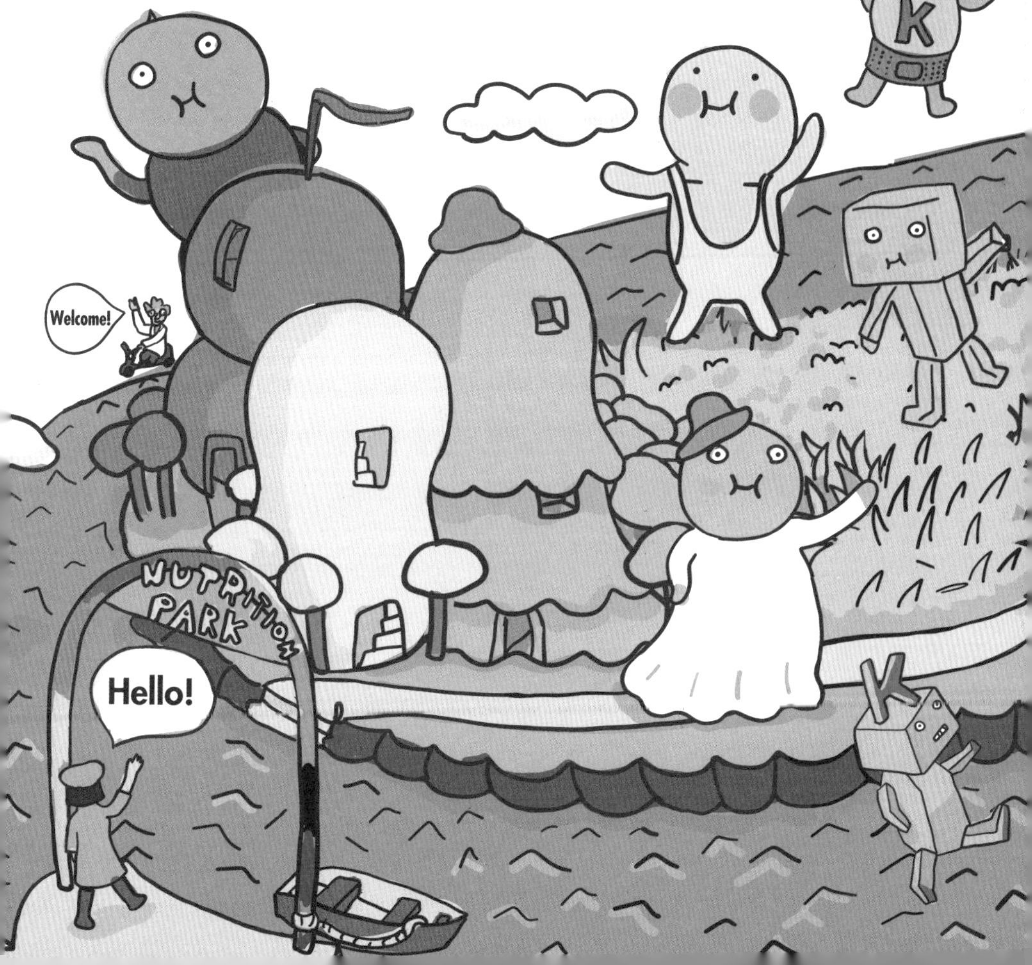

前言

一如「飲食就是生命」這句話，飲食賦予我們生命，讓我們得以維生。

在飲食生活扮演核心角色的是營養素，而這些營養素大致可分成五種（蛋白質、脂質、碳水化合物、維他命、礦物質），這「五大營養素」是我們為了生存下去而不可或缺的存在。

不過，大家是否真的了解這些營養素存在於哪些食物，營養素又有什麼種類與特徵，在體內又扮演什麼角色呢？

如今，我們身邊充斥著有關食物與健康的資訊，但是若無法了解營養與營養素這些基本知識，就無法正確地掌握資訊，也可能因為誤解，反而弄巧成拙地危害健康。

為了避免上述的情況發生，特別企劃了這本書，讓大家快樂地了解有關營養與營養素的最基礎知識。市面上也有許多以輕鬆快樂的方式解說營養素的書，但本書不是一本專門介紹營養素的書。本書會介紹營養素以及對健康有益的營養成分是如何進入身體，成為身體所需的營養。而且為了讓大家覺得簡單、有趣，還特別將營養素畫成可愛的角色，利用故事的方式說明。

營養學的世界日新月異，除了要攝取含有很多營養素的食物，也漸漸了解營養素在哪些條件下能轉化成身體的營養，不過還是讓我們先從基本開始了解吧。

想開始了解或是不太了解營養的人，請一邊看著圖，一邊對結構複雜的營養世界產生興趣吧。如果是已經具備相關知識的讀者，若本書能幫助您一邊開心地閱讀，一邊加深基本知識，那將會是作者的榮幸。在進入正題之前，先簡單地為大家介紹一下本書的故事吧。

INTRODUCTION

喜愛美食又注重健康的女性食一子小姐，某一天在超市巧遇一位不可思議的人物——健康均衡博士，她有幸造訪博士管理的『Nutrition Park』(營養公園)。

這是一個有營養素，充滿奇幻色彩的主題公園。

在博士的導覽下，食一子小姐進入了浮在湖面的主島——五大營養素之島，在那裡遇見了蛋白質、脂質、碳水化合物、維他命、礦物質，並深入了解這些營養素的特徵與主要功能。

接著她前往隔壁的薩布蘭島，在島上的蔬菜直賣所與廁所、遊客中心等處學到更多有關營養的知識。

先鄭重為各位介紹主要登場人物。健康均衡博士、一子小姐，以及代表五大營養素的可愛角色。

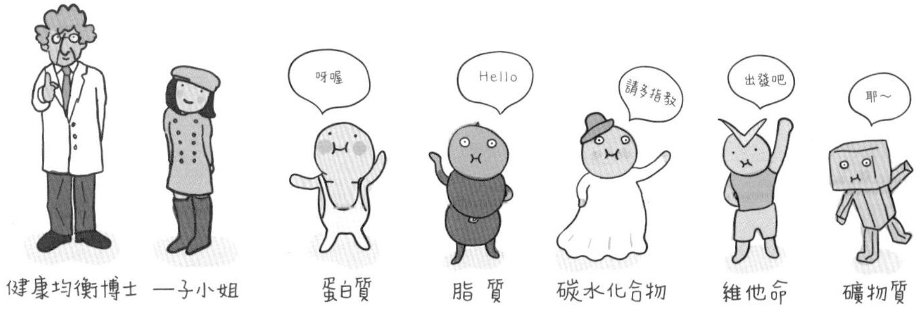

超級市場 SUPERMARKET

一子小姐一如往常地在超市購物時，突然有位身穿白袍的男性出現。他看了看一子小姐的購物車之後，向她搭話了。

「妳有注意妳的飲食生活嗎？有益健康的事物有很多，但最重要的就是飲食。我對大家的飲食很感興趣，有時候都會像這樣在超市觀察別人的購物車。」

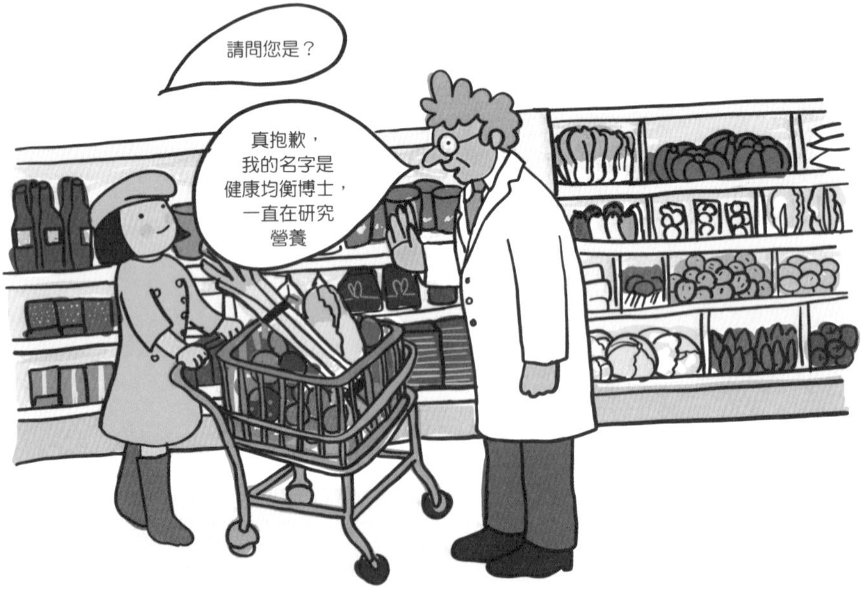
請問您是？
真抱歉，我的名字是健康均衡博士，一直在研究營養

博士說對飲食生活、營養、食物感興趣是件好事沒錯，但是那些明明不懂基礎知識，卻濫用「很營養」、「好健康！」、「對身體好」這些詞的人們，實在令他有些擔心。

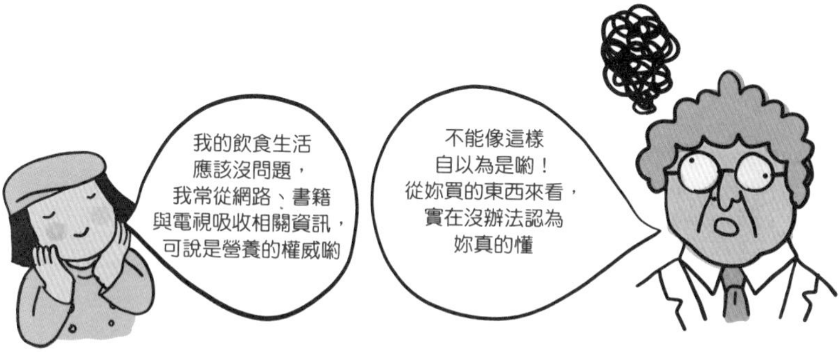
我的飲食生活
應該沒問題，
我常從網路、書籍
與電視吸收相關資訊，
可說是營養的權威喲
不能像這樣
自以為是喲！
從妳買的東西來看，
實在沒辦法認為
妳真的懂

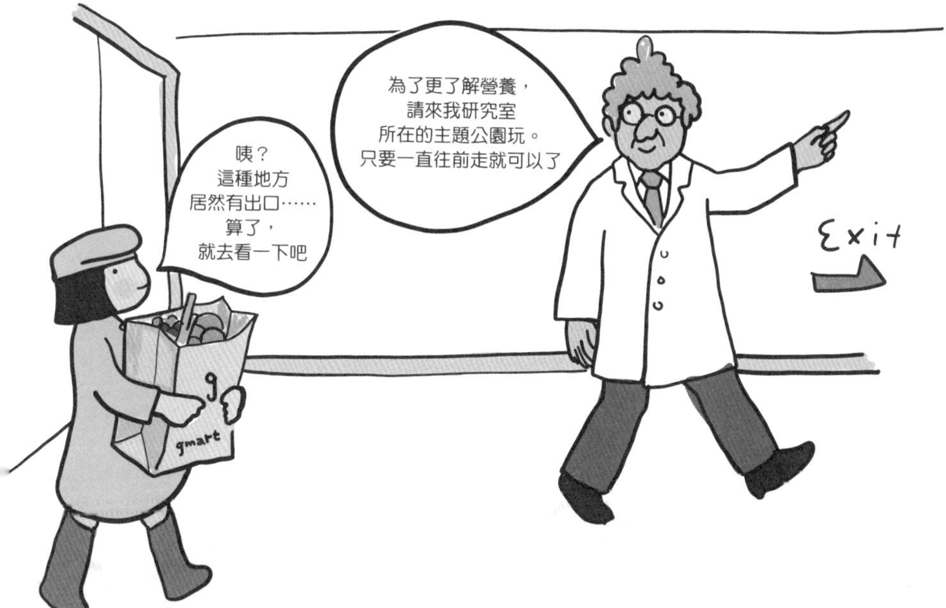
為了更了解營養，
請來我研究室
所在的主題公園玩。
只要一直往前走就可以了
咦？
這種地方
居然有出口……
算了，
就去看一下吧
Exit
gmart

好奇心旺盛的一子小姐雖然有些不安，還是決定去博士口中的那個主題公園玩。

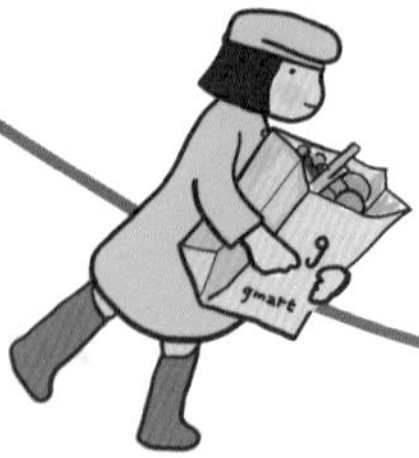

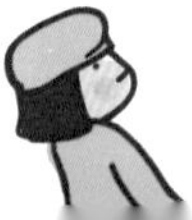

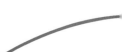

contents

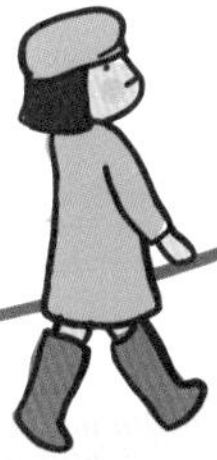

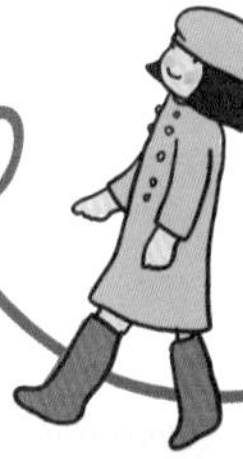

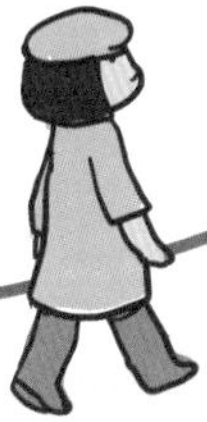

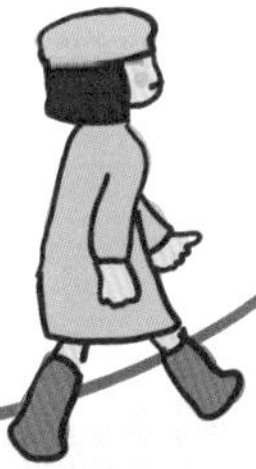

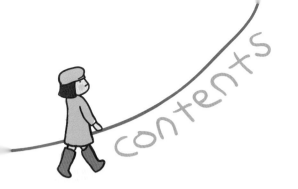

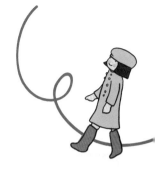

NUTRITI

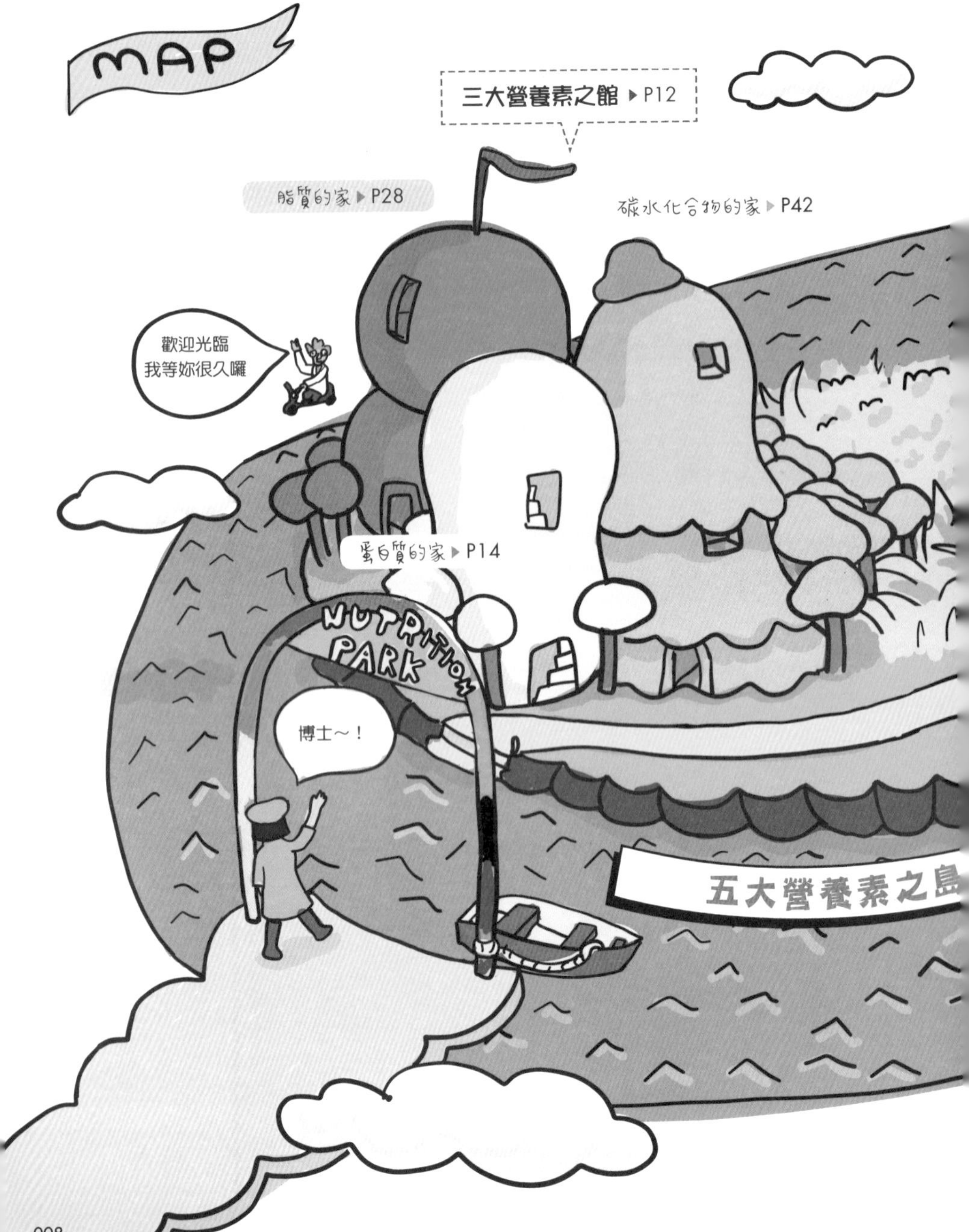
MAP
三大營養素之館 ▶P12
脂質的家▶P28
碳水化合物的家▶P42
歡迎光臨
我等妳很久囉
蛋白質的家▶P14
NUTRITION
PARK
博士～！
五大營養素之島

一子小姐抵達一座浮在湖上的巨島。

也就是『Nutrition Park』（營養公園）。

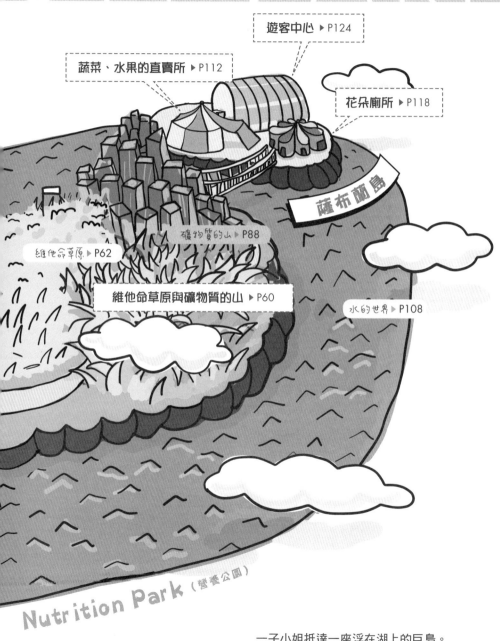

五大營養素之島

一子與博士一同前往公園的中心——五大營養素之島。

我們人類生存所需的必要營養素就是一子接下來在這座島遇見的五大營養素（蛋白質、脂質、碳水化合物（醣質）、維他命、礦物質），以及能從水中獲得的物質。食品的成分雖然很多種，但是能成為營養的營養素只有這五種。

每種營養素的功能都不同，但基本上可分成「成為驅動身體的能量」、「成為製造器官與身體組織的材料」、「調整身體活動」這三種。

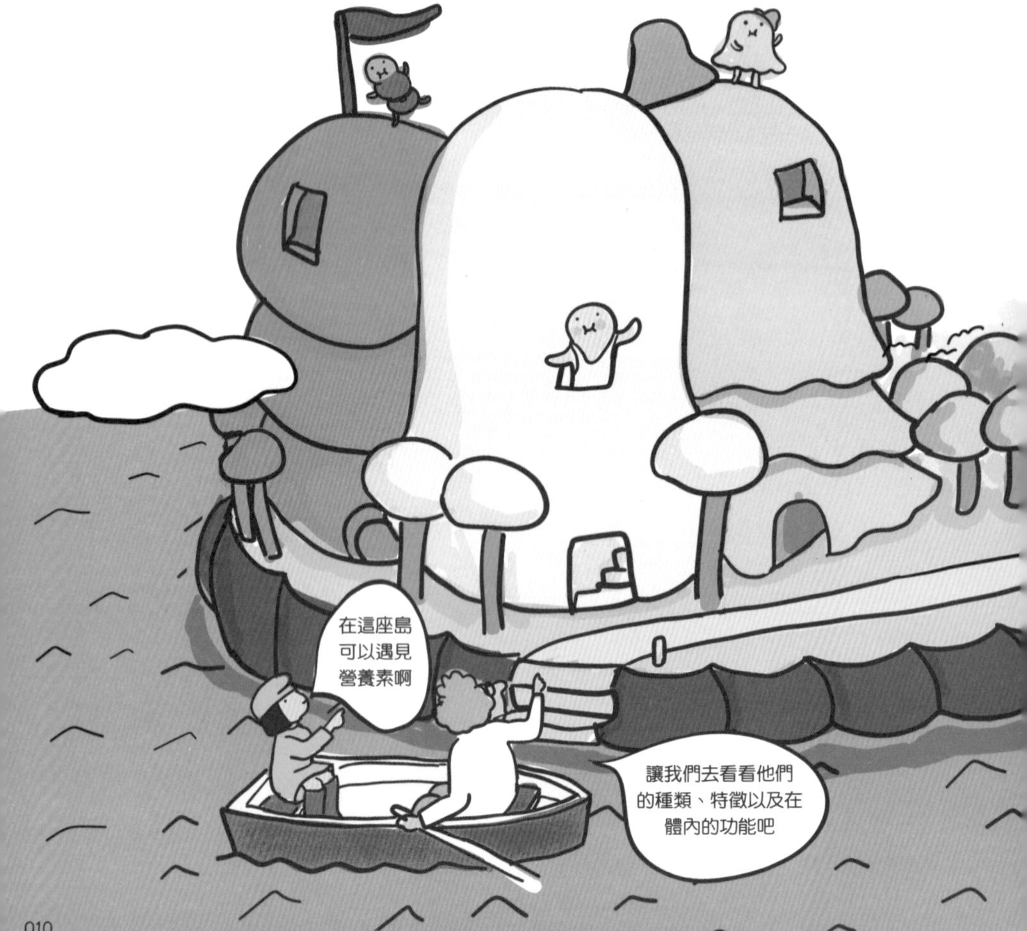

在這座島可以遇見營養素啊
讓我們去看看他們的種類、特徵以及在體內的功能吧

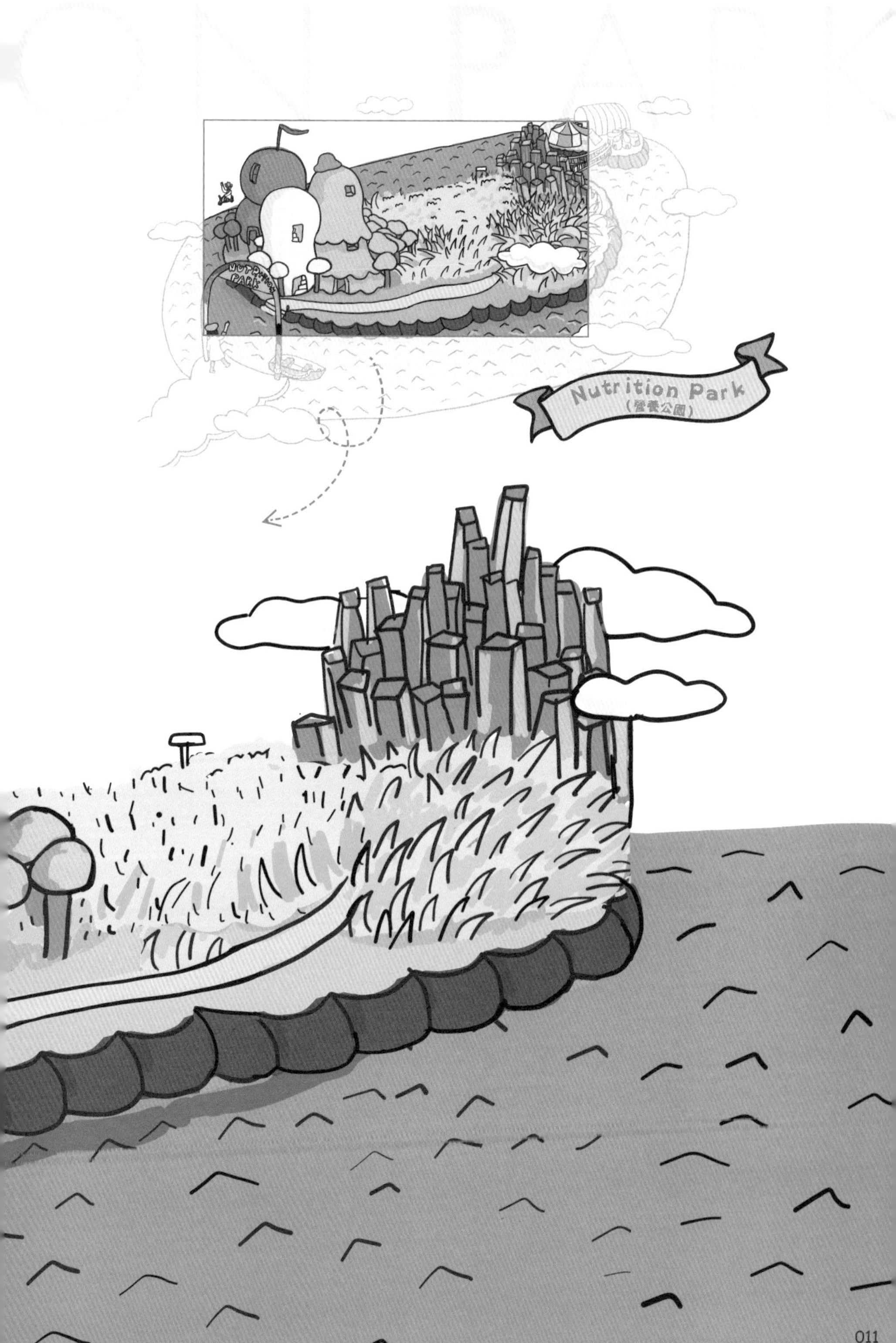
Nutrition Park
(營養公園)

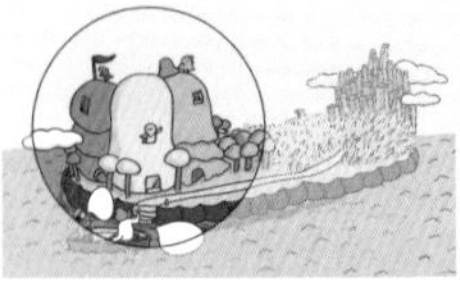

三大營養素之館

二人登陸後，有一座奇妙的館就在眼前。
這裡是被稱為三大營養素，也就是蛋白質、脂質、碳水化合物（醣質）的住處。
拜訪各自的家就能了解他們的特徵、功能以及有哪些食品含有這三大營養素。
之所以被稱為三大營養素，是因為他們具有相同的功能。

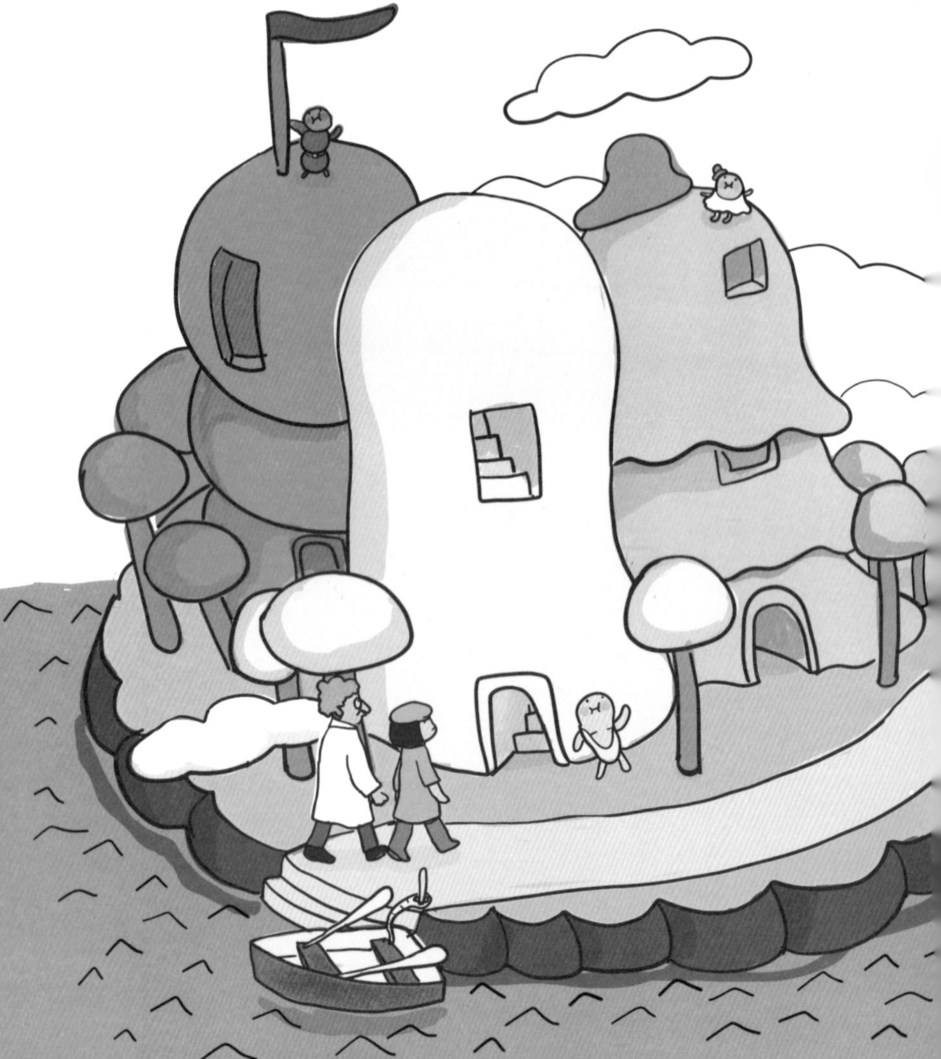

三大營養素的相同功能

蛋白質、脂質、碳水化合物（醣質）會與我們透過呼吸攝取的氧氣結合，
在身體的每個角落產生熱量，讓身體得以活動。
一如汽車需要汽油這種燃料，人體要產生熱量就需要三大營養素。

這三種營養素形成熱量的方法都不一樣。
「碳水化合物（醣質）像汽油一樣瞬間燃燒，而且會燒得連渣都不剩」
「脂質雖然像燈油一樣，會比較慢才燒起來，卻能緩慢而穩定地燃燒」
「蛋白質就像是很難點燃的柴火，很不容易燃燒，而且會留下許多殘渣」

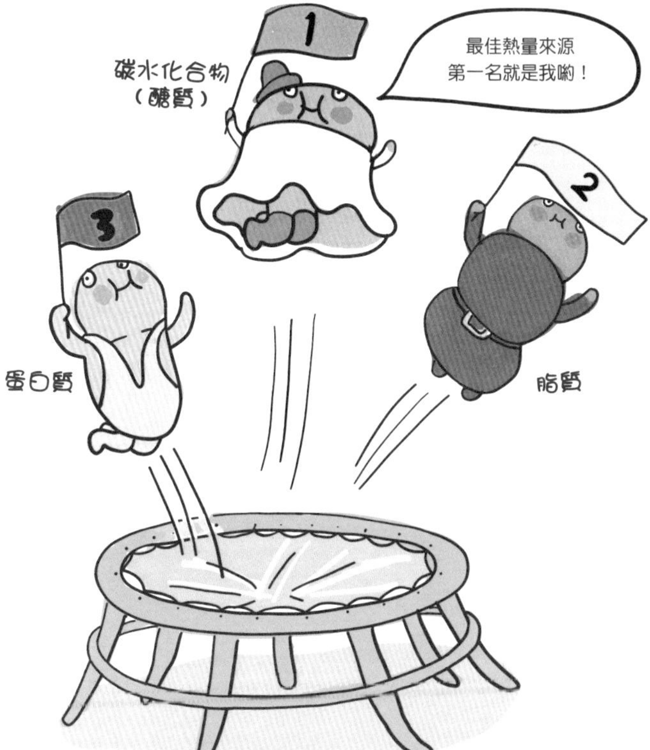

- 食品包裝上所標示的千卡（kcal）是熱量的單位。
- 熱量的說明請參考P78、P79的TCA循環。

蛋白質的家

PROTEIN HOUSE

讓我們一起逛逛蛋白質的世界吧。蛋白質是存在於肉類、魚類、牛奶、乳製品、大豆以及許多食物的營養素，英文名字是Protein，語源是希臘語的proteios，而這個希臘語是第一、第一個的意思，顧名思義，蛋白質在人體內扮演非常重要的核心角色（打造身體、能量來源、調整身體）。

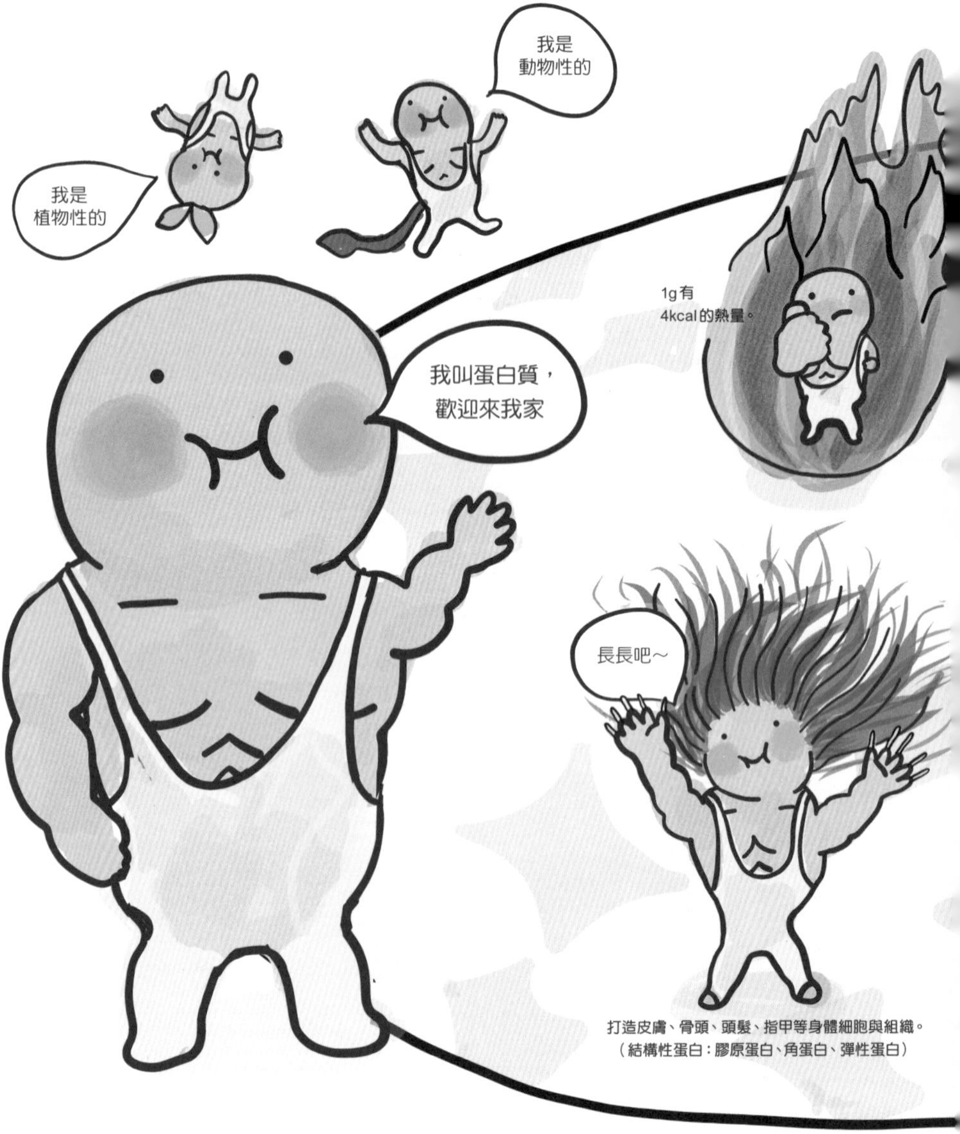
我是
植物性的
我是
動物性的
我叫蛋白質，
歡迎來我家
1g有
4kcal的熱量。
長長吧～
打造皮膚、骨頭、頭髮、指甲等身體細胞與組織。
（結構性蛋白：膠原蛋白、角蛋白、彈性蛋白）

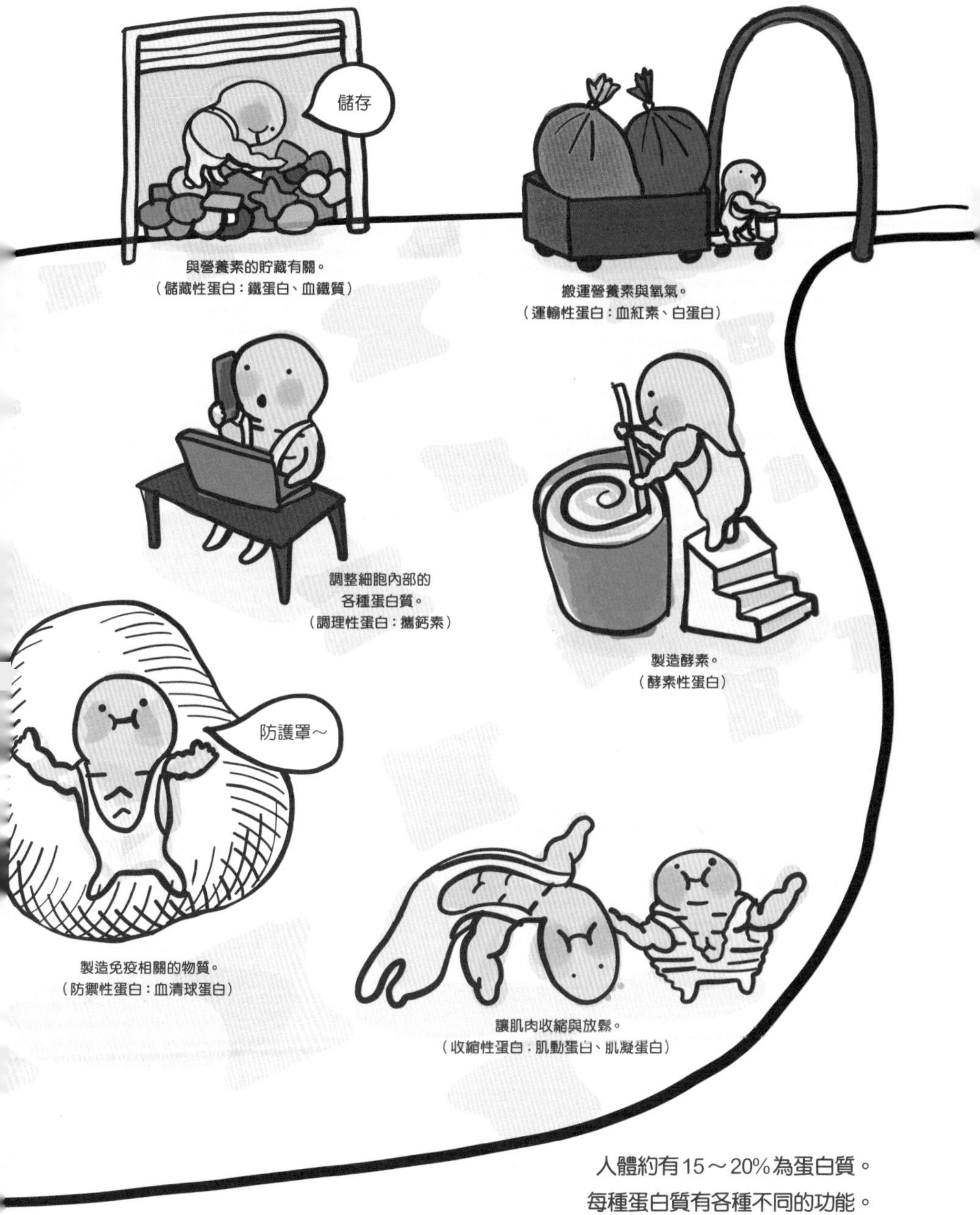

與營養素的貯藏有關。
（儲藏性蛋白：鐵蛋白、血鐵質）

搬運營養素與氧氣。
（運輸性蛋白：血紅素、白蛋白）

調整細胞內部的
各種蛋白質。
（調理性蛋白：攜鈣素）

製造酵素。
（酵素性蛋白）

製造免疫相關的物質。
（防禦性蛋白：血清球蛋白）

讓肌肉收縮與放鬆。
（收縮性蛋白：肌動蛋白、肌凝蛋白）

人體約有15～20%為蛋白質。
每種蛋白質有各種不同的功能。

蛋白質是由胺基酸組成的

人體約有2萬種蛋白質存在，而這些蛋白質都是由20種胺基酸以不同的順序串成鏈狀所形成。

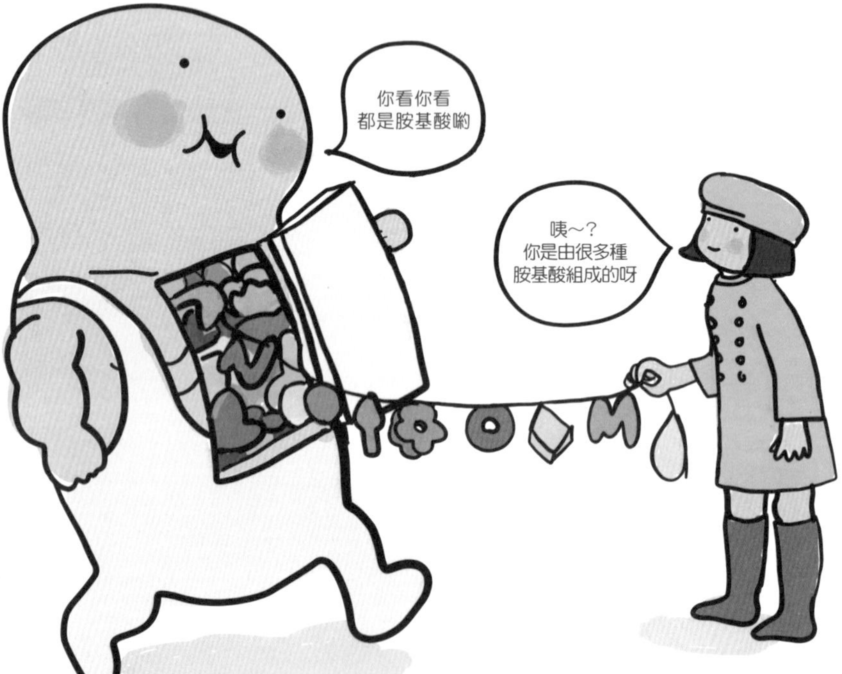
你看你看
都是胺基酸喲
咦～？
你是由很多種
胺基酸組成的呀

蛋白質是由數十個以上的胺基酸串成鏈狀所組成，而胺基酸較少的稱為胜肽。胺基酸1～10個的稱為寡肽，如果多於10個就稱為多肽。

食物裡的蛋白質與人體裡的蛋白質

食物中的蛋白質會在體內分解為胺基酸，然後再合成人體所需的蛋白質。

舉例來說，吃了富含蛋白質的肉之後……

看起來好好吃～
我要開動了！

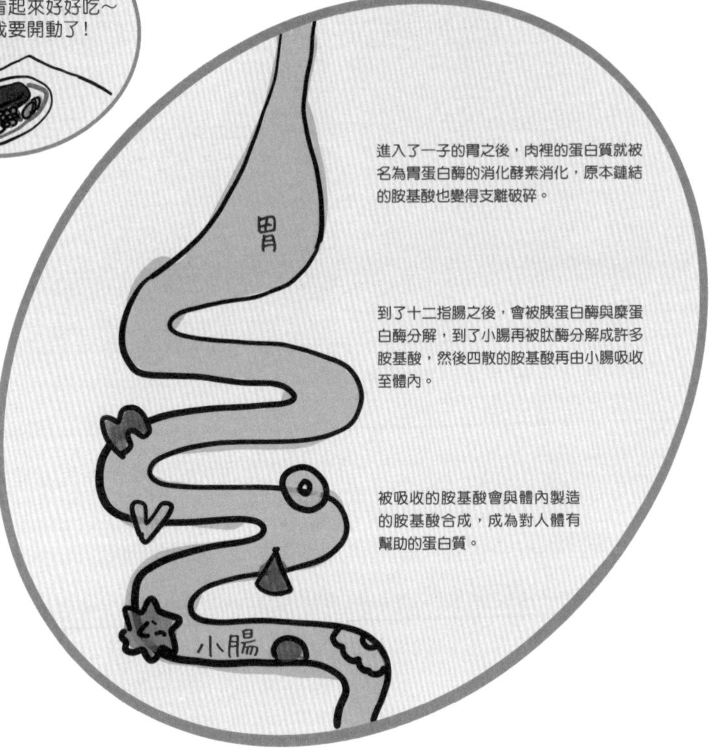

胃
小腸
進入了一子的胃之後，肉裡的蛋白質就被名為胃蛋白酶的消化酵素消化，原本鏈結的胺基酸也變得支離破碎。
到了十二指腸之後，會被胰蛋白酶與糜蛋白酶分解，到了小腸再被肽酶分解成許多胺基酸，然後四散的胺基酸再由小腸吸收至體內。
被吸收的胺基酸會與體內製造的胺基酸合成，成為對人體有幫助的蛋白質。

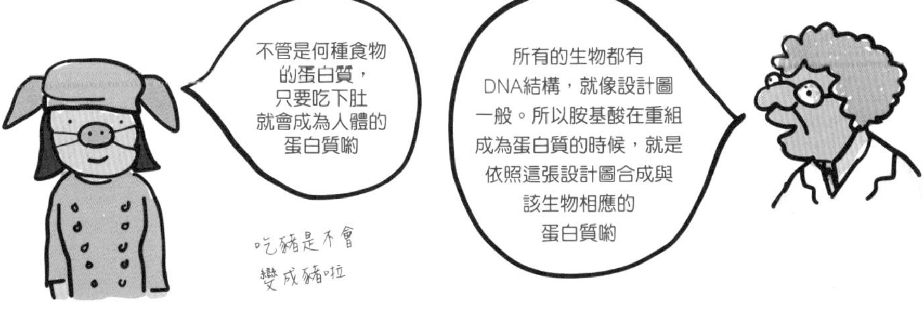

不管是何種食物的蛋白質，只要吃下肚就會成為人體的蛋白質喲
吃豬是不會變成豬啦
所有的生物都有DNA結構，就像設計圖一般。所以胺基酸在重組成為蛋白質的時候，就是依照這張設計圖合成與該生物相應的蛋白質喲

9種必需胺基酸

在20種胺基酸之中，有9種不可或缺的（必需）胺基酸，
由於必需胺基酸都是人體無法自行製造的胺基酸，所以一定得從食物攝取。

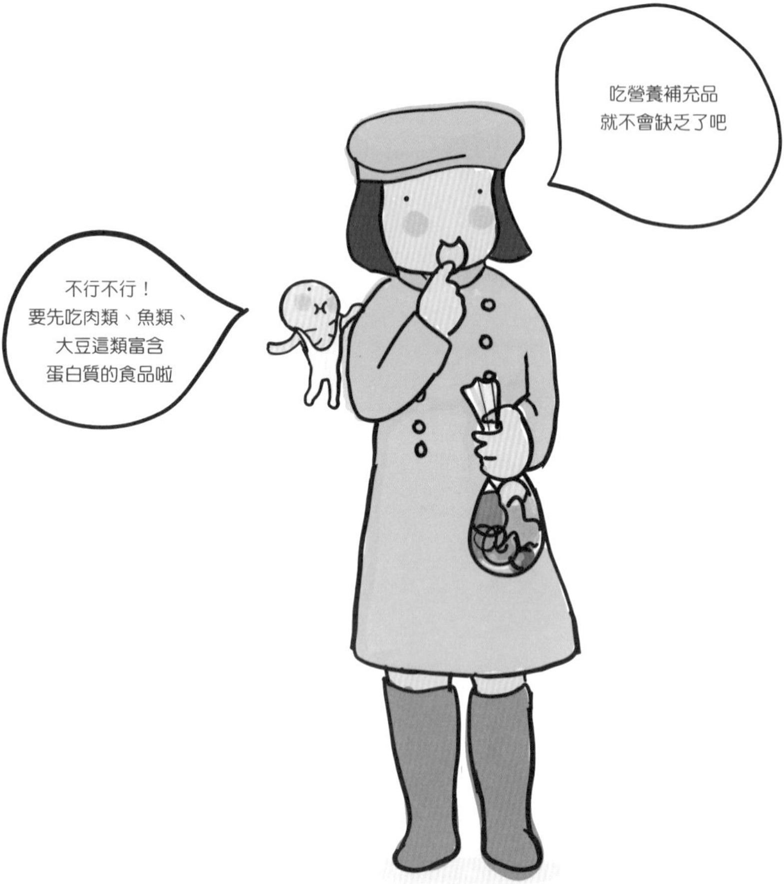

含有均衡的必需胺基酸的食品，就是優質的蛋白質食品。

必需胺基酸的名稱與功能

要記住必需胺基酸的名稱，可將各自的第一個字母抽出來組合。組合的結果就是「**PTLMHLIVT**」。

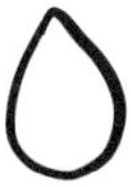

苯丙胺酸（Phe）……………… 神經傳導物質的原料。對人體的心臟運作有很大的影響，能緩和不安、緊張，也能提升記憶力。

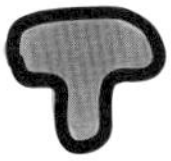

色胺酸（Trp）……………… 神經傳導物質的原料。可改善失眠、緩解疼痛、美白、提升專注力。

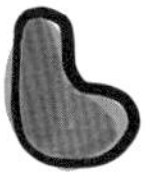

離胺酸（Lys）……………… 與成長有關。可促進鈣質吸收、消除疲勞、提升專注力與計算能力。若是攝取不足，會發生攸關性命的危機。

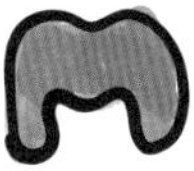

甲硫胺酸（Met）……………… 能降血中膽固醇，排除活性氧。與解毒、預防老化、改善憂鬱症有關。

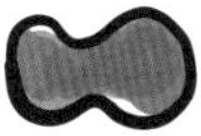

組胺酸（His）……………… 與紅血球、白血球的形成有關。成人體內可自行合成，但兒童尚無法合成所需的必要含量。也與神經的功能有關。

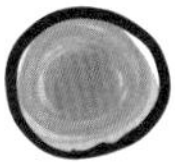

亮胺酸（Leu）……………… 可強化肌肉、肝臟功能。是運動時的能量來源，也有緩和壓力與長毛的效果。

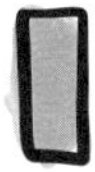

異亮胺酸（Ile）……………… 可強化肌肉、肝臟功能。有消除疲勞、促進成長與維持神經正常運作的功能。與皮膚、頭髮、指甲的健康有關。

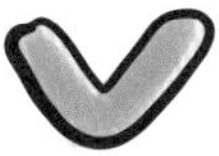

纈胺酸（Val）……………… 可強化肌肉、肝臟功能。具有美白、促進成長的效果，也是運動時的能量來源。同時還具有調整血液氮平衡的效果。

蘇胺酸（Thr）……………… 英文是Threonine，是酵素的原料。可預防脂肪肝，促進成長與新陳代謝。

亮胺酸、異亮胺酸、纈胺酸是BCAA（支鏈胺基酸）這種重要胺基酸的同伴。擔負的任務非常重大，例如提升肌肉的品質與提供能量。是運動員或肌力衰退的老年人，特別需要的必需胺基酸。

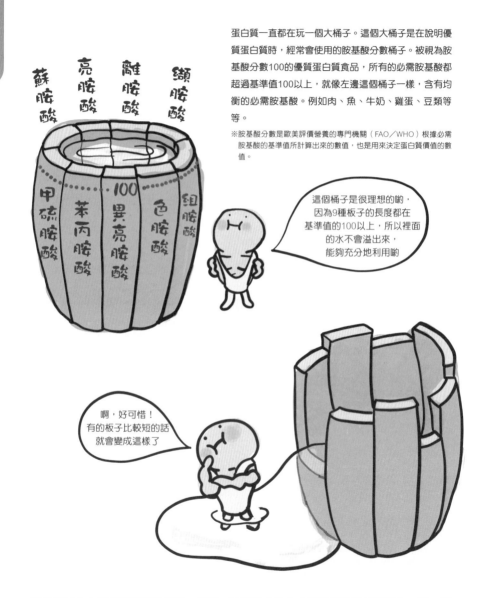

何謂優質蛋白質食品……

蛋白質一直都在玩一個大桶子。這個大桶子是在說明優質蛋白質時，經常會使用的胺基酸分數桶子。被視為胺基酸分數100的優質蛋白質食品，所有的必需胺基酸都超過基準值100以上，就像左邊這個桶子一樣，含有均衡的必需胺基酸。例如肉、魚、牛奶、雞蛋、豆類等等。

※胺基酸分數是歐美評價營養的專門機關（FAO／WHO）根據必需胺基酸的基準值所計算出來的數值，也是用來決定蛋白質價值的數值。

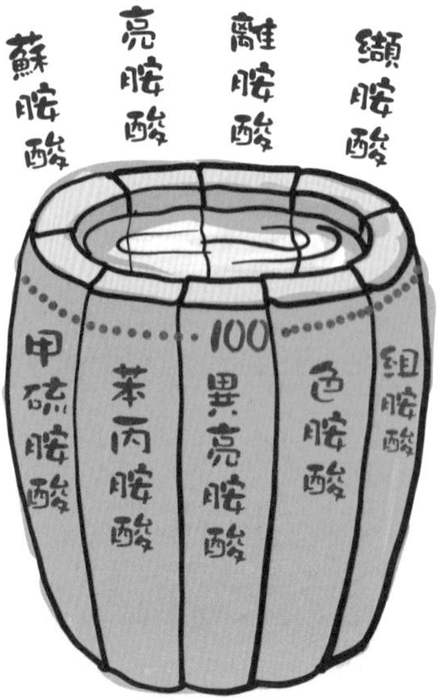
蘇胺酸
亮胺酸
離胺酸
纈胺酸
100
甲硫胺酸
苯丙胺酸
異亮胺酸
色胺酸
組胺酸

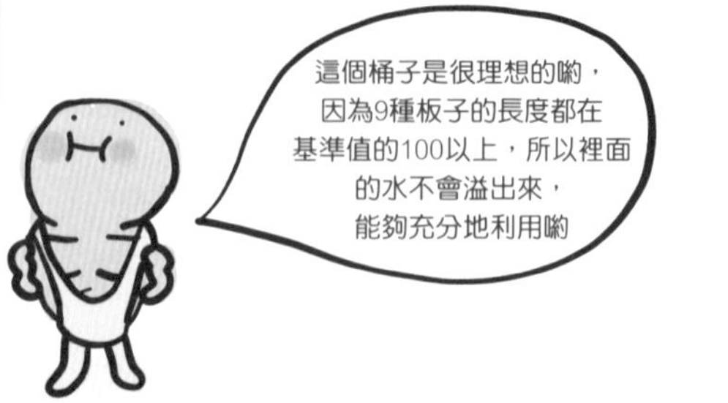
這個桶子是很理想的喲，因為9種板子的長度都在基準值的100以上，所以裡面的水不會溢出來，能夠充分地利用喲

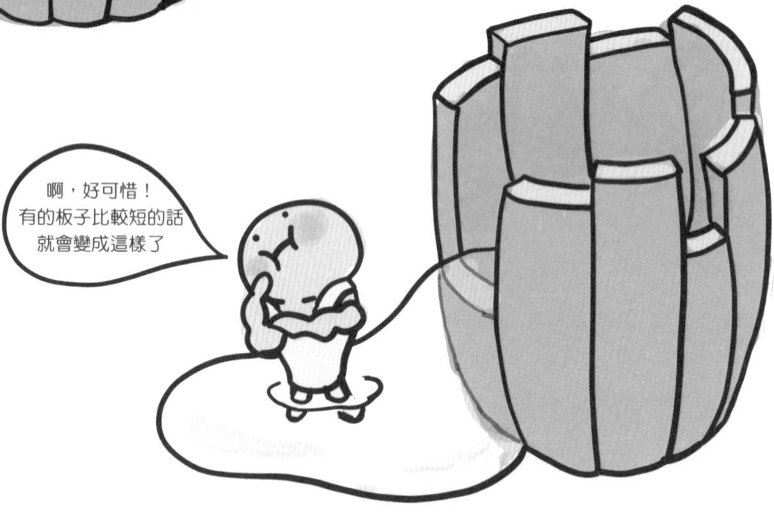
啊，好可惜！有的板子比較短的話就會變成這樣了

就像桶子的水量會與較短的板子一樣高，胺基酸分數也會與最低的胺基酸數值一樣。例如離胺酸不足的「白米」為65、「小麥」為44；異亮胺酸不足的「蕎麥麵」為92；亮胺酸不足的「馬鈴薯」為68、「番茄」為48。

食品互補也很重要

若是胺基酸分數較低的食品，只要用其他食品補充不足的必需胺基酸，
就能讓整體飲食的胺基酸分數上升，就結果而言等於是吃了優質蛋白質。

搭配範例▼

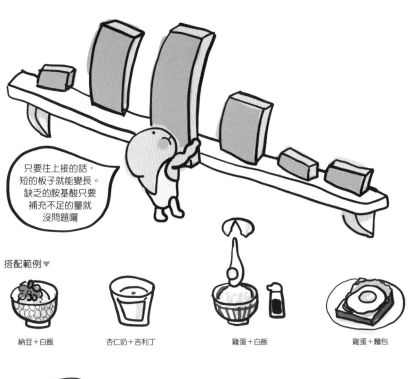

納豆＋白飯

杏仁奶＋吉利丁

雞蛋＋白飯

雞蛋＋麵包

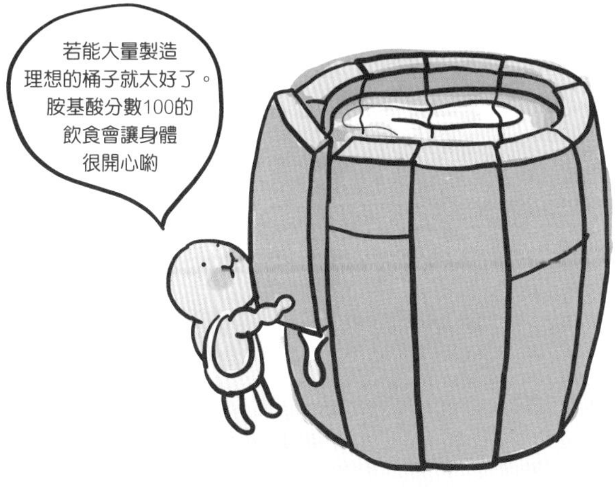

11種非必需胺基酸

人體能自行製造的胺基酸稱為非必需胺基酸。
雖然有個「非」字，卻是很重要的胺基酸。
或許就是因為重要到少了就會很麻煩，所以人體才自行製造吧。

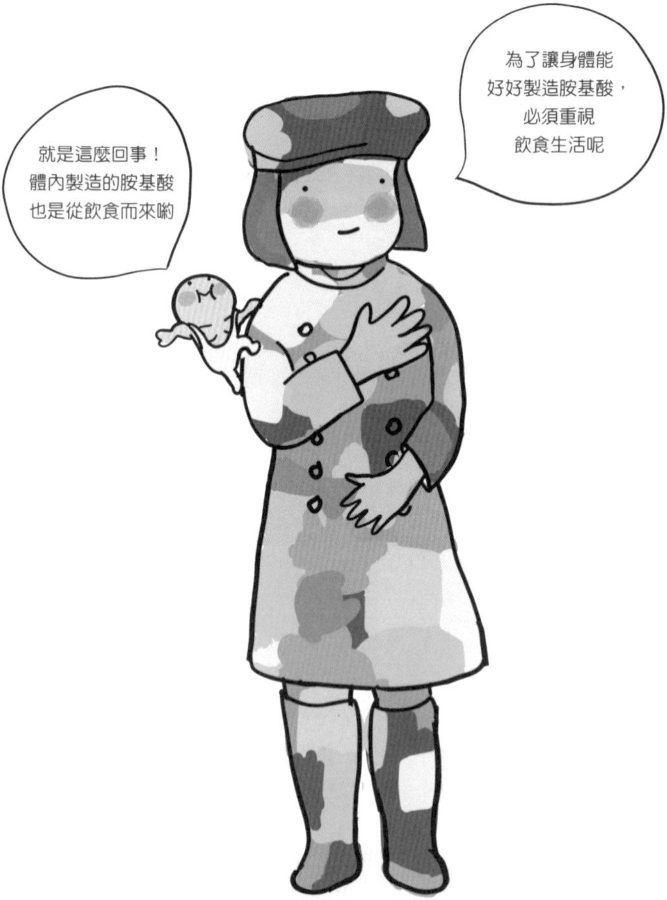

非必需胺基酸之中，有些需要從必需胺基酸合成。
例如：甲硫胺酸→半胱胺酸；苯丙胺酸→酪胺酸

非必需胺基酸的名稱與功能

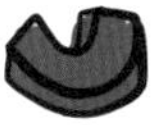

丙胺酸（Ala）……………… 與合成身體所需的醣有關，也是肝臟的能量來源。

精胺酸（Arg）……………… 可促進生長激素分泌，以及改善血液循環，排除多餘的氨。可提升免疫能力。兒童的體內無法自行製造。

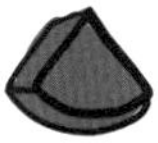

天門冬醯胺（Asn）……… 從蘆筍發現的胺基酸。與天門冬胺酸一起成為體內的能量。

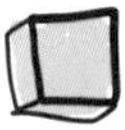

天門冬胺酸（Asp）………… 速效的能量來源。作為營養劑的成分而為人熟知。

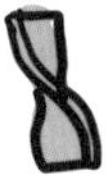

麩醯胺酸（Gln）…………… 讓胃腸、肌肉發揮正常功能，也是DNA、RNA的原料。是體內數量最多的胺基酸。

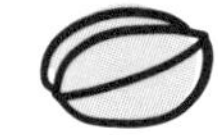

麩胺酸（Glu）……………… 速效的能量來源。有助於消除運動時的疲勞。與乙胺結合後，會成為茶胺酸。茶胺酸是茶葉裡的美味成分。

甘胺酸（Gly）……………… DNA、RNA的原料，與體內的神經網絡也有關。可調整運動、感官這方面的生理狀況。常見於膠原蛋白。

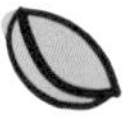

半胱胺酸（Cys）…………… 可抑制黑色素增加。常見於毛髮與體毛裡，兩個半胱胺酸結合可轉換成胱胺酸這種胺基酸。

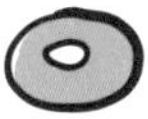

絲胺酸（Ser）……………… 與甘胺酸、半胱胺酸的合成有關。具有輔助記憶與神經的功能，也與皮膚的潤澤有關。

酪胺酸（Tyr）……………… 除了作為神經傳導物質的原料，也是甲狀腺荷爾蒙與黑色素的原料。

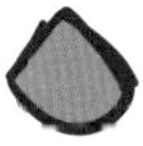

脯胺酸（Pro）……………… 合成與修復受損的膠原蛋白。可合成心肌，也有促進脂肪燃燒的功能。

- 精胺酸與麩醯胺酸在體內負責最重要的生理機能。
- 從半胱胺酸合成的胱胺酸以及從麩胺酸合成的茶胺酸，能有效提升免疫力。

蛋白質無法一口氣攝取

從溜滑梯滑下來，正準備變身成胺基酸進入人體體內的蛋白質。
但因為有入場人數限制而無法進入。實際的情況下蛋白質也會遇到相同的狀況。
分解成胺基酸之後，會從小腸的腸壁進入身體，與體內製造的胺基酸一起進入胺基酸池集合。
消耗掉必需的量之後，剩下的胺基酸大多會從腎臟排出體外。

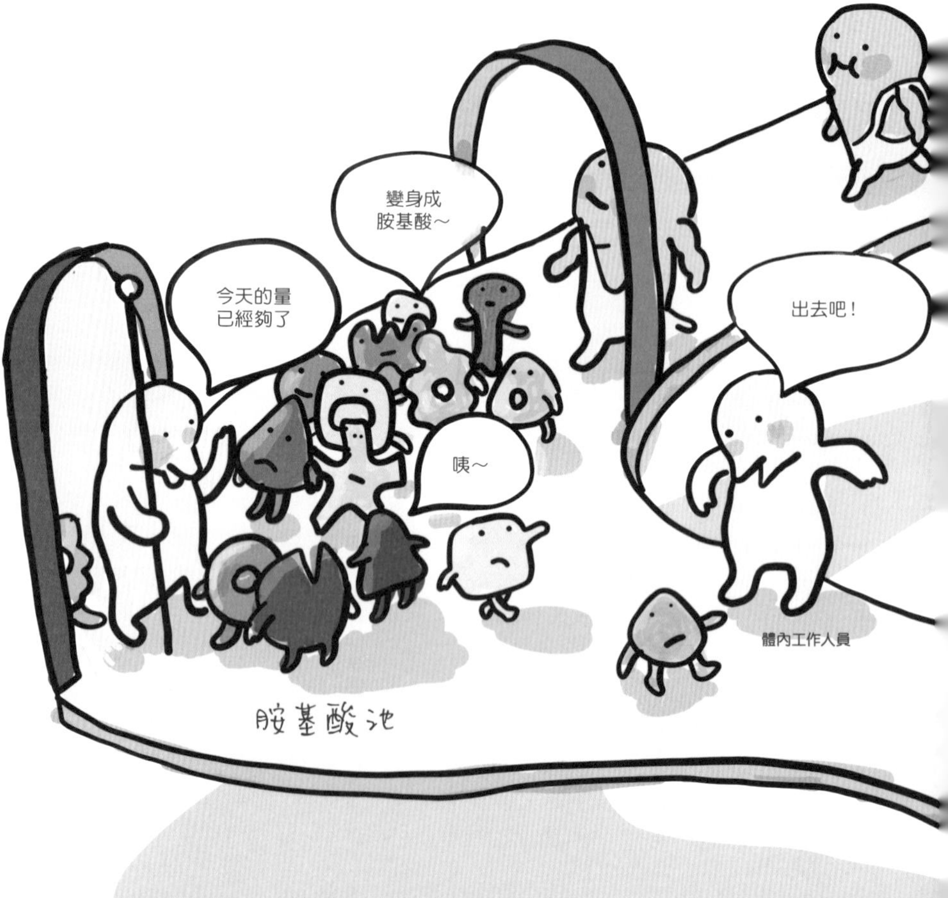

蛋白質的理想攝取量：一般的人每天的攝取量可控制在
自己的體重（60kg的人就是60）×「1.08～1.3g」
（例外：從事粗活的人、運動員、肌肉量較高的人）

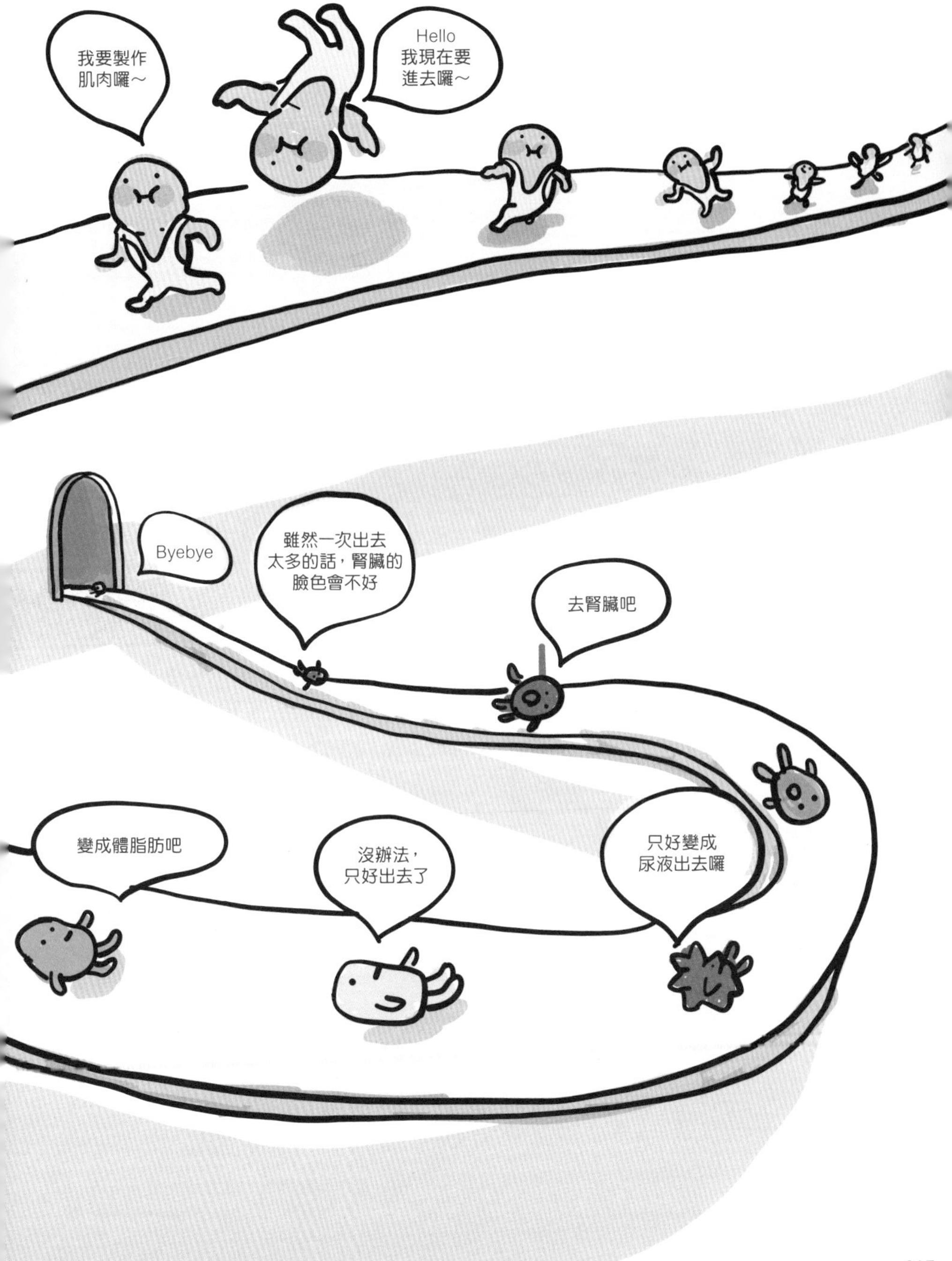
我要製作
肌肉囉～
Hello
我現在要
進去囉～
Byebye
雖然一次出去
太多的話，腎臟的
臉色會不好
去腎臟吧
變成體脂肪吧
沒辦法，
只好出去了
只好變成
尿液出去囉

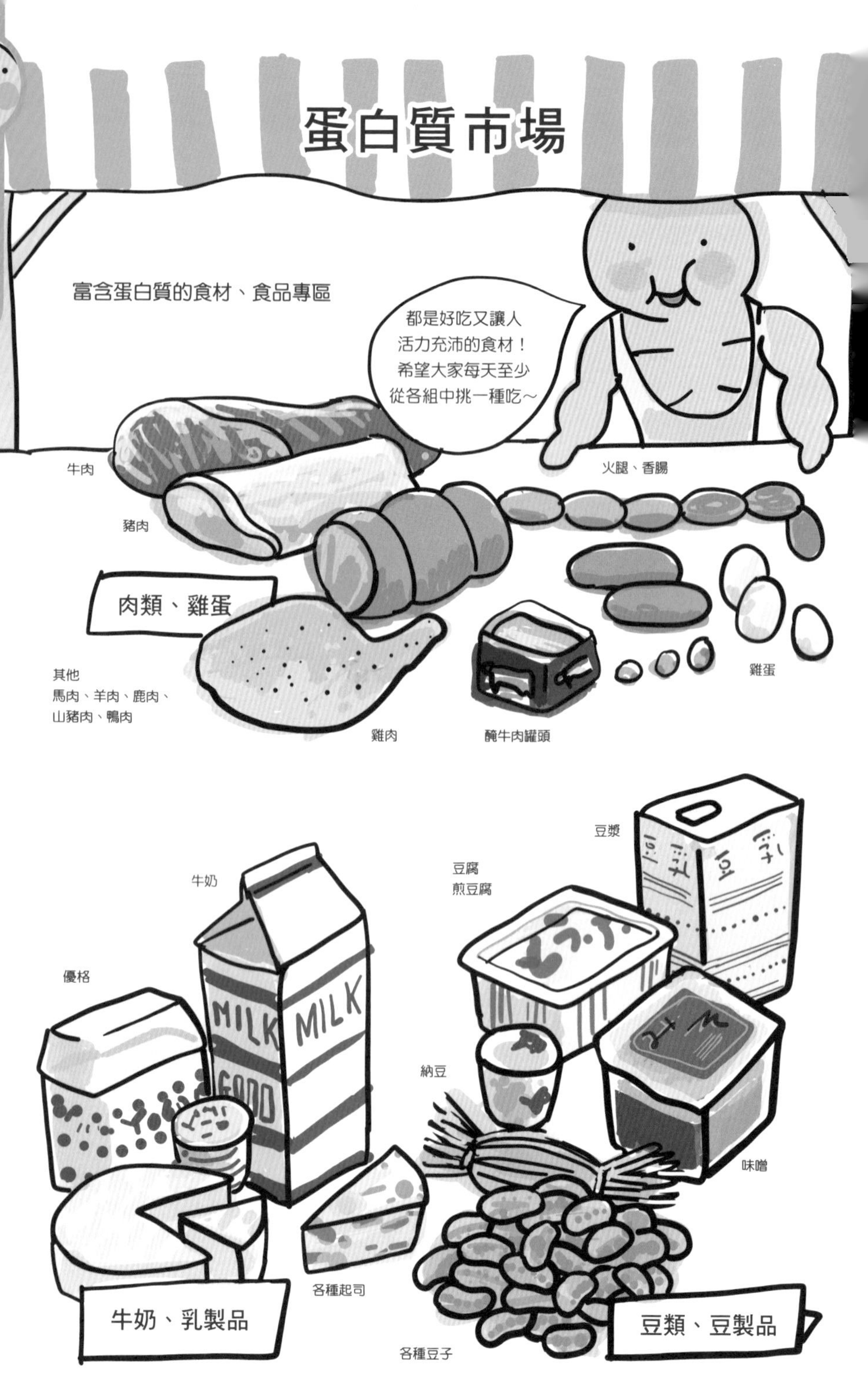
蛋白質市場
富含蛋白質的食材、食品專區
都是好吃又讓人
活力充沛的食材！
希望大家每天至少
從各組中挑一種吃～
牛肉
豬肉
火腿、香腸
肉類、雞蛋
其他
馬肉、羊肉、鹿肉、
山豬肉、鴨肉
雞肉
醃牛肉罐頭
雞蛋
豆漿
豆腐
煎豆腐
牛奶
MILK
MILK
FOOD
優格
納豆
味噌
各種起司
牛奶、乳製品
豆類、豆製品
各種豆子

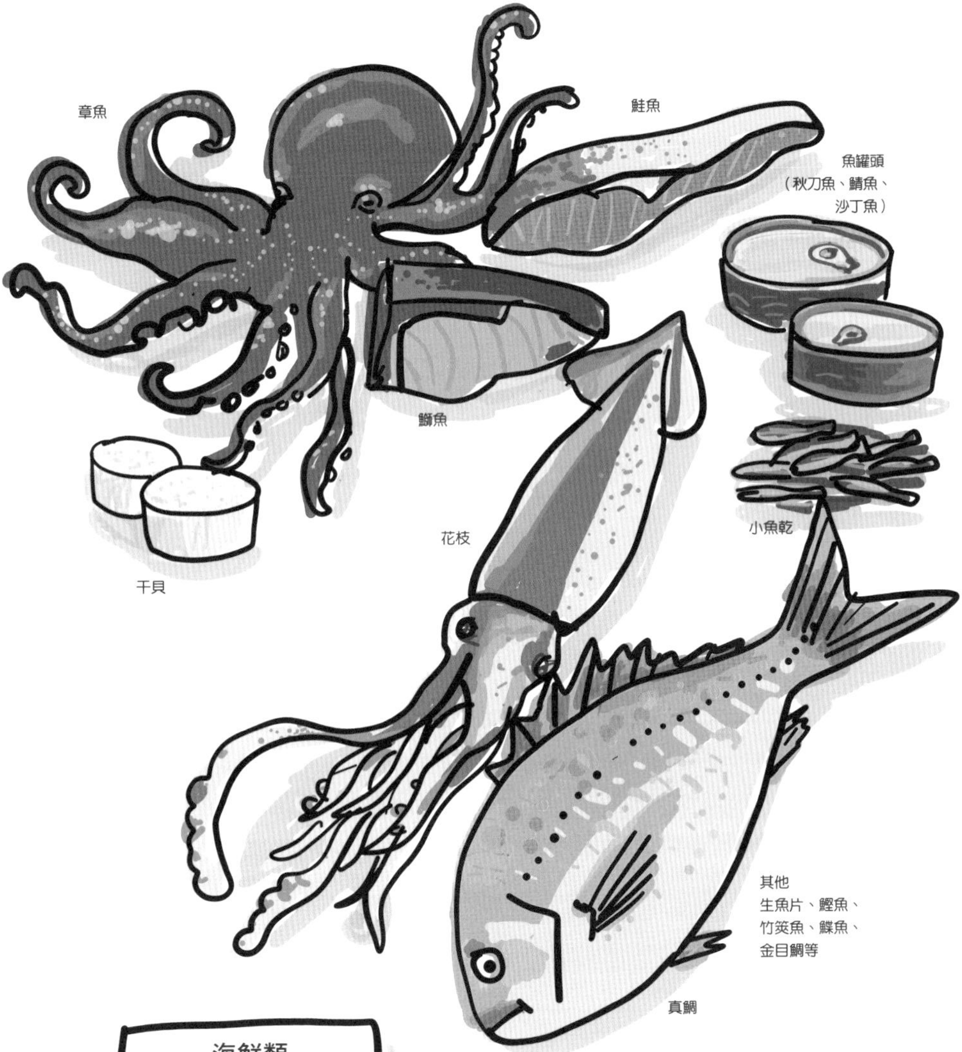

海鮮類

蛋白質含量（1餐量）

- ▶鮪魚、紅肉（100g）…… 26.4g
- ▶鰹魚（100g） …………… 25.8g
- ▶牛腿肉、紅肉（100g） … 21.3g
- ▶豬里肌、紅肉（100g） … 20.5g
- ▶納豆（1包、50g） ………… 8.3g
- ▶牛奶（200g） ……………… 7.2g
- ▶絹豆腐（半塊、150g） …… 6.4g
- ▶雞蛋（1顆、50g） ………… 6.1g
- ▶加工起司（20g）…………… 4.5g

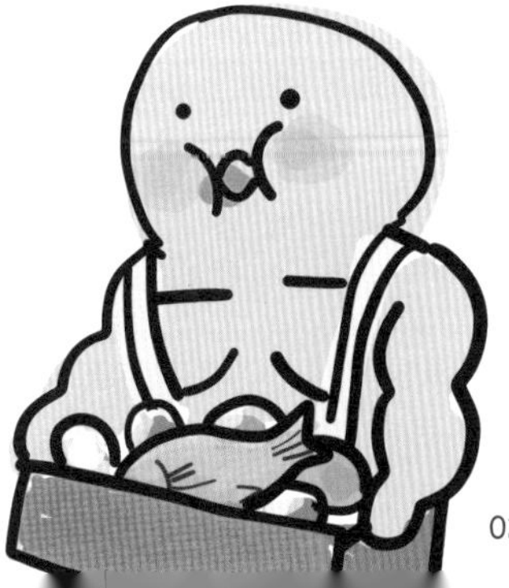

脂質的家

LIPID HOUSE

接著來看看脂質的世界吧！脂質是含於脂肪、油脂中的營養素。不溶於水，會溶在醚、苯等化合物裡，目前沒有化學與構造上的定義。變胖時，身體會囤積脂肪，由於體脂肪與內臟脂肪是造成生活習慣病的元兇，所以脂質通常給人一種不好的印象，但其實脂質除了是體內的能量來源，也有維持健康的重要功能。

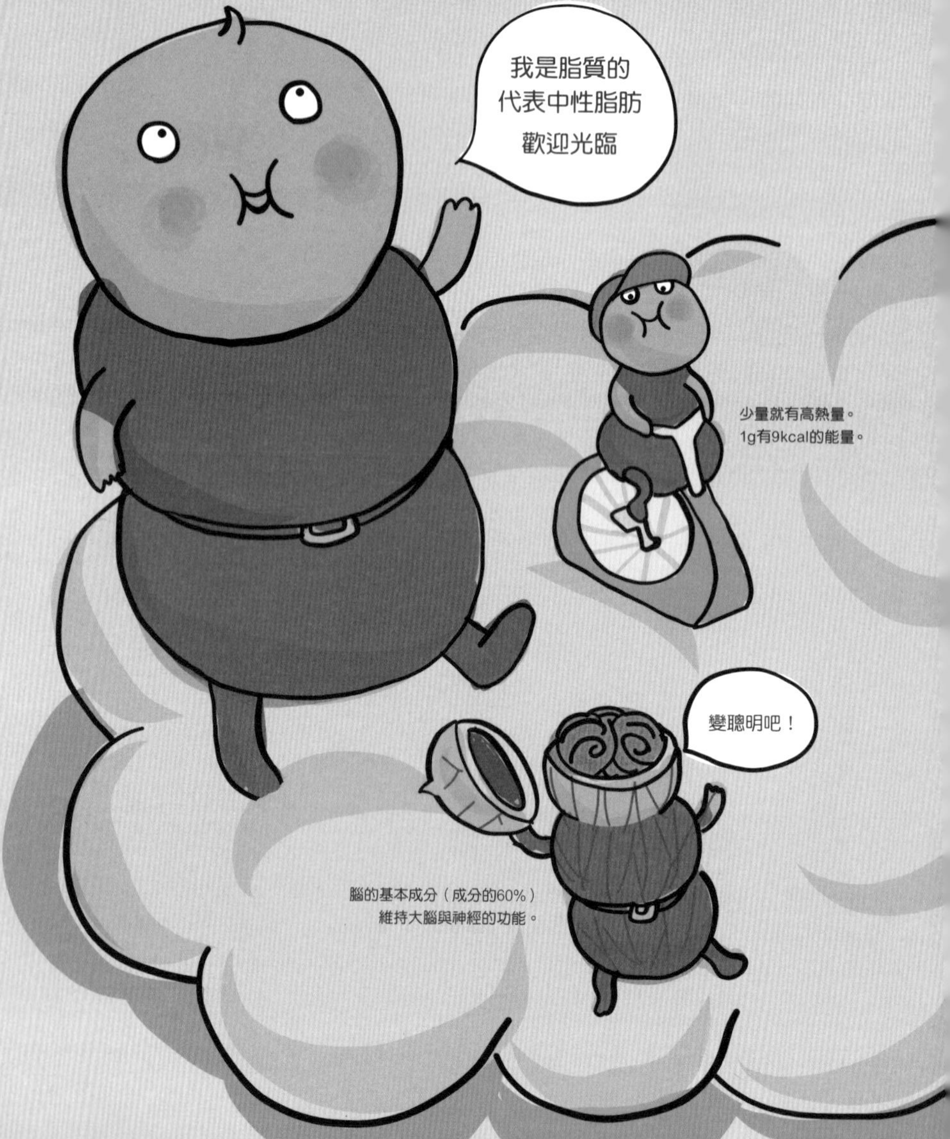

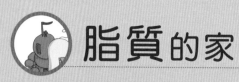

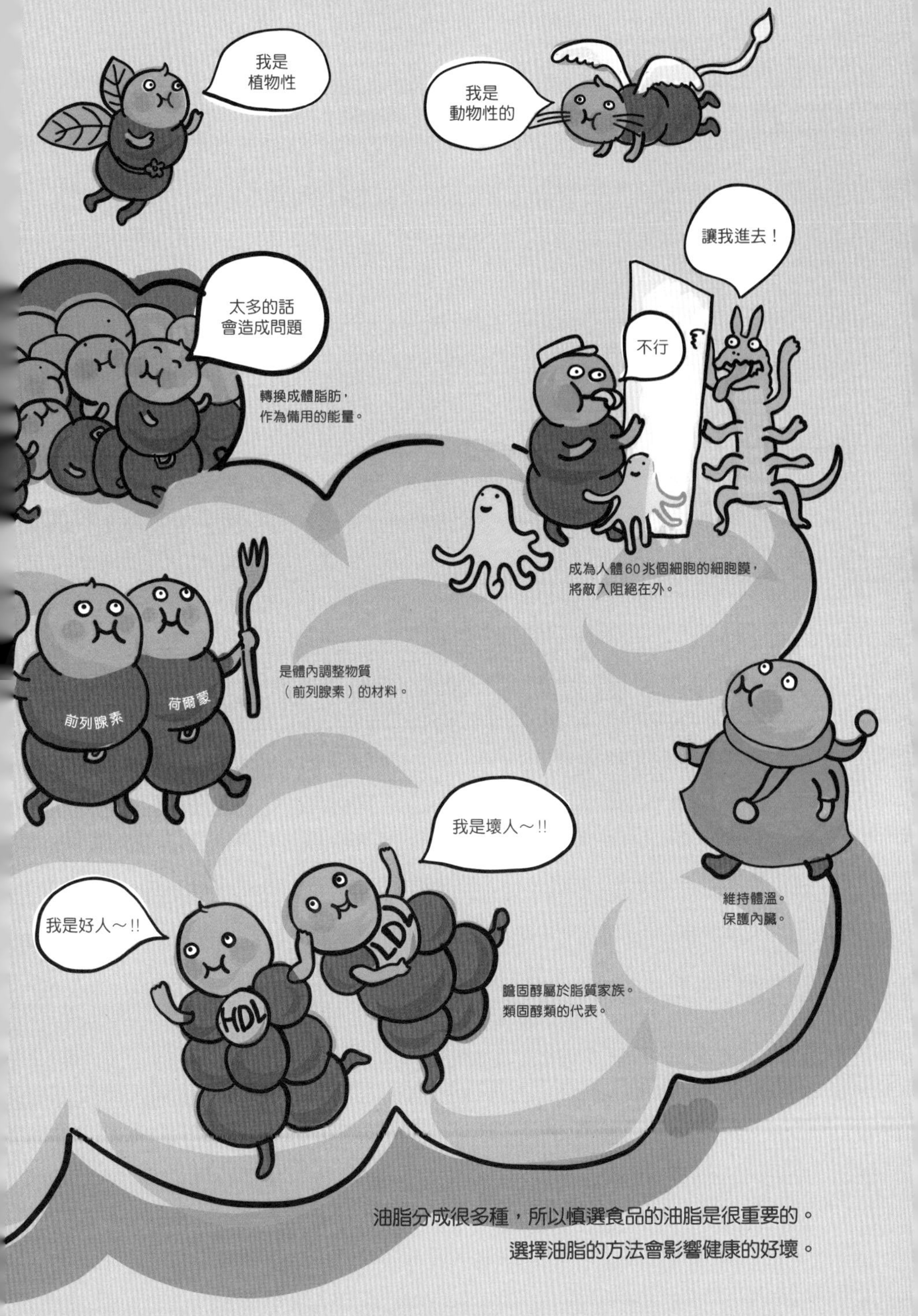
我是
植物性
我是
動物性的
讓我進去！
太多的話
會造成問題
轉換成體脂肪，
作為備用的能量。
不行
成為人體60兆個細胞的細胞膜，
將敵入阻絕在外。
前列腺素
荷爾蒙
是體內調整物質
（前列腺素）的材料。
維持體溫。
保護內臟。
我是壞人～!!
我是好人～!!
HDL
LDL
膽固醇屬於脂質家族。
類固醇類的代表。
油脂分成很多種，所以慎選食品的油脂是很重要的。
選擇油脂的方法會影響健康的好壞。

脂質是由脂肪酸組成

不管是體內的中性脂肪還是食品的油脂，這些脂質都是由脂肪酸組成。

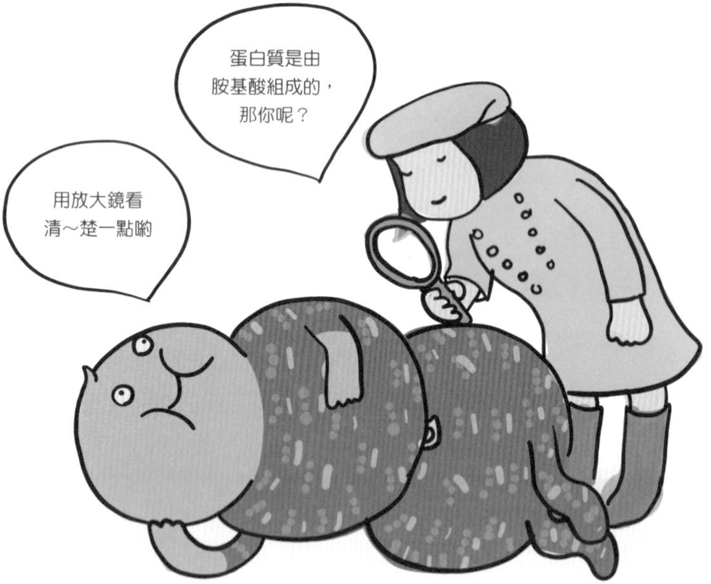

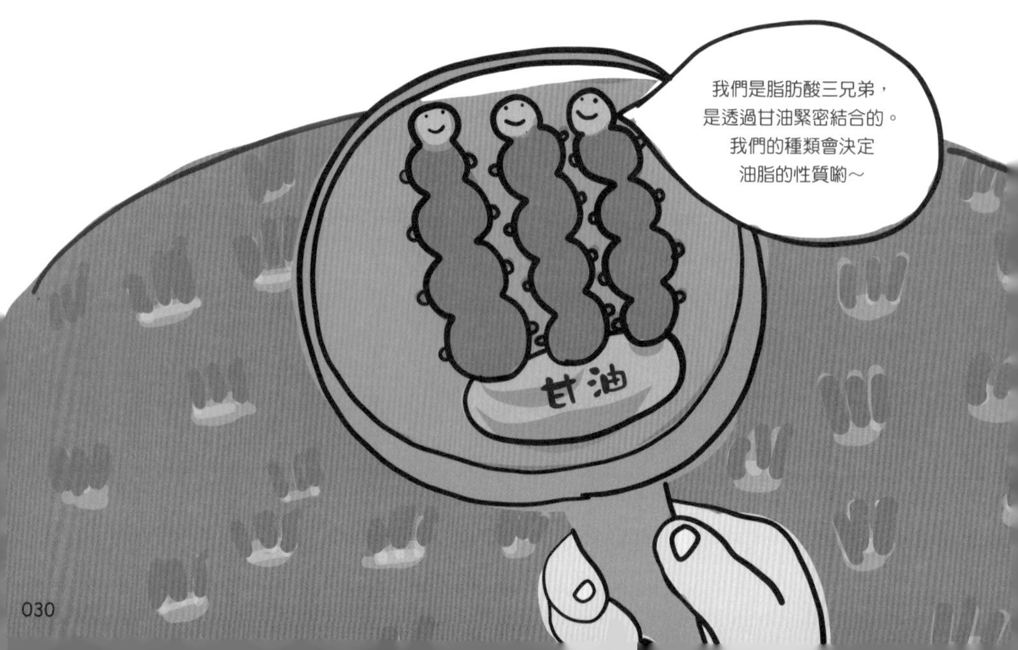

食物裡的脂質與人體裡的脂質

食物的脂質會在體內被分解成脂肪酸，然後再重新合成為人體所需的脂質。

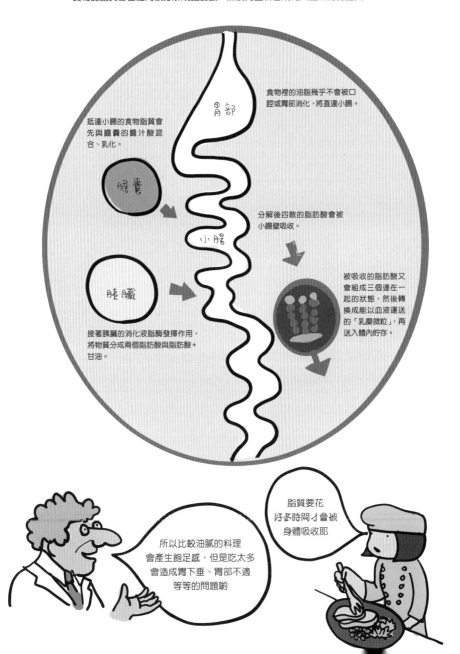

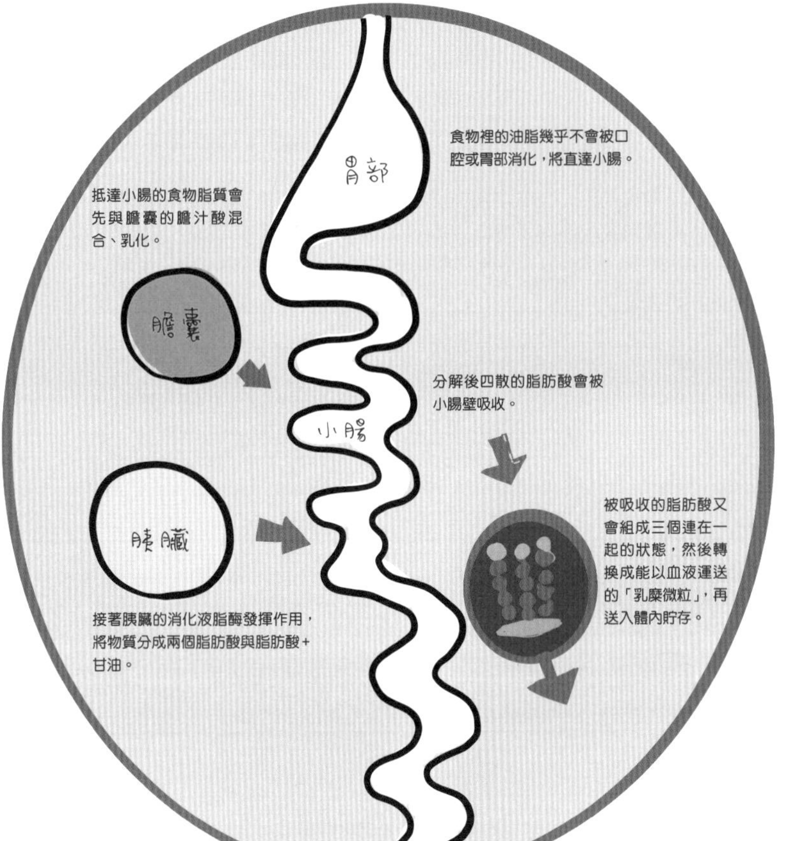
食物裡的油脂幾乎不會被口腔或胃部消化，將直達小腸。
胃部
抵達小腸的食物脂質會先與膽囊的膽汁酸混合、乳化。
膽囊
分解後四散的脂肪酸會被小腸壁吸收。
小腸
被吸收的脂肪酸又會組成三個連在一起的狀態，然後轉換成能以血液運送的「乳糜微粒」，再送入體內貯存。
胰臟
接著胰臟的消化液脂酶發揮作用，將物質分成兩個脂肪酸與脂肪酸+甘油。

所以比較油膩的料理會產生飽足感，但是吃太多會造成胃下垂、胃部不適等等的問題喲
脂質要花好多時間才會被身體吸收耶

飽和脂肪酸與不飽和脂肪酸

決定油脂性質的脂肪酸大致可分成兩種，就是飽和脂肪酸與不飽和脂肪酸。
這兩種脂肪酸雖然都是由碳（C）、氧（O）、氫（H）這三個元素所組成，
但有的直挺挺的，有的卻會呈現部分彎曲，所以性質也各有不同。

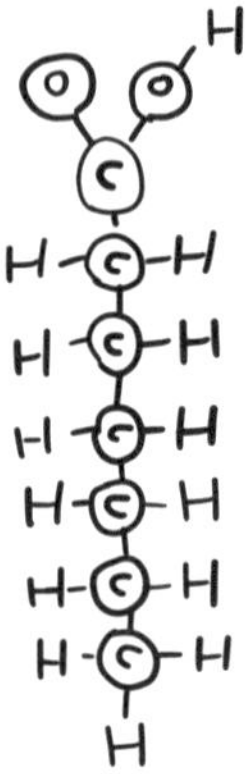

◀飽和脂肪酸的分子結構
位於中央的碳（C），其兩側各有鏈結一個氫（H）。

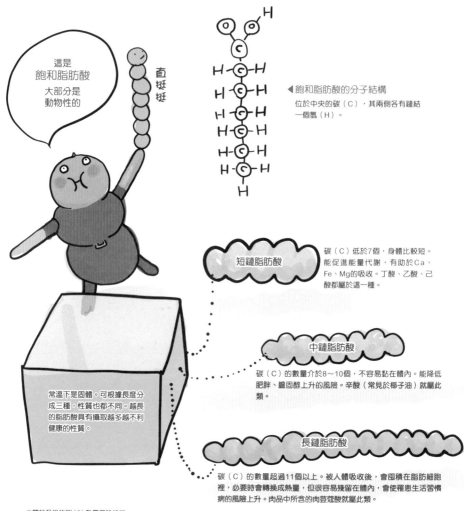

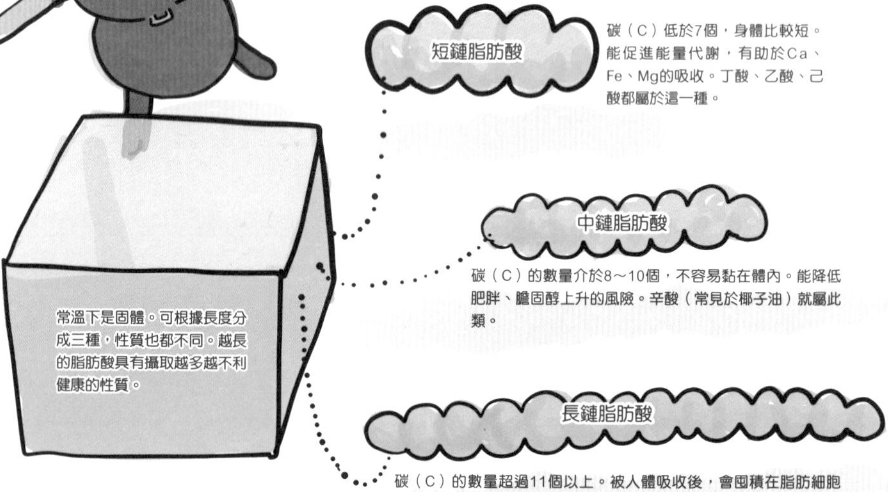

短鏈脂肪酸
中鏈脂肪酸
長鏈脂肪酸
常溫下是固體。可根據長度分成三種，性質也都不同。越長的脂肪酸具有攝取越多越不利健康的性質。

短鏈脂肪酸：碳（C）低於7個，身體比較短。能促進能量代謝，有助於Ca、Fe、Mg的吸收。丁酸、乙酸、己酸都屬於這一種。

中鏈脂肪酸：碳（C）的數量介於8～10個，不容易黏在體內。能降低肥胖、膽固醇上升的風險。辛酸（常見於椰子油）就屬此類。

長鏈脂肪酸：碳（C）的數量超過11個以上。被人體吸收後，會囤積在脂肪細胞裡，必要時會轉換成熱量，但很容易殘留在體內，會使罹患生活習慣病的風險上升。肉品中所含的肉荳蔻酸就屬此類。

※關於各組的碳（C）數量眾說紛紜。

這是
不飽和脂肪酸
大部分是
植物性

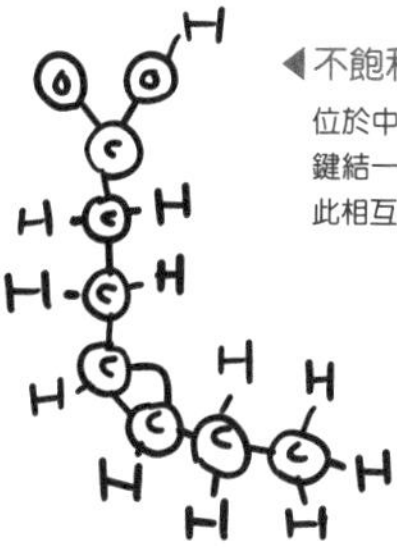

◀不飽和脂肪酸的分子結構

位於中央的碳（C），若出現相鄰的碳只鍵結一個氫（H）的狀況，碳之間就會彼此相互鍵結。稱之為碳的雙鍵。

常溫下為液體。會因碳（C）彼此的鏈結位置（碳的雙鍵）與數量而產生不同的性質。

※不飽和脂肪酸也有長度上的差異，但不會以長度分類。順帶一提，植物性的油幾乎都是長鏈脂肪酸。

單價（一價）不飽和脂肪酸

彎曲的位置只有一處的不飽和脂肪酸。

代表

n-9
（Omega-9）

能降低LDL膽固醇。例如橄欖油所含的油酸就是其中一種。

多價不飽和脂肪酸

彎曲的位置超過兩處的不飽和脂肪酸。

代表

n-6
（Omega-6）

可降低總膽固醇值。大豆油所含的亞油酸、肝臟所含的花生四烯酸就是其中一種。

代表

n-3
（Omega-3）

能讓血液循環變好，預防生活習慣病。亞麻仁油、荏胡麻油所含的α（Alpha）-亞麻酸、青魚所含的EPA、DHA都是屬此類。

多價不飽和脂肪酸的種類，是以分子結構的雙鍵位置的數字分類，例如雙鍵的位置在3，就會在開頭加上Omega，稱為Omega-3，也有以n-3或ω-3來表示的方式。本書使用的是n-3。

反式脂肪

明明是具有碳雙鍵構造的不飽和脂肪酸，在常溫下卻是固體。這種脂肪酸會使壞膽固醇增加等等，對人體帶來不良的影響。已有不少國家禁止攝取以人工反式脂肪酸製造的乳瑪琳、酥油或是甜點。

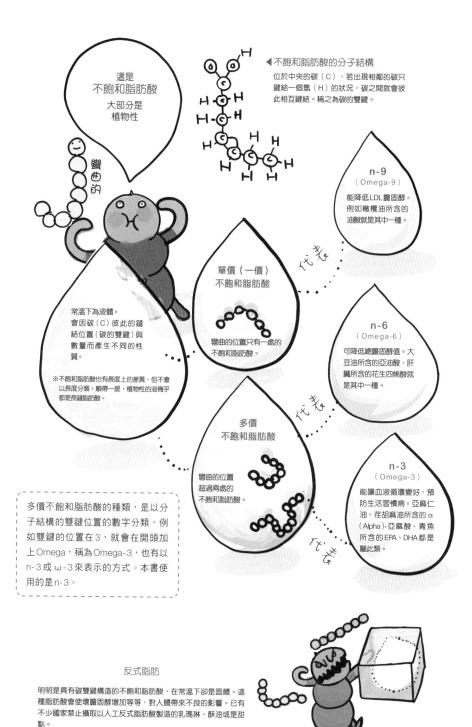

體內無法製造的必需脂肪酸

一如必需胺基酸無法於體內自行製造，有些必需脂肪酸也必須從食物攝取，也就是不飽和脂肪酸的n-3與n-6。就好像其它脂質在等著從外部吸收的n-3與n-6大駕光臨一般。

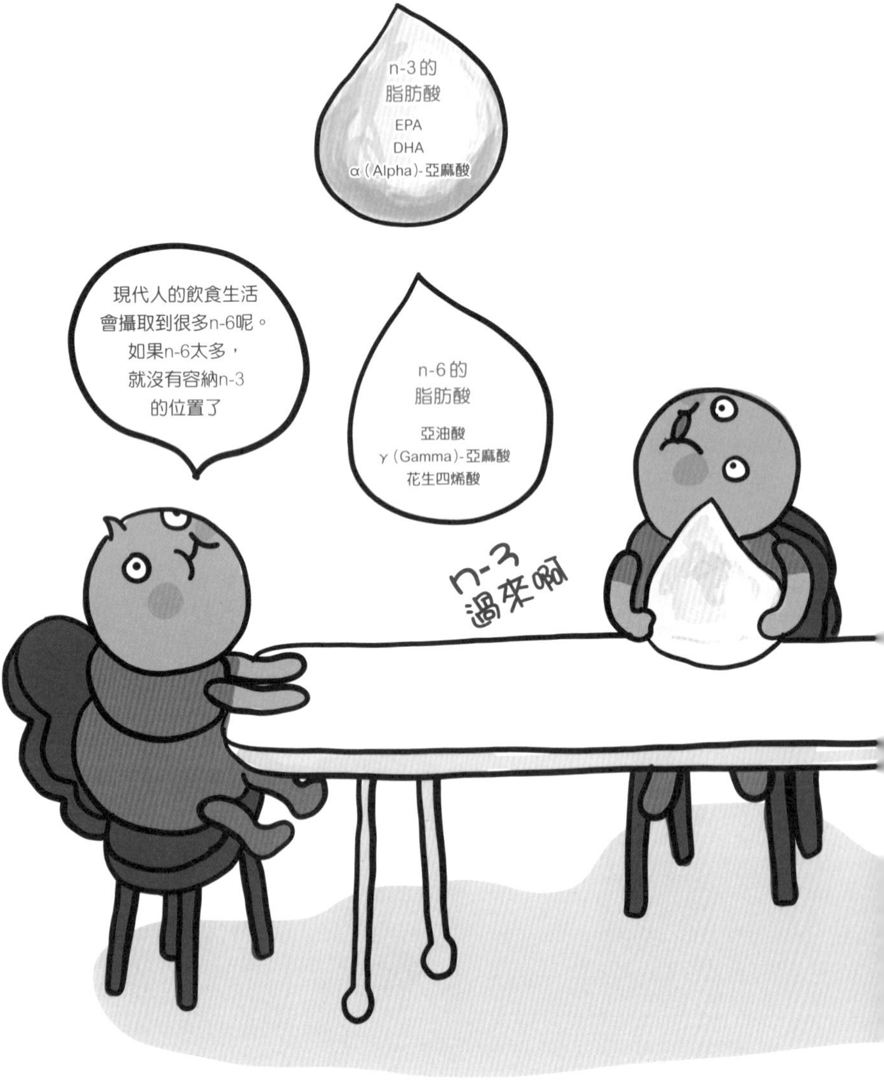

大部分的動物與人類一樣，沒辦法自行製造n-3、n-6的脂肪酸。動物身體的脂肪酸結構會因為食物而有所改變，例如早期的牛隻是吃大自然的牧草，所以身體含有較多的n-3脂肪酸，但現在都以大豆、玉米這類的飼料養大，所以變成體內含有較多的n-6脂肪酸。人類吃了牠們之後，也會變成n-6含量較高的體質。

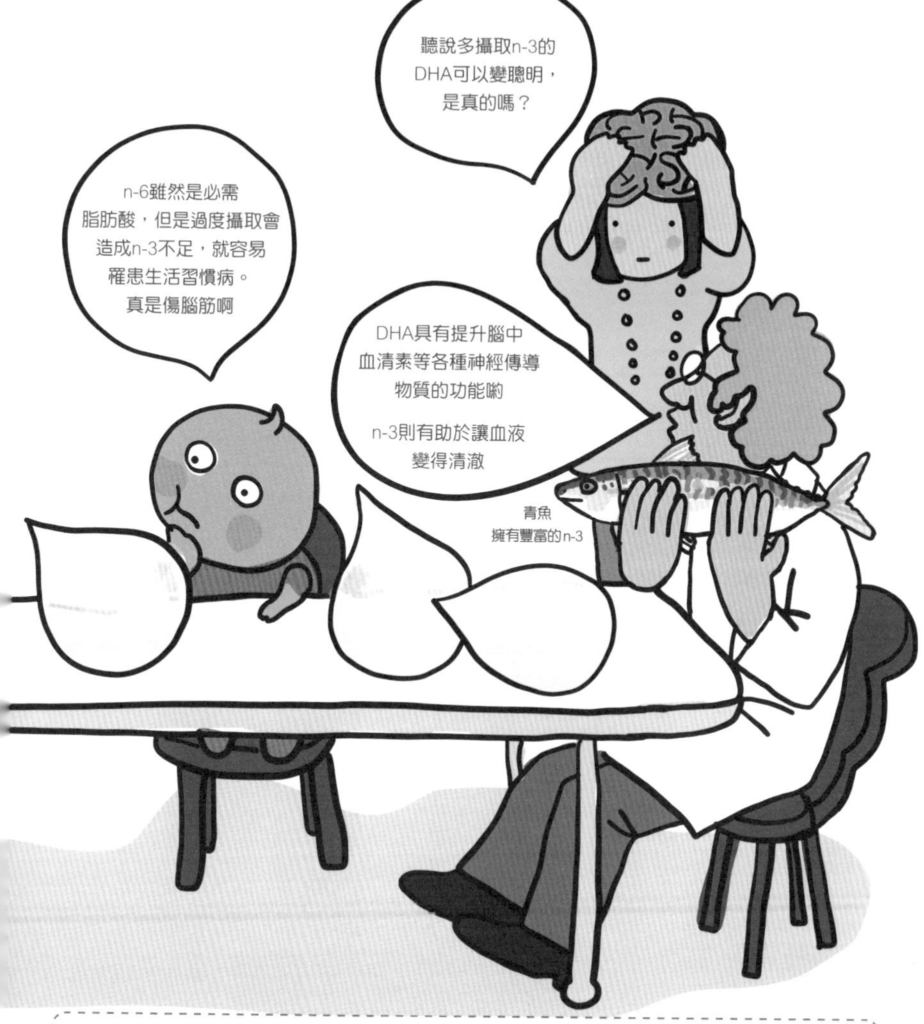

這裡並不是在說n-3的脂肪酸有多麼棒，最重要的還是均衡攝取。n-6與n-3的理想比例為4:1。

食物與加工食品的油脂

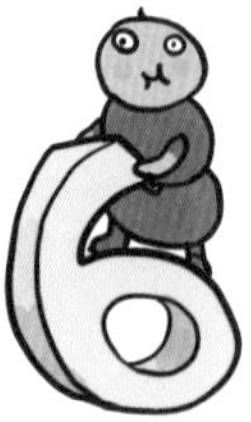

充斥在我們身邊的食物與加工食品的油脂，
都是由之前介紹的各種脂肪酸組成，
而成分與比例的差異也使這些油脂具有不同的特徵。

市面上的油脂並沒有只含n-3或n-6脂肪酸的產品呢。
不管是什麼油脂，都是由各種脂肪酸混合而成的。
配合用途與目的均衡地攝取油脂才是最好的喲

具代表性的植物油的脂肪酸成分與比例如下。

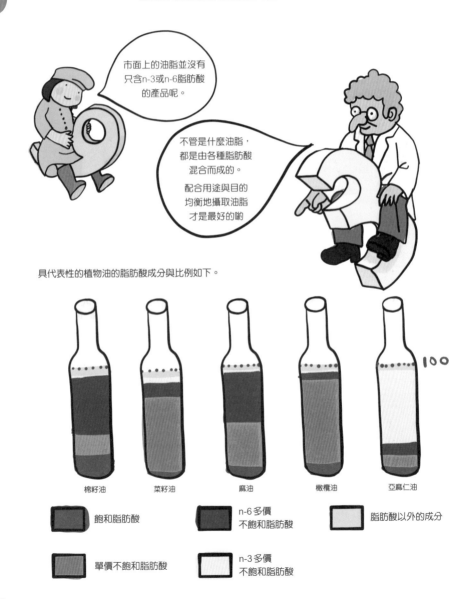

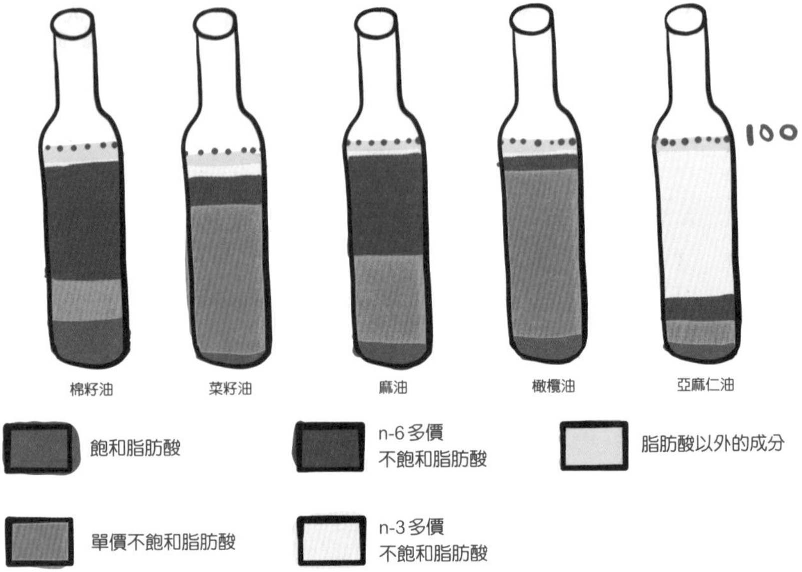
100
棉籽油
菜籽油
麻油
橄欖油
亞麻仁油
飽和脂肪酸
n-6多價不飽和脂肪酸
脂肪酸以外的成分
單價不飽和脂肪酸
n-3多價不飽和脂肪酸

與選擇油脂種類同等重要的事情

根據油脂的使用與保存方式，有時會讓油脂原本的性質產生截然不同的變化。
而最令人害怕的就是氧化。氧化之後的油脂不僅無法發揮原本的效果，
還可能造成身體不適或是引發各種疾病，產生不良的影響。

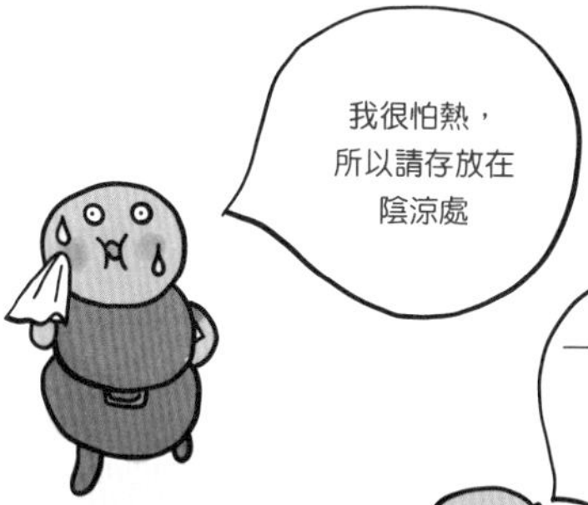
我很怕熱，
所以請存放在
陰涼處

注意保存位置。

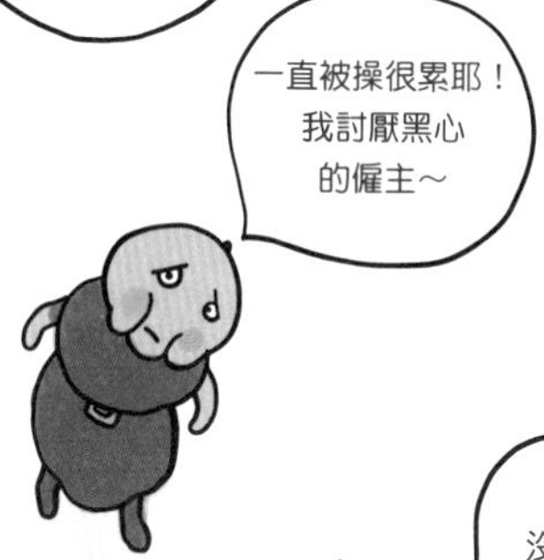
一直被操很累耶！
我討厭黑心
的僱主～

油炸用油等
不要重覆使用。

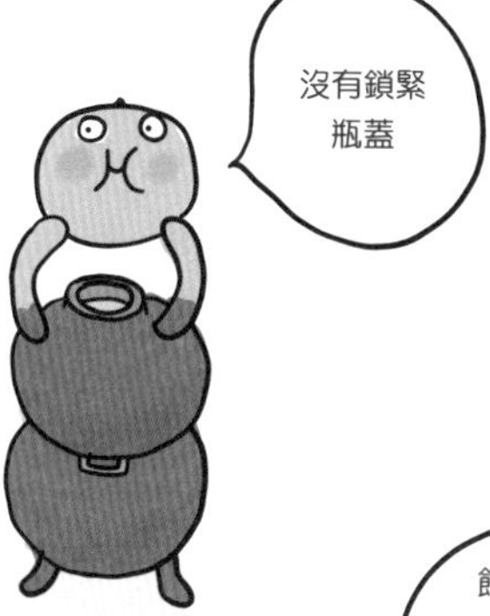
沒有鎖緊
瓶蓋

不能跟空氣接觸。

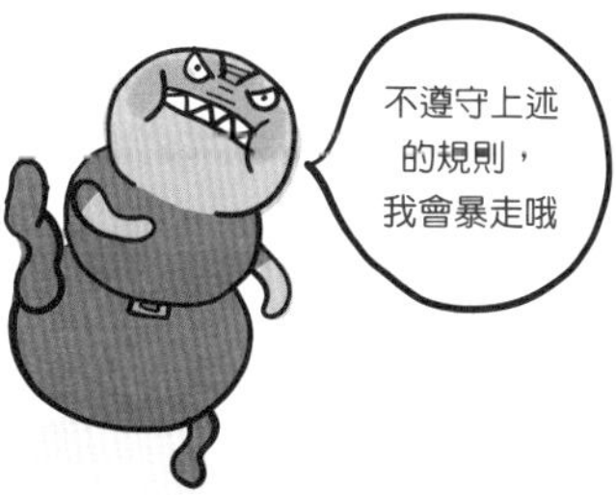
不遵守上述
的規則，
我會暴走哦

氧化的油會暴走，
有可能是萬病
的根源。

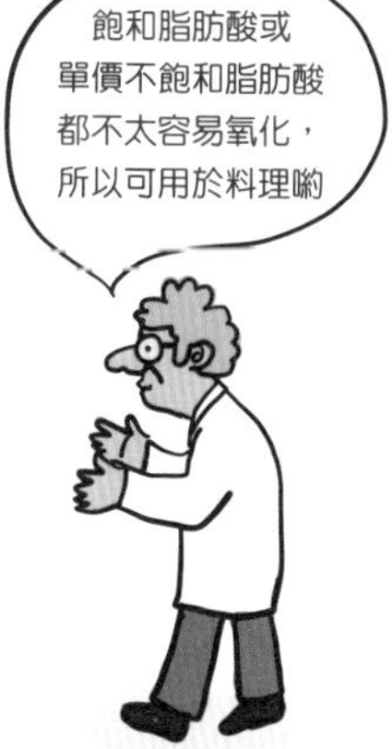
飽和脂肪酸或
單價不飽和脂肪酸
都不太容易氧化，
所以可用於料理喲

膽固醇是脂質家族的成員

一子在脂質的家遇見了膽固醇。
膽固醇雖然只出現在動物性食品裡面，但是在人體裡也會由飽和脂肪酸等為原料製成。
體內合成的膽固醇，是一般飲食攝取量的4～5倍。

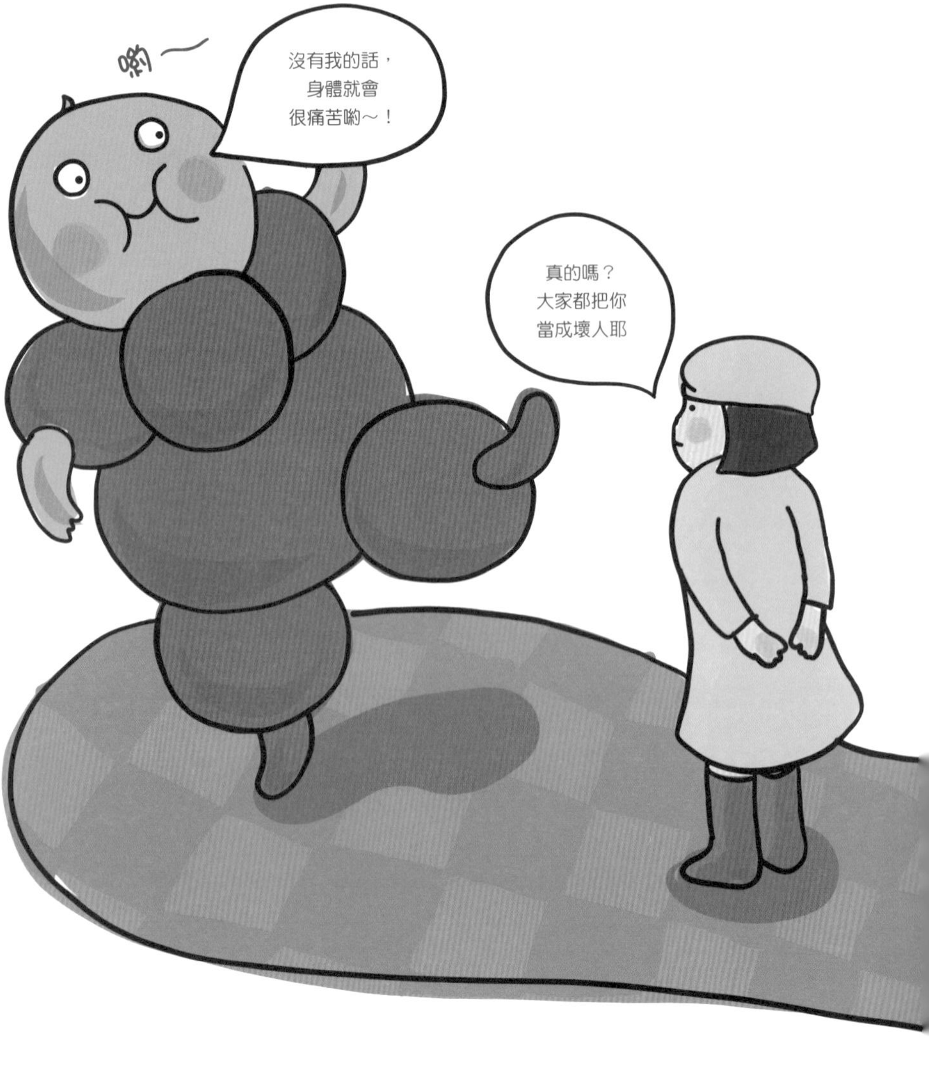

在脂質當中的類固醇裡，膽固醇是極具代表性的物質，也在人體內扮演重要的角色。雖然過度攝取對身體不好，卻是不可或缺的物質。

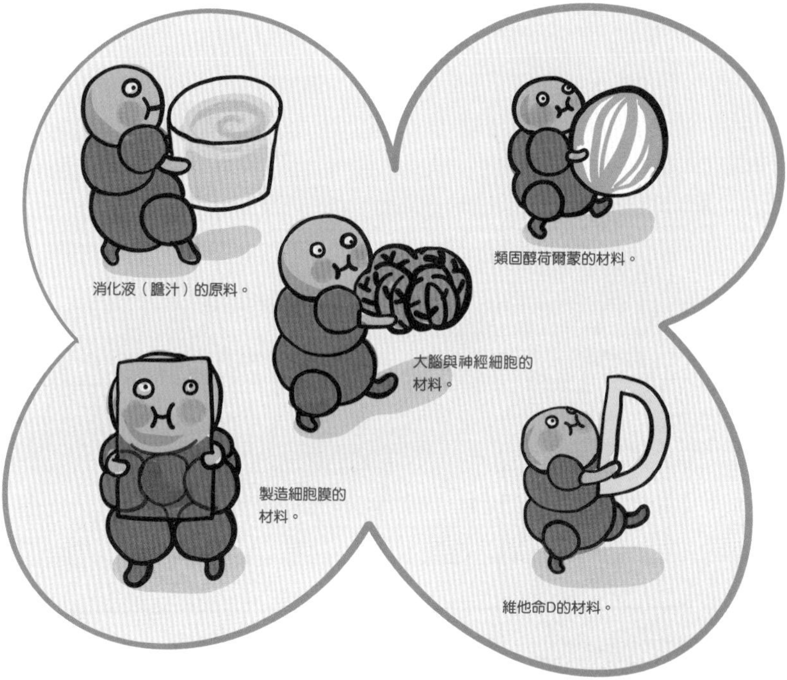

消化液（膽汁）的原料。
大腦與神經細胞的材料。
類固醇荷爾蒙的材料。
製造細胞膜的材料。
維他命D的材料。
D

膽固醇可分成HDL（好）與LDL（壞）兩種，這兩種的功能雖然不同，卻是相同的東西。

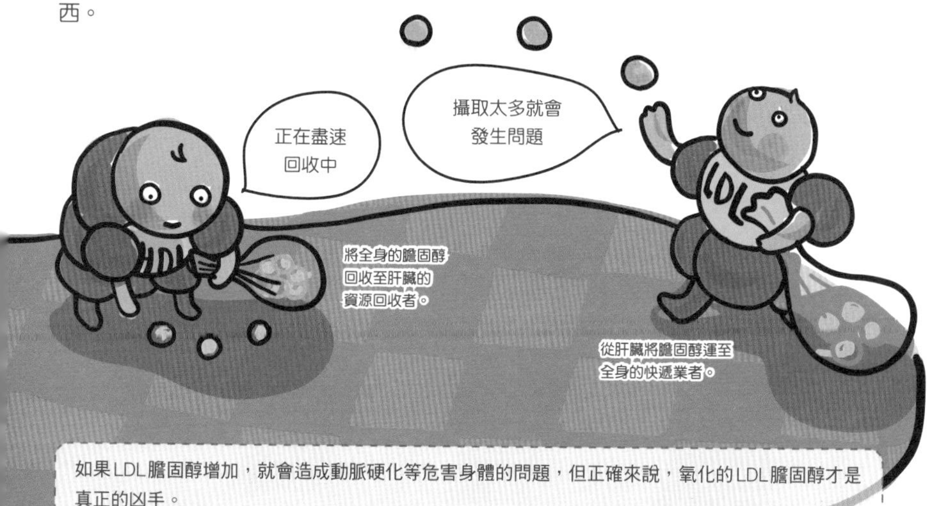

如果LDL膽固醇增加，就會造成動脈硬化等危害身體的問題，但正確來說，氧化的LDL膽固醇才是真正的凶手。

脂質市場

富含脂質的食材、食品專區

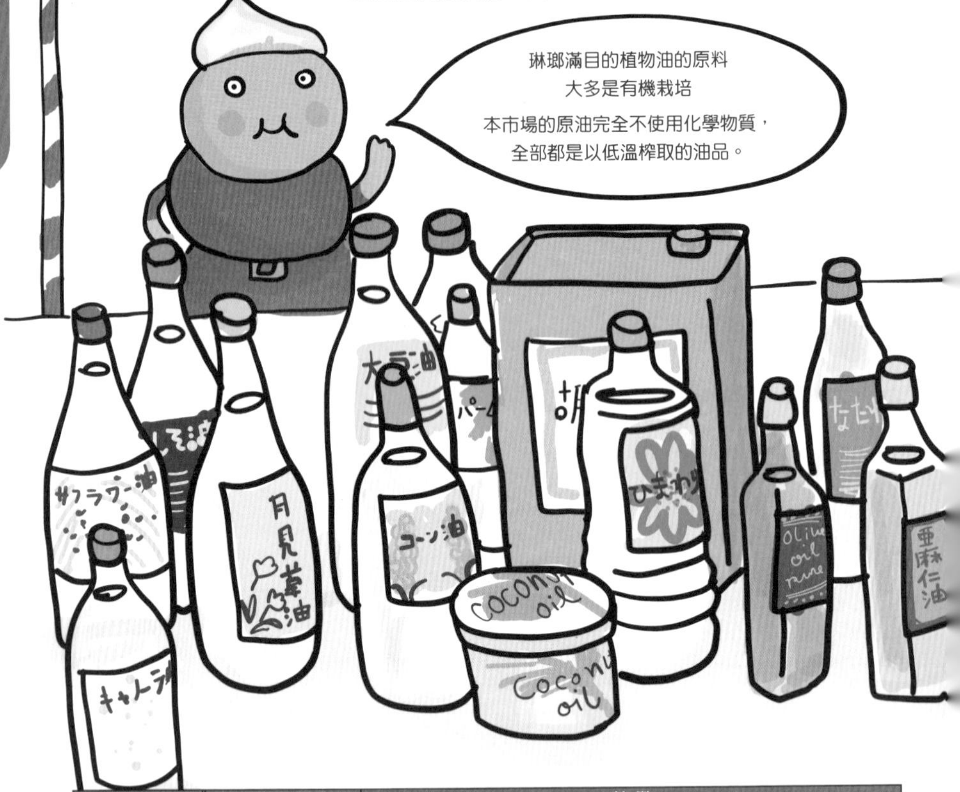

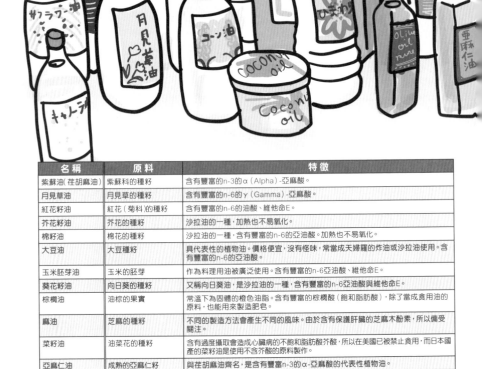

名稱	原料	特徵
紫蘇油（荏胡麻油）	紫蘇科的種籽	含有豐富的n-3的α（Alpha）-亞麻酸。
月見草油	月見草的種籽	含有豐富的n-6的γ（Gamma）-亞麻酸。
紅花籽油	紅花（菊科）的種籽	含有豐富的n-6的油酸、維他命E。
芥花籽油	芥花的種籽	沙拉油的一種，加熱也不易氧化。
棉籽油	棉花的種籽	沙拉油的一種，含有豐富的n-6的亞油酸。加熱也不易氧化。
大豆油	大豆種籽	具代表性的植物油。價格便宜，沒有怪味，常當成天婦羅的炸油或沙拉油使用。含有豐富的n-6的亞油酸。
玉米胚芽油	玉米的胚芽	作為料理用油被廣泛使用。含有豐富的n-6亞油酸、維他命E。
葵花籽油	向日葵的種籽	又稱向日葵油，是沙拉油的一種，含有豐富的n-6亞油酸與維他命E。
棕櫚油	油棕的果實	常溫下為固體的橙色油脂。含有豐富的棕櫚酸（飽和脂肪酸），除了當成食用油的原料，也能用來製造肥皂。
麻油	芝麻的種籽	不同的製造方法會產生不同的風味。由於含有保護肝臟的芝麻木酚素，所以備受關注。
菜籽油	油菜花的種籽	含有過度攝取會造成心臟病的不飽和脂肪酸芥酸，所以在美國已被禁止食用，而日本國產的菜籽油是使用不含芥酸的原料製作。
亞麻仁油	成熟的亞麻仁籽	與荏胡麻油齊名，是含有豐富n-3的α-亞麻酸的代表性植物油。
橄欖油	成熟的橄欖果實	含有豐富的n-9油酸，不容易氧化。還含有橄欖辣素這種天然成分，能有效預防心臟病。
椰子油	椰子種籽的胚乳	含有大量的飽和脂肪酸，例如月桂酸、辛酸。具有美容效果與預防阿茲海默症的效果，所以備受矚目。

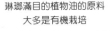

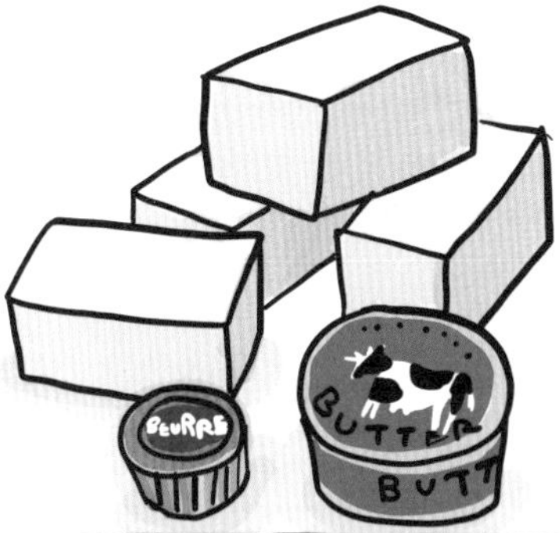

建議使用在自然的牧場裡，以未受汙染的牧草為食的乳牛的牛奶製成的最高級奶油。

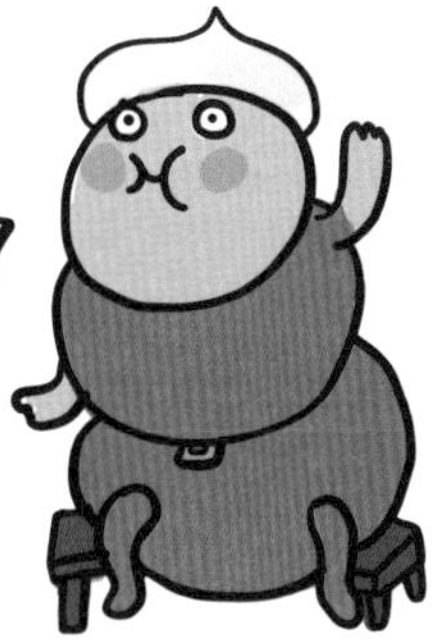

均衡攝取好油，
可讓肌膚變得光滑、
心臟充滿活力。
健康愉快地活用脂質吧！

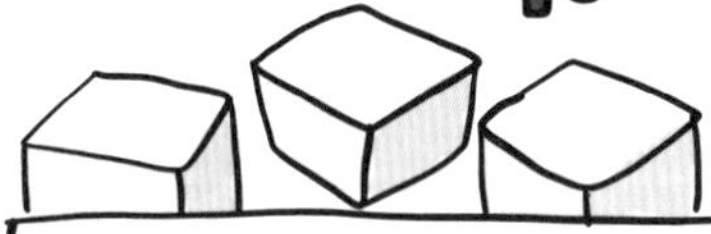

本市場的豬油與牛油，都是以天然飼料養大的豬或牛製成的產品。

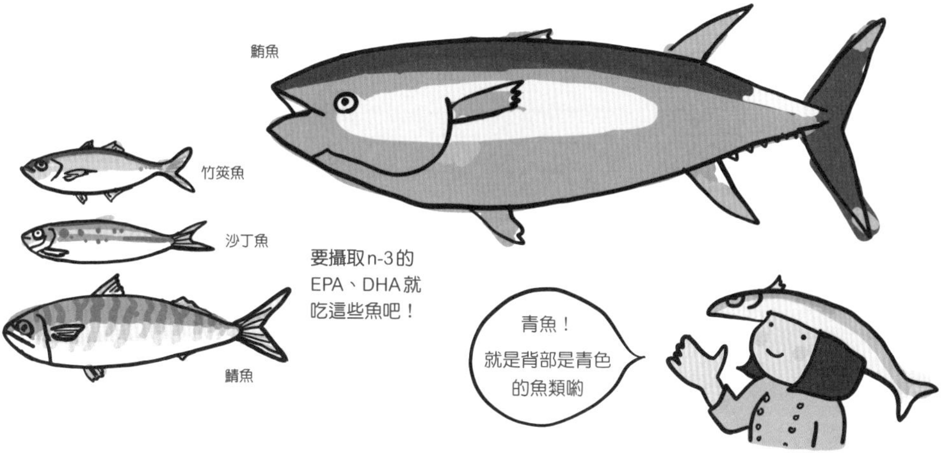

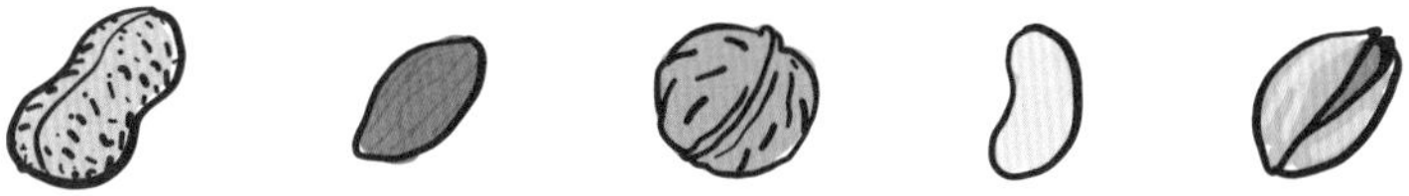

花生	杏仁果	核桃	腰果	開心果
含有豐富的 n-9油酸	含有豐富的 油酸與亞麻酸	含有大量的 α-亞麻酸	一半以上都是 油酸	有很多油酸與 亞麻酸

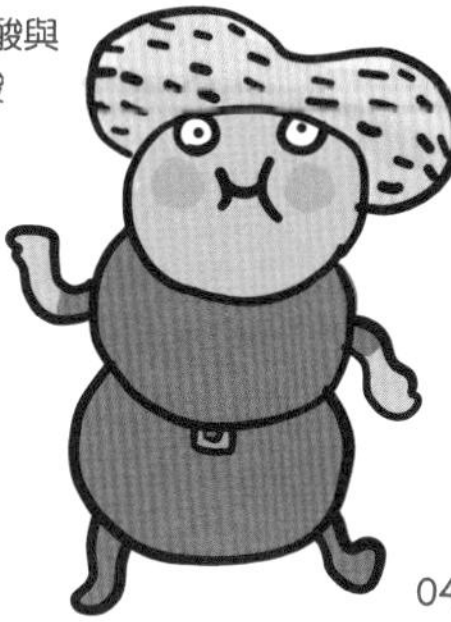

碳水化合物的家 CARBOHYDRATES HOUSE

這次讓我們一起參訪化合物的世界吧！以化學分子式表示碳水化合物之後，可以看到很多碳（C）與水（H_2O），所以才以碳水化合物命名。一般而言，大家都有碳水化合物=醣質的印象，但其實碳水化合物是醣質+膳食纖維的總稱。不過除了作為三大營養素之一的能量來源之外，也是能讓身體活動的營養素——醣質，所以碳水化合物的代表為醣質。

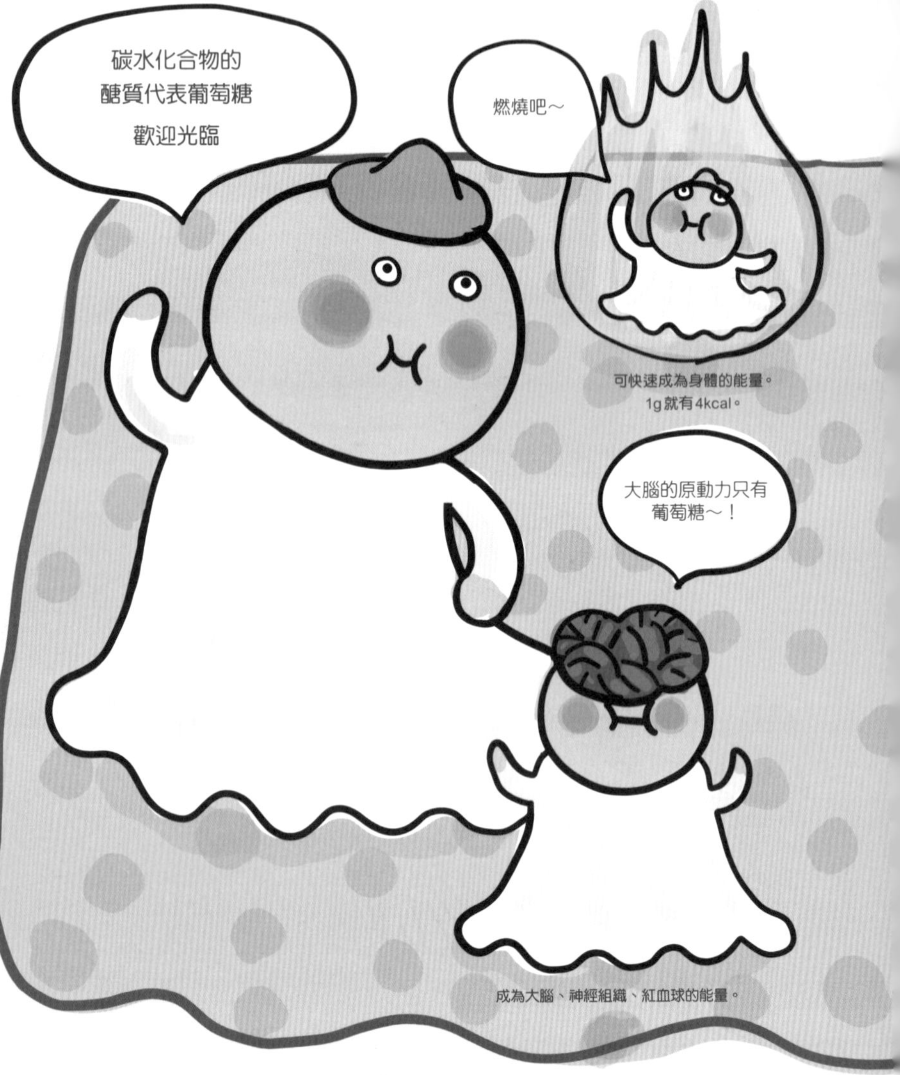

一般而言，醣質佔了身體組成成分的1%，
但是必要時會轉換成脂質，有時則會反向
轉換為醣質（醣質新生）。

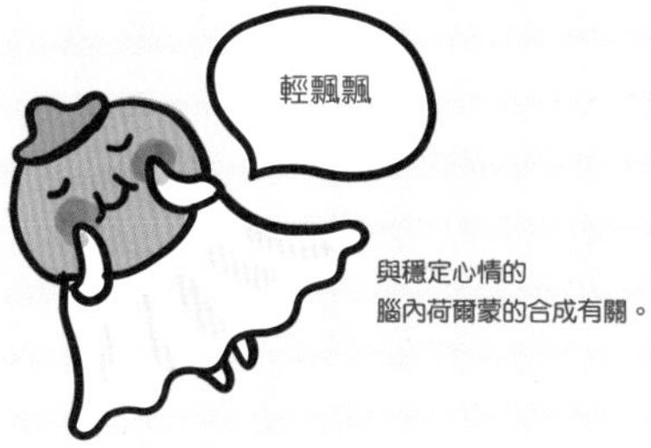

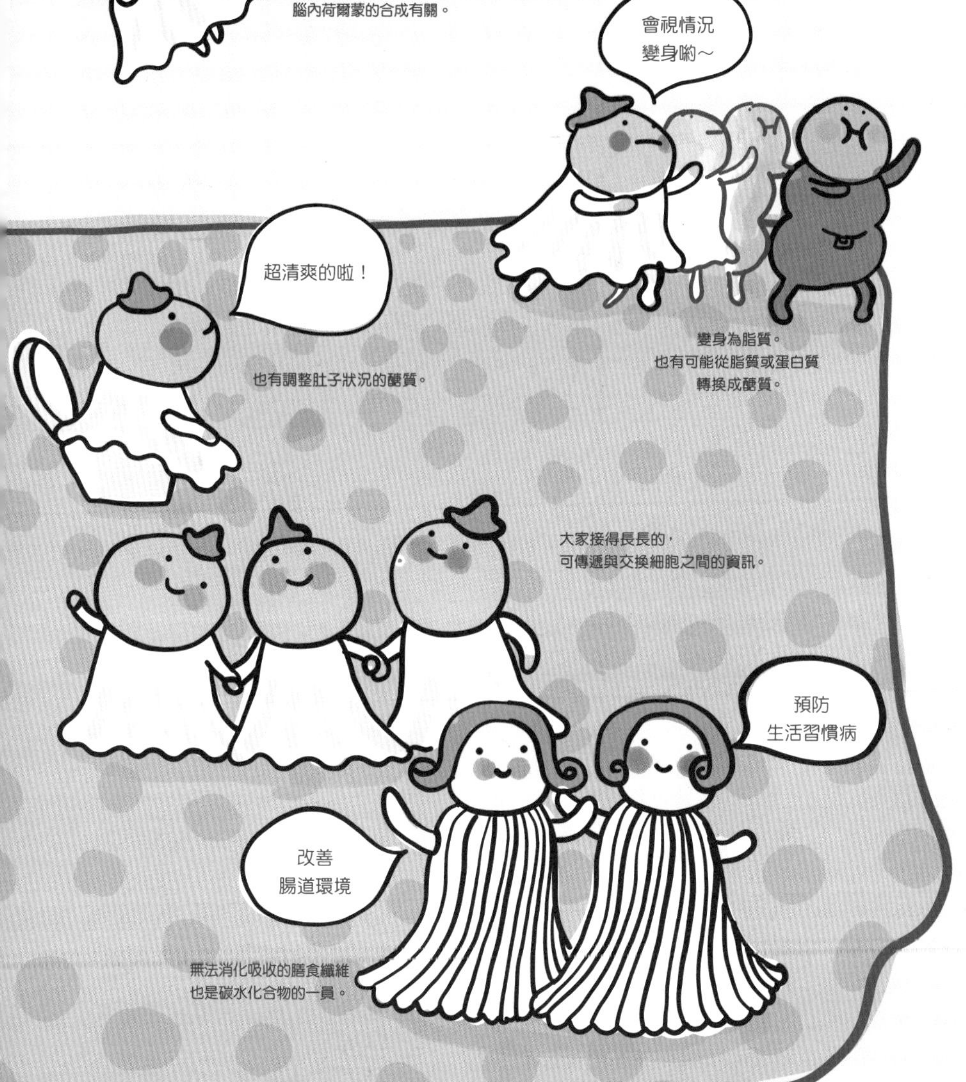

醣質只由醣質組成

醣質有時會獨自一人，有時會兩個以上湊在一起，藉此產生不同的功能。
主要分成單醣、雙醣與多醣這幾組。

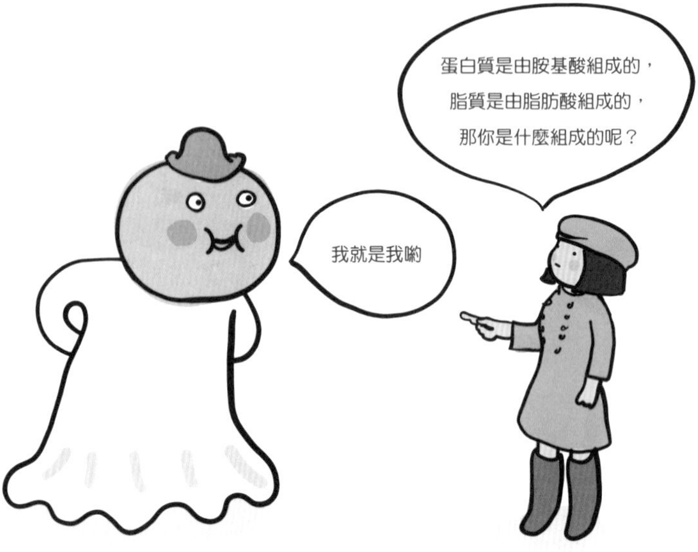
蛋白質是由胺基酸組成的，
脂質是由脂肪酸組成的，
那你是什麼組成的呢？
我就是我喲

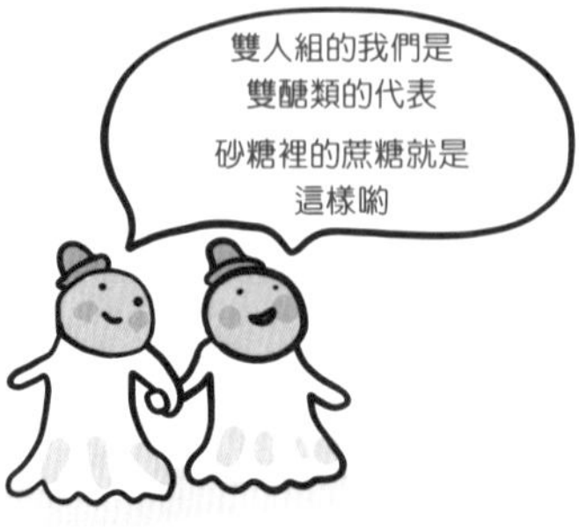
雙人組的我們是
雙醣類的代表
砂糖裡的蔗糖就是
這樣喲

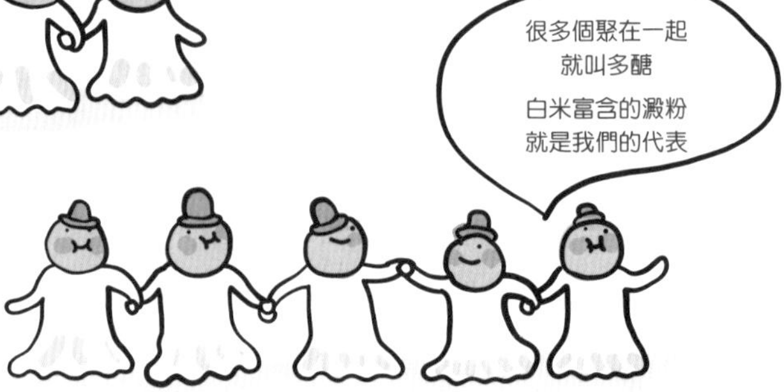
很多個聚在一起
就叫多醣
白米富含的澱粉
就是我們的代表

消化與吸收食物所含的醣質

白米等食物所含的澱粉在進入體內後，會慢慢分解成最小的醣質——單醣類，
之後會被人體吸收，補充不足的熱量。

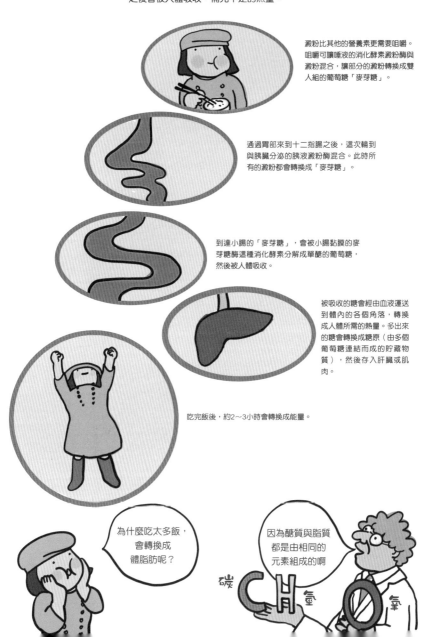

澱粉比其他的營養素更需要咀嚼。咀嚼可讓唾液的消化酵素澱粉酶與澱粉混合，讓部分的澱粉轉換成雙人組的葡萄糖「麥芽糖」。

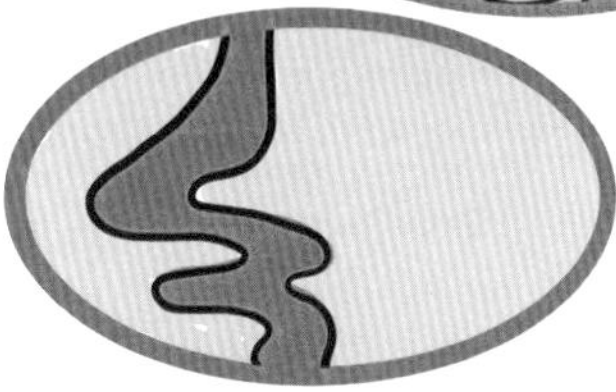

通過胃部來到十二指腸之後，這次輪到與胰臟分泌的胰液澱粉酶混合。此時所有的澱粉都會轉換成「麥芽糖」。

到達小腸的「麥芽糖」，會被小腸黏膜的麥芽糖酶這種消化酵素分解成單醣的葡萄糖，然後被人體吸收。

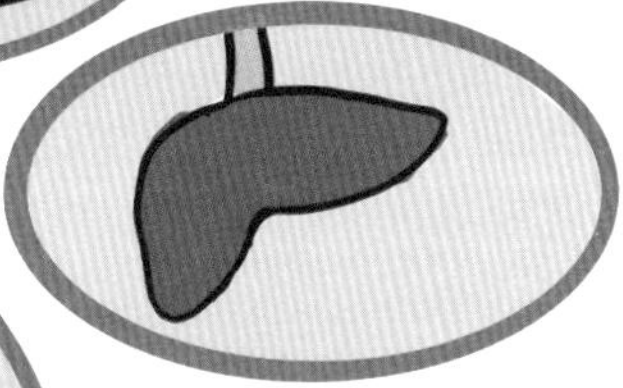

被吸收的糖會經由血液運送到體內的各個角落，轉換成人體所需的熱量。多出來的糖會轉換成糖原（由多個葡萄糖連結而成的貯藏物質），然後存入肝臟或肌肉。

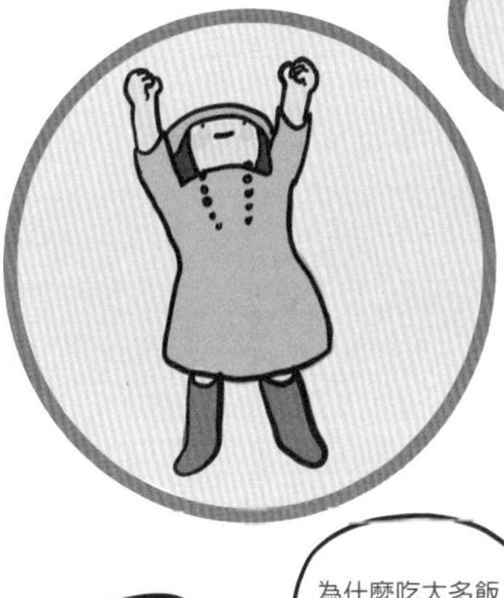

吃完飯後，約2～3小時會轉換成能量。

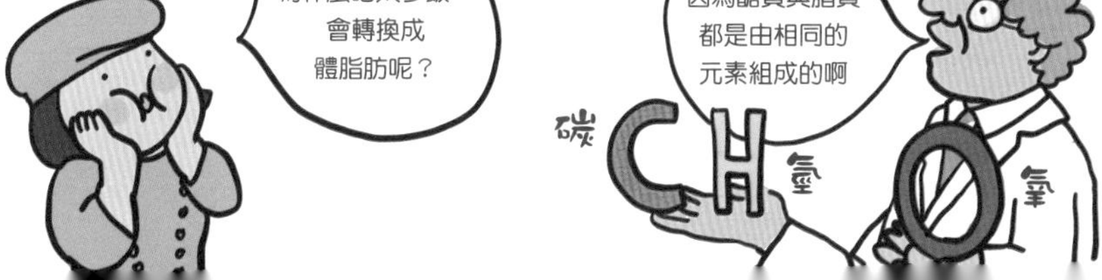
為什麼吃太多飯，會轉換成體脂肪呢？
因為醣質與脂質都是由相同的元素組成的啊
碳
C
H
氫
O
氧

醣質的種類有很多

已知醣質分成單醣類、雙醣類與多醣類，但是各組又能細分很多種類的醣。

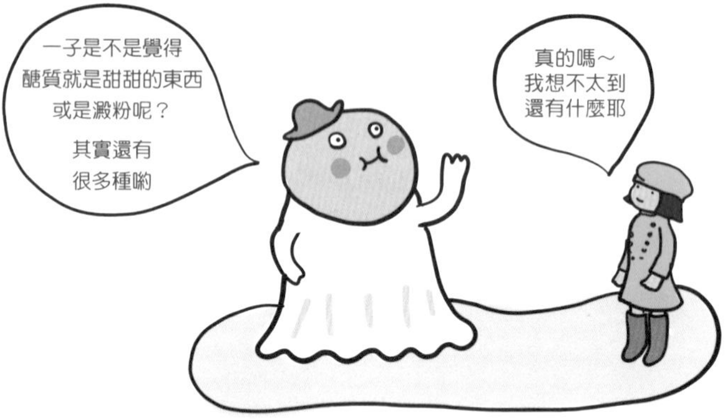
一子是不是覺得
醣質就是甜甜的東西
或是澱粉呢？
其實還有
很多種喲
真的嗎～
我想不太到
還有什麼耶

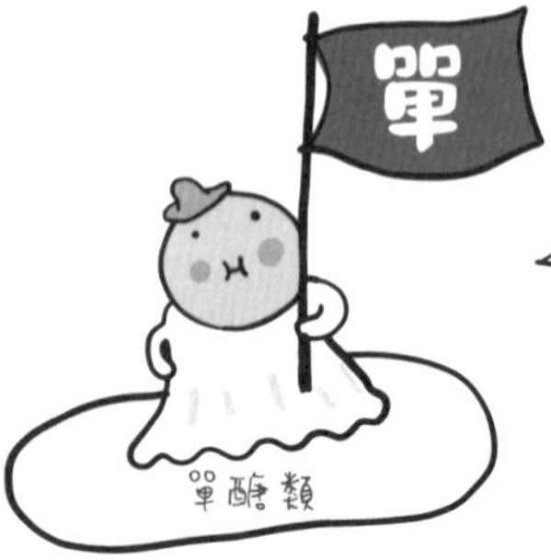
單
單醣類

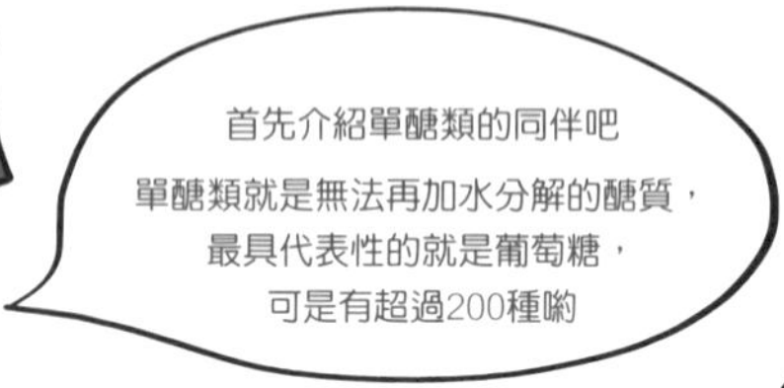
首先介紹單醣類的同伴吧
單醣類就是無法再加水分解的醣質，
最具代表性的就是葡萄糖，
可是有超過200種喲

★單醣類的同伴

- 甘露糖 ●果糖
- 半乳糖
- N-乙醯葡萄糖胺
- 半乳糖胺
- 木糖 ●唾液酸
- 葡萄糖醛酸 ●艾杜醣醛酸

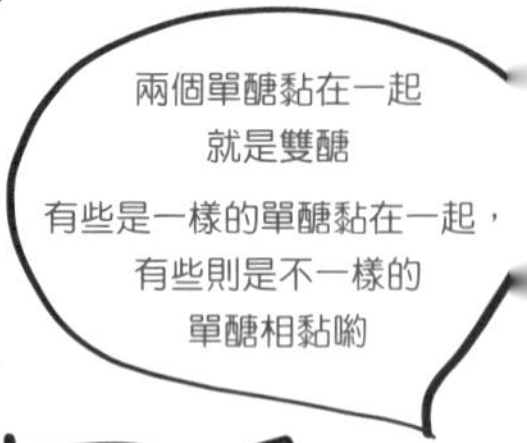
兩個單醣黏在一起
就是雙醣
有些是一樣的單醣黏在一起，
有些則是不一樣的
單醣相黏喲

★雙醣類的同伴

- 蔗糖＝葡萄糖＋果糖
- 乳果糖＝半乳糖＋果糖
- 麥芽糖＝葡萄糖×2
- 海藻糖＝葡萄糖×2
- 乳糖＝葡萄糖＋半乳糖

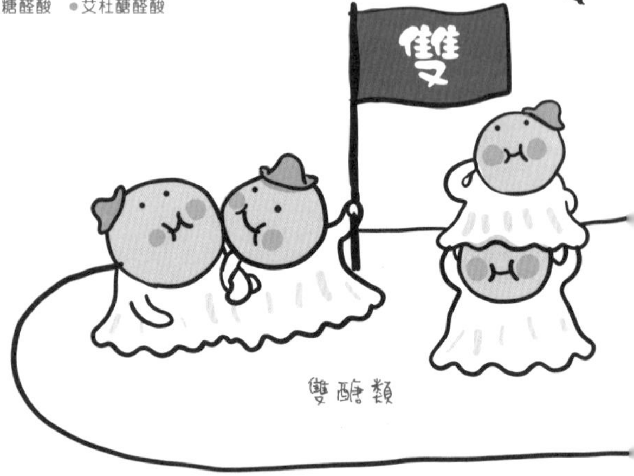
雙
雙醣類

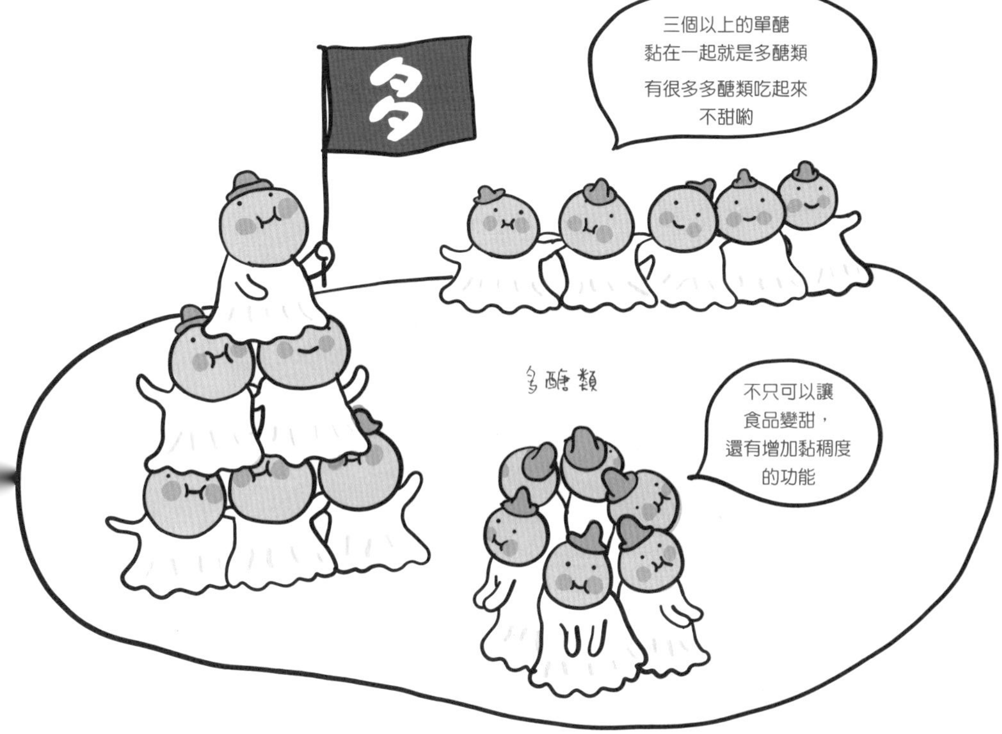

★多醣類的同伴

- 直鏈澱粉（澱粉：玉米粉、太白粉、糊精等）＝大量的葡萄糖的集合體。
- 糖原＝大量的葡萄糖的集合體。
- 纖維素＝大量的葡萄糖的集合體。

  ※直鏈澱粉、糖原、纖維素都是由大量的葡萄糖組成的多醣類，但是性質卻各不相同。
- 幾丁質（常見於蝦子或螃蟹）＝N-乙醯葡萄糖胺的集合體。
- 玻尿酸＝葡萄醣醛酸與N-乙醯葡萄糖胺的集合體。
- 木糖醇＝糖醇（參考P49）的一種。

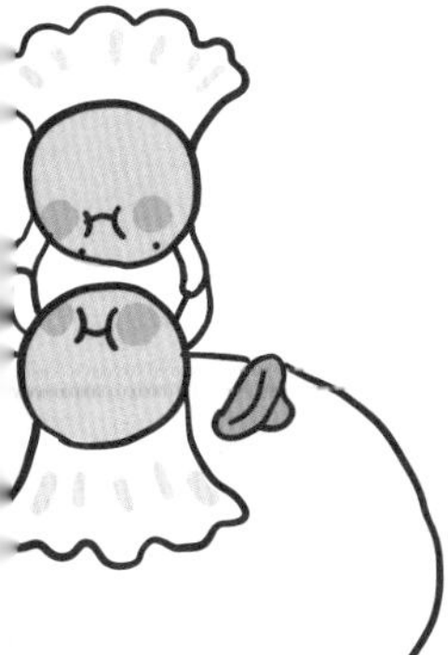

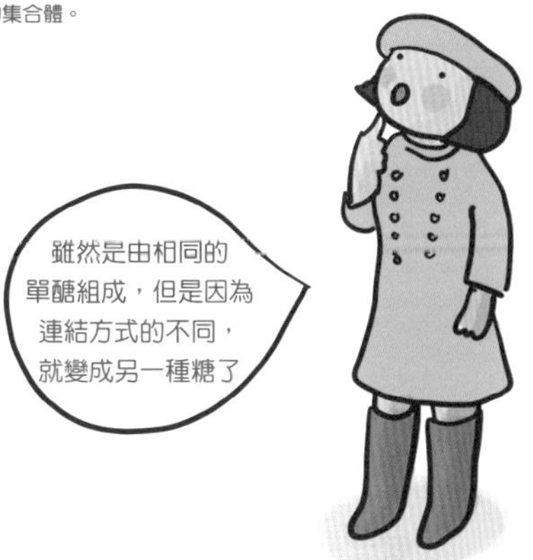

也有以不會發胖的醣質製作的甜味劑

醣質不等於又甜又讓人發胖的東西。雖然甜，卻不一定會讓人發胖，
而且有的還有促進健康的效果。

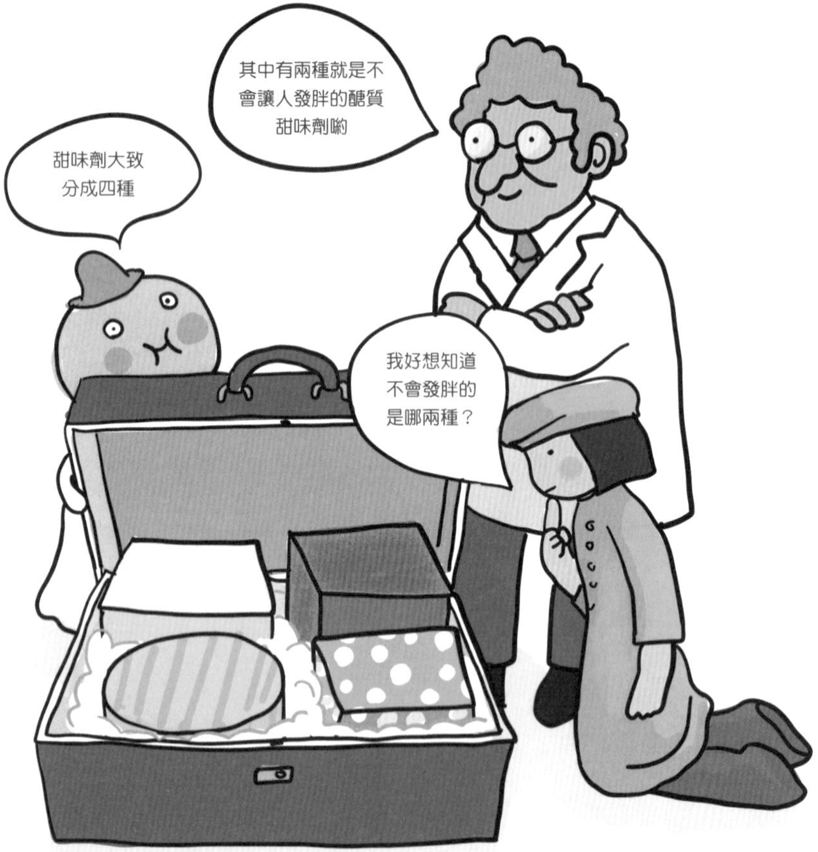
甜味劑大致
分成四種
其中有兩種就是不
會讓人發胖的醣質
甜味劑喲
我好想知道
不會發胖的
是哪兩種？

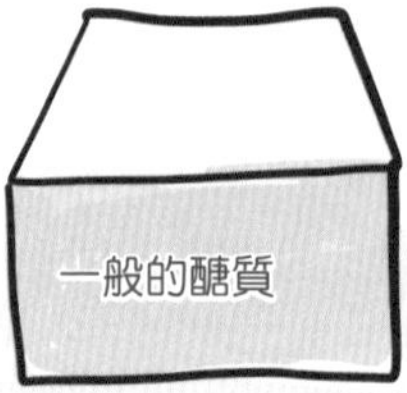
一般的醣質

發胖

葡萄糖、果糖、麥芽糖、乳糖等，都是單醣類或雙醣類的甜味劑。過度攝取就會發胖。

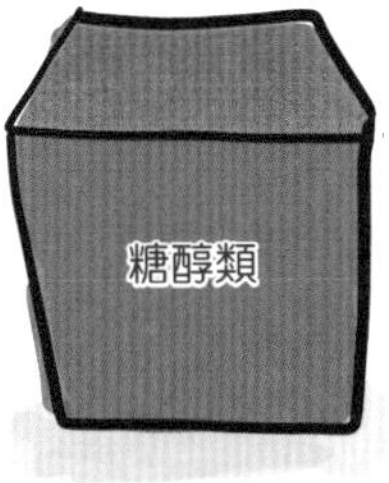

不會發胖

存在於自然界，不會讓人發胖的醣質甜味劑。
像是木糖醇（草莓或香菇）、山梨糖醇（蘋果或梨子）、甘露醇（昆布）等。其特徵之一是不容易造成蛀牙，不過攝取過多會造成胃脹氣或是拉肚子。

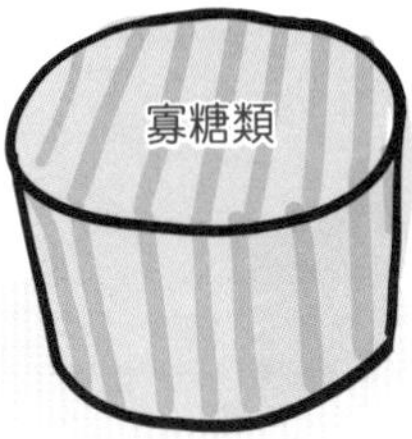

不會發胖

像膳食纖維一樣，不容易被消化的醣質甜味劑。也被稱為是難消化性醣質。果寡糖、大豆寡糖、異麥芽寡糖都屬於這類。

其中的果寡糖（以砂糖為原料，透過酵素製作的糖）具有各種功效。

- 調整腸胃狀況
- 不會造成蛀牙
- 低卡路里
- 改善免疫力
- 抑制血糖值
- 改善脂質代謝
- 減輕大便臭味
- 促進礦物質的吸收

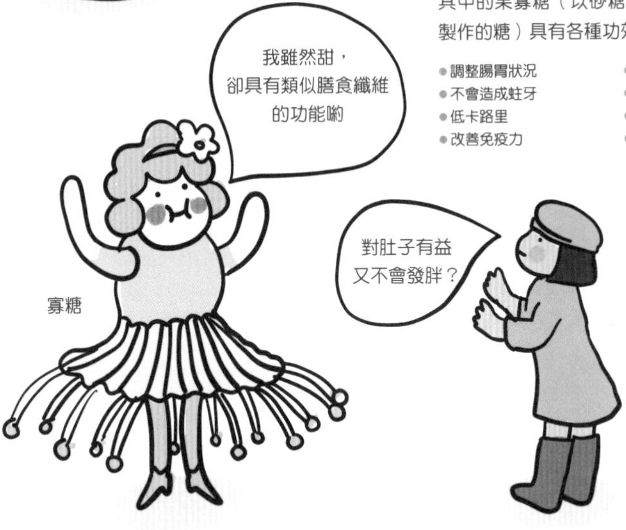

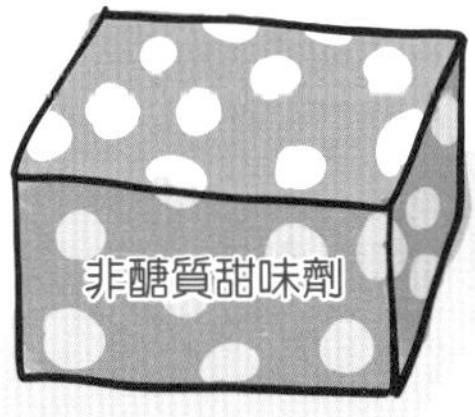

雖然不會發胖……卻不是醣質

非醣質的甜味劑。
有些甜味劑是人工製造，有些是從植物萃取的。
雖然不會讓人發胖，卻不屬於醣質甜味劑。
甜菊、糖精、阿斯巴甜就屬這類。

細胞表面有「聚醣」

就像是一群醣質在舉辦大型運動會的壯麗光景。
在細胞表面串成鎖鏈形狀的醣質扮演非常重要的角色。這種連接方式稱為「聚醣」，
少至2個，多至數萬個，由8種醣質以複雜的結構串連在一起。
有關它們的功能與效果，目前還有很多尚未弄清的部分，但是醣質們具有說悄悄話般的功能。

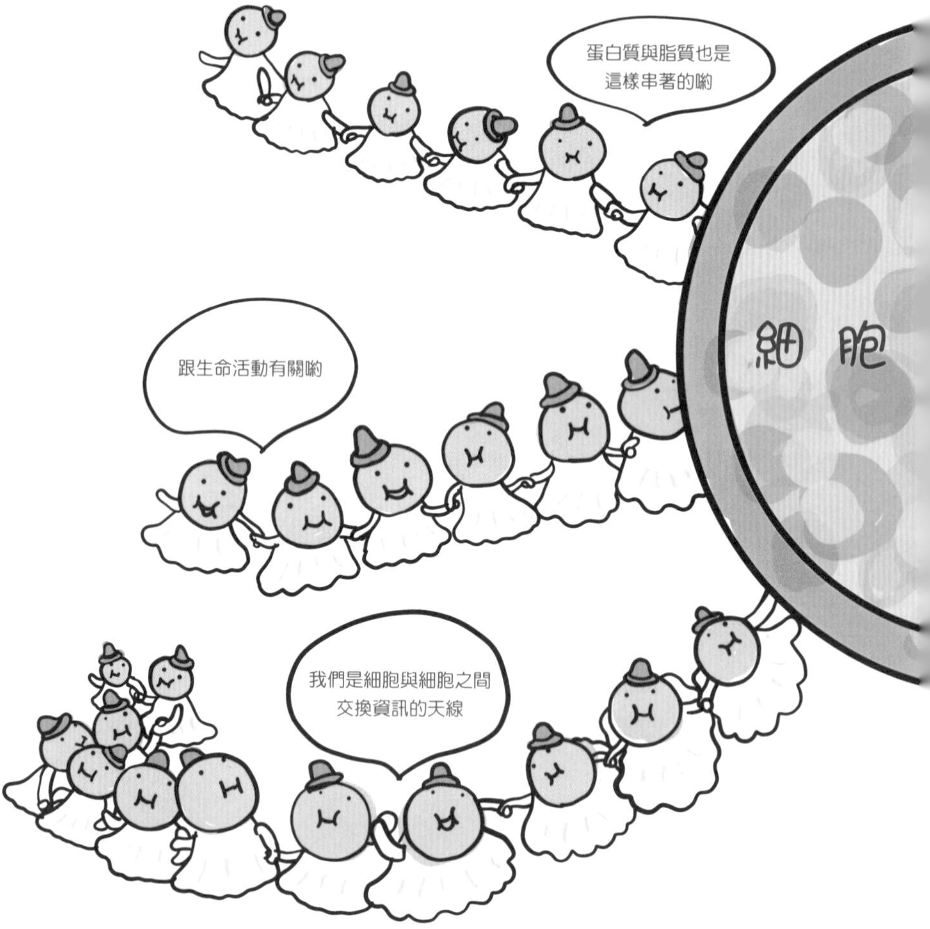

【8種醣質】 葡萄糖、半乳糖、甘露糖、N-乙醯葡萄糖胺、半乳糖胺、岩藻糖、木糖、N-乙醯神經胺酸（唾液酸）。其中能從食品攝取的只有葡萄糖與半乳糖，其他都是由肝臟製造。

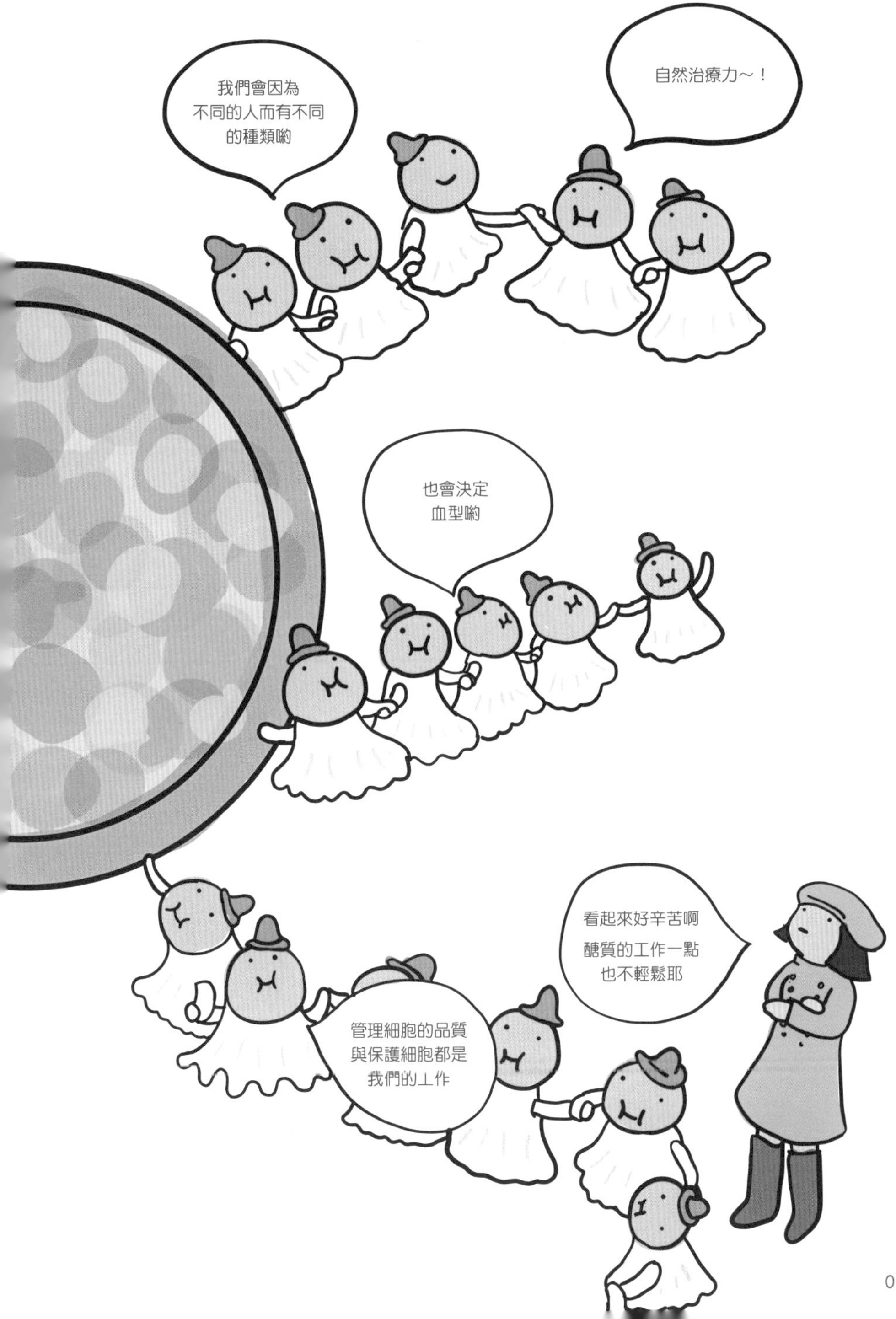
我們會因為
不同的人而有不同
的種類喲
自然治療力～！
也會決定
血型喲
看起來好辛苦啊
醣質的工作一點
也不輕鬆耶
管理細胞的品質
與保護細胞都是
我們的工作

膳食纖維是維持健康不可或缺的碳水化合物家族成員

腸道裡的
100種、100兆個
細菌的營養來源
早期被認為有如
打掃用的刷子

每天都該持續攝取膳食纖維。標準值是成年男性每天攝取20g以上，成年女性則是18g以上。

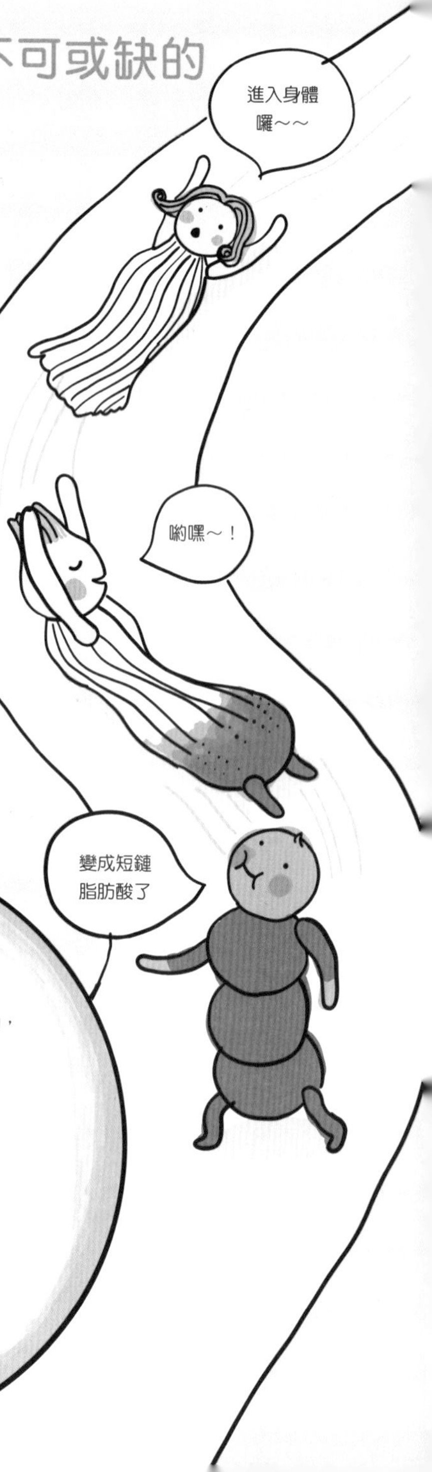
進入身體
囉～～
喲嘿～！
變成短鏈
脂肪酸了

膳食纖維會在體內轉換成短鏈脂肪酸
（醋酸、丙酸、丁酸），能刺激腸道蠕動，
調整膽固醇量與促進胰臟功能。

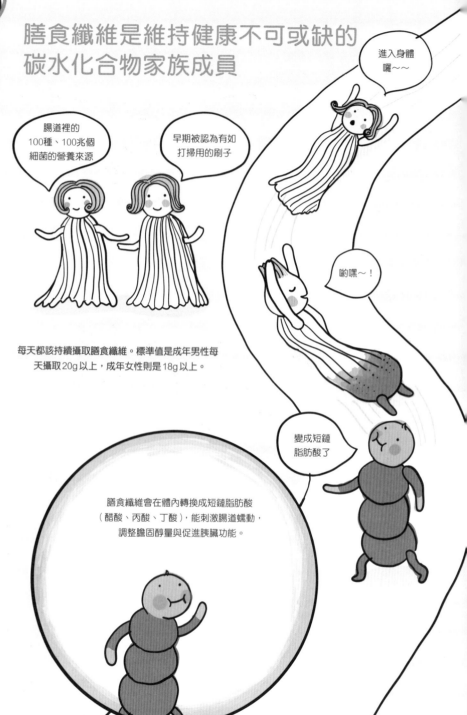

膳食纖維的功效分成兩種。

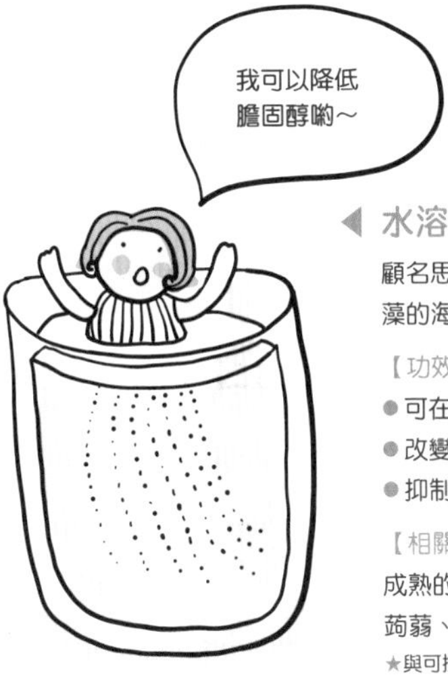

水溶性膳食纖維

顧名思義，可以溶於水。可吸附與排出有害物質。例如海藻的海藻酸或果膠就屬此類。

【功效】

- 可在胃中長期停留，抑制血糖值上升。
- 改變肝臟的脂肪代謝，調整膽固醇的量。
- 抑制葡萄糖吸收，改善與預防糖尿病。

【相關食品】

成熟的水果、植物種籽、植物的葉子、植物的根部、蒟蒻、海藻、梅乾等。

★與可控制醣質的菊糖（菊芋的主要成分）是同類。

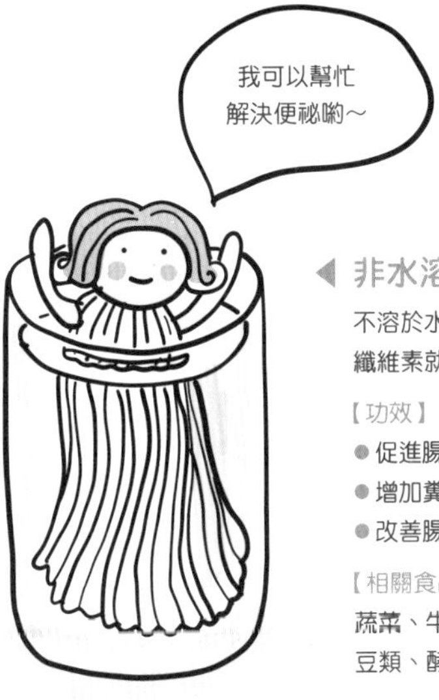

非水溶性膳食纖維

不溶於水，可吸收水分，而且還會膨脹。纖維素就是其中一種。

【功效】

- 促進腸道蠕動。
- 增加糞便量。
- 改善腸道環境。

【相關食品】

蔬菜、牛蒡、蝦子、穀類、香菇、蟹殼、豆類、酵母、麥麩、未成熟的水果、可可等。

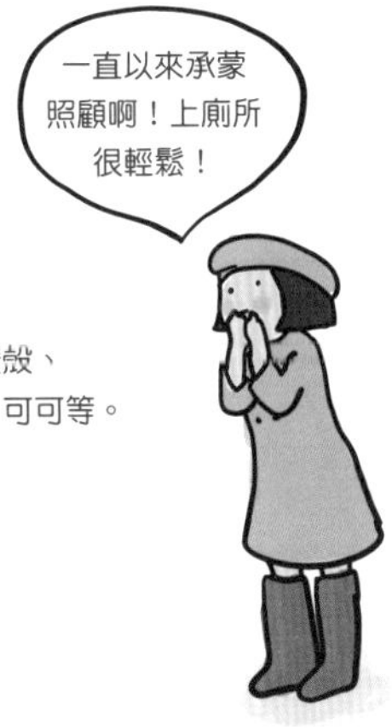

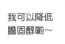

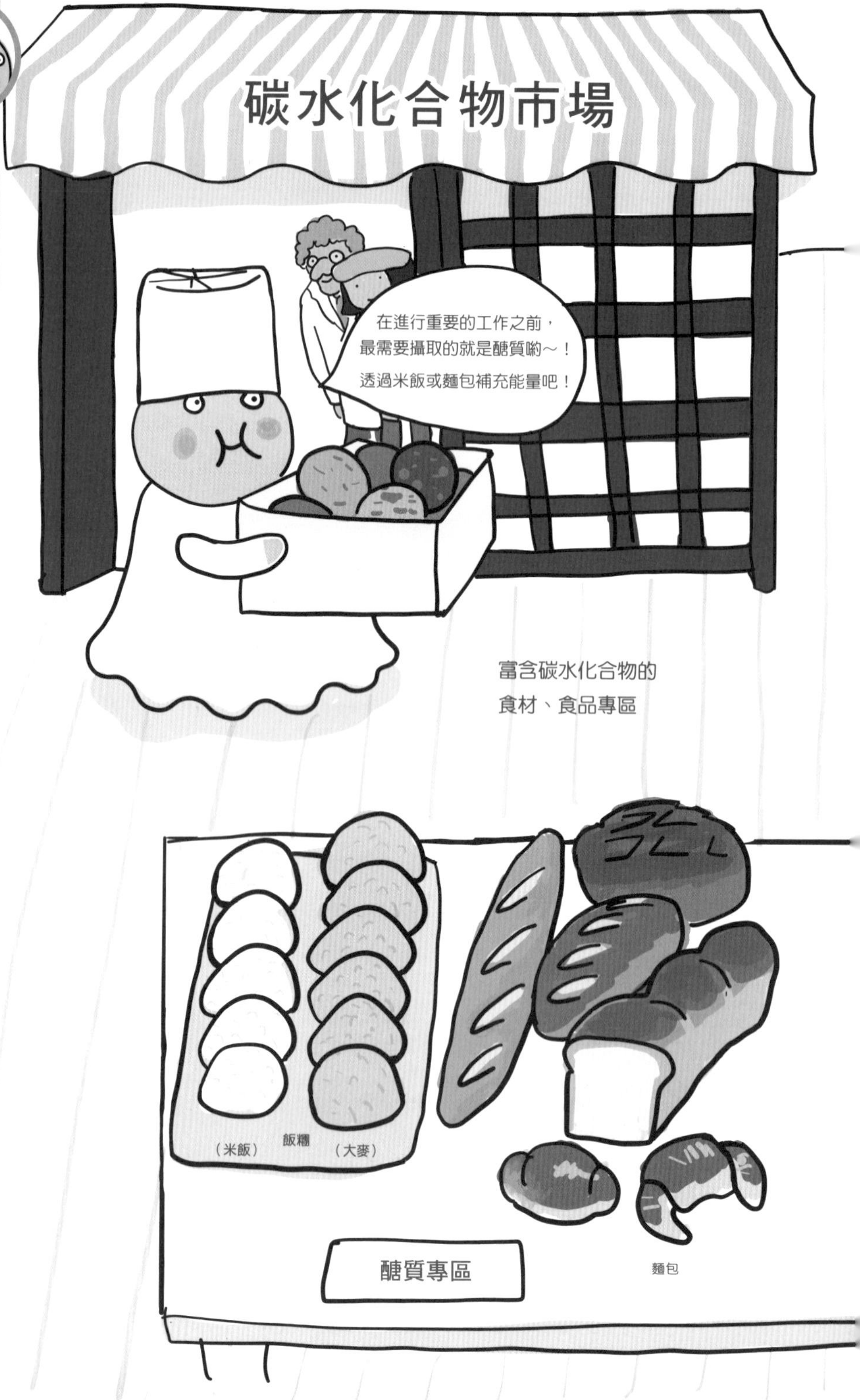
碳水化合物市場
在進行重要的工作之前，
最需要攝取的就是醣質喲～！
透過米飯或麵包補充能量吧！
富含碳水化合物的
食材、食品專區
（米飯）
飯糰
（大麥）
醣質專區
麵包

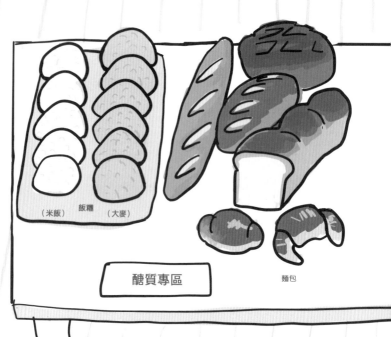

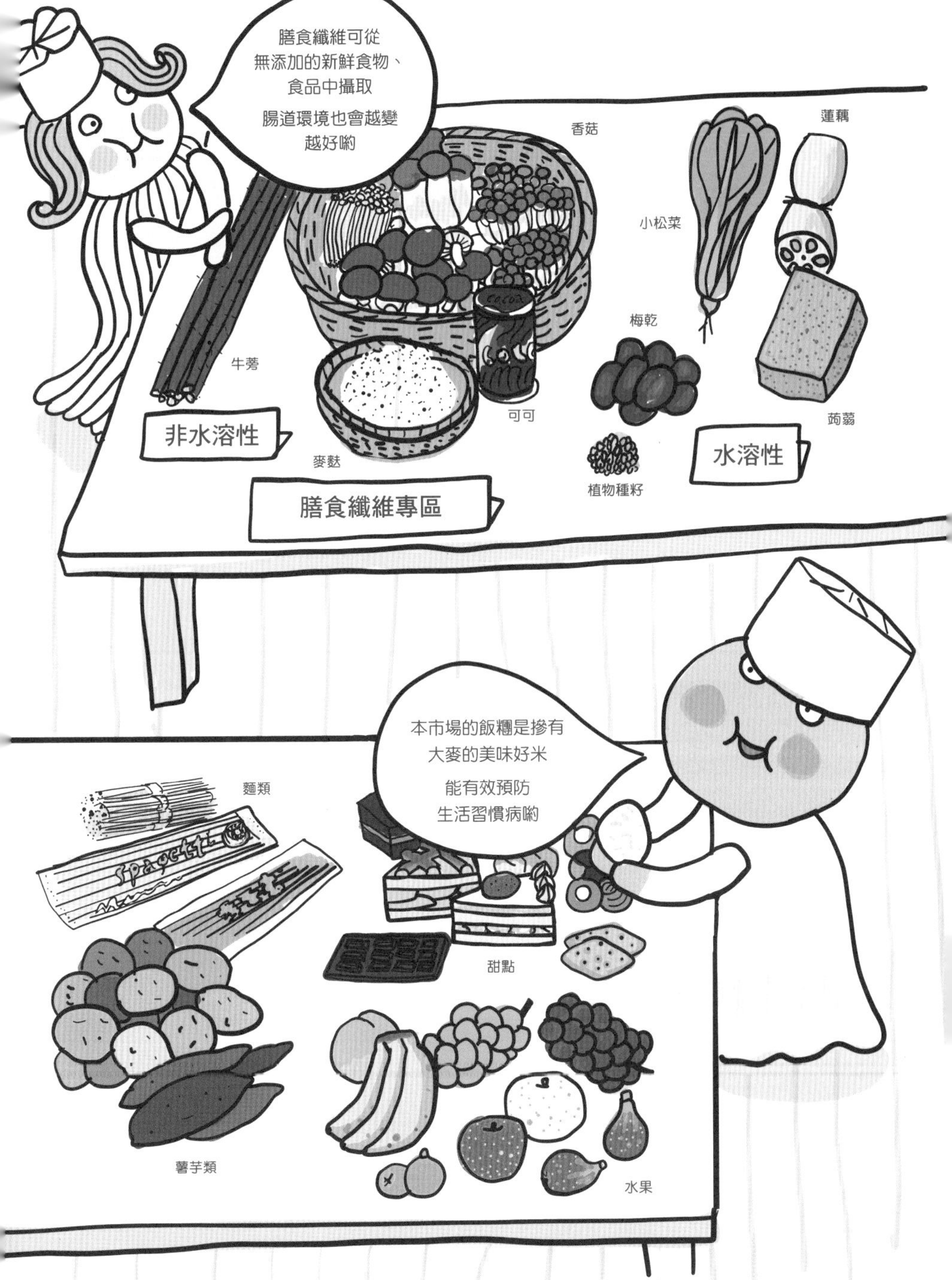
膳食纖維可從
無添加的新鮮食物、
食品中攝取
腸道環境也會越變
越好喲
香菇
蓮藕
小松菜
梅乾
牛蒡
可可
蒟蒻
非水溶性
水溶性
麥麩
植物種籽
膳食纖維專區
本市場的飯糰是摻有
大麥的美味好米
能有效預防
生活習慣病喲
麵類
spagetti
甜點
薯芋類
水果

三大營養素同心協力

蛋白質、脂質、碳水化合物（醣質）一起出現了。友好地互相牽著手。

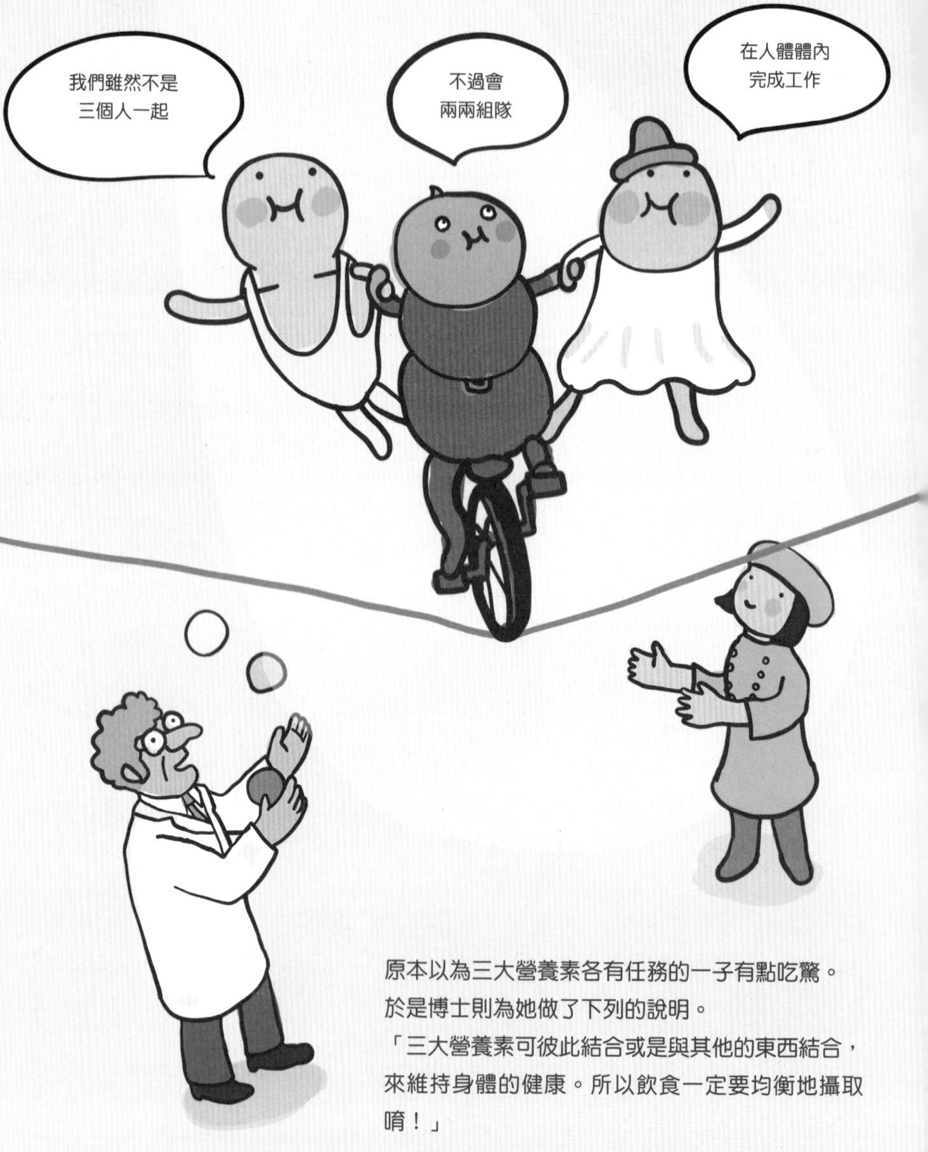

原本以為三大營養素各有任務的一子有點吃驚。
於是博士則為她做了下列的說明。
「三大營養素可彼此結合或是與其他的東西結合，來維持身體的健康。所以飲食一定要均衡地攝取唷！」

在三大營養素之中，有的是單獨工作的「單純蛋白質」、「單純脂質」與「單純醣質」，也有成對活動的「複合蛋白質」、「複合脂質」、「複合醣質」。

【三大營養素的配對】

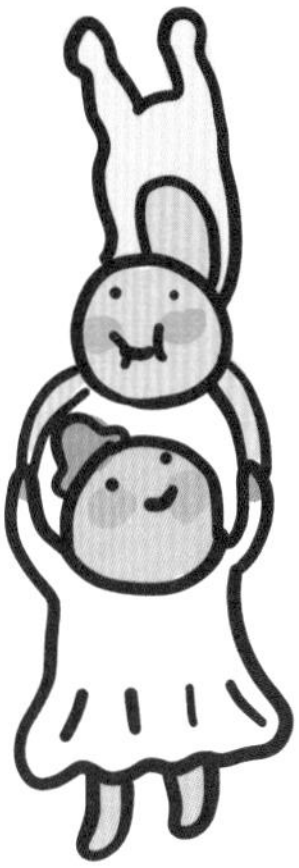

醣蛋白
蛋白質＋醣質

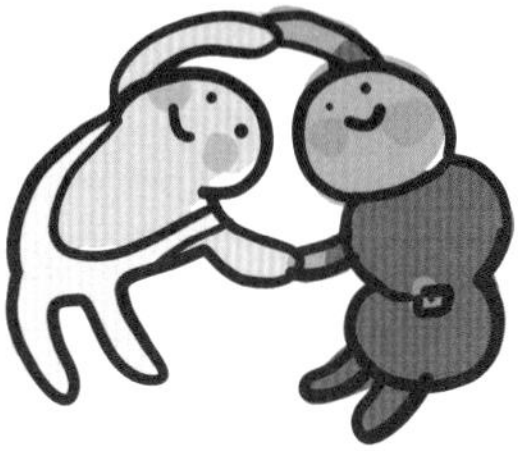

脂蛋白
蛋白質＋脂質

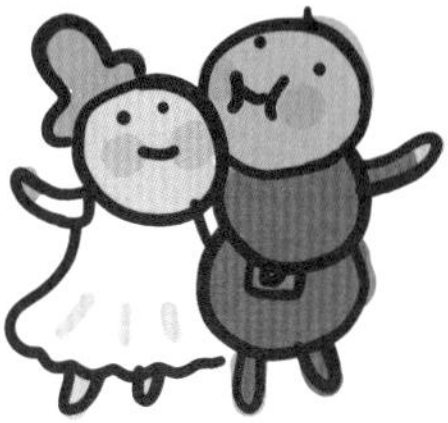

醣脂
脂質＋醣質

【三大營養素各自與其他物質配對的範例】

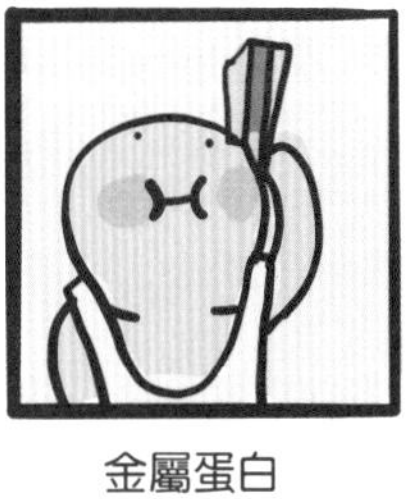

金屬蛋白
蛋白質＋金屬離子（鐵、銅、鎂、錳、鉬、鋅、鎳等）

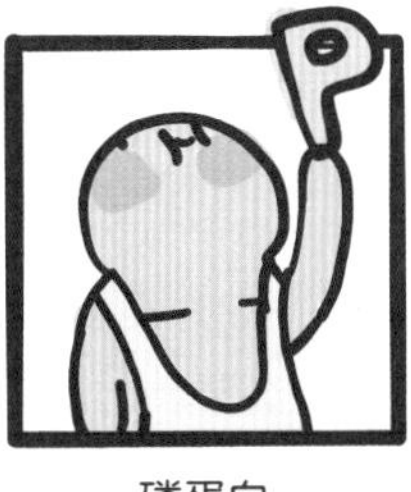

磷蛋白
蛋白質＋磷酸

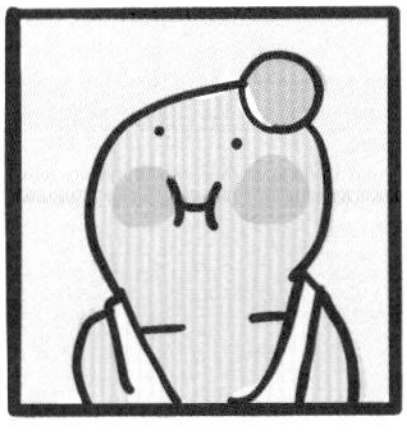

核蛋白
蛋白質＋核酸

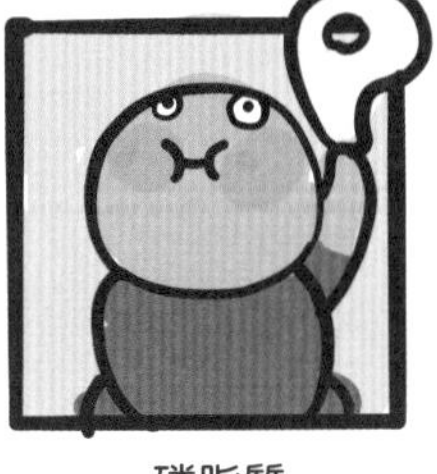

磷脂質
脂質＋磷酸

蛋白質與醣質的感情特別好

蛋白質與醣質黏在一起就變成醣蛋白。
體內有許多蛋白質都是與醣質結合再發揮作用。

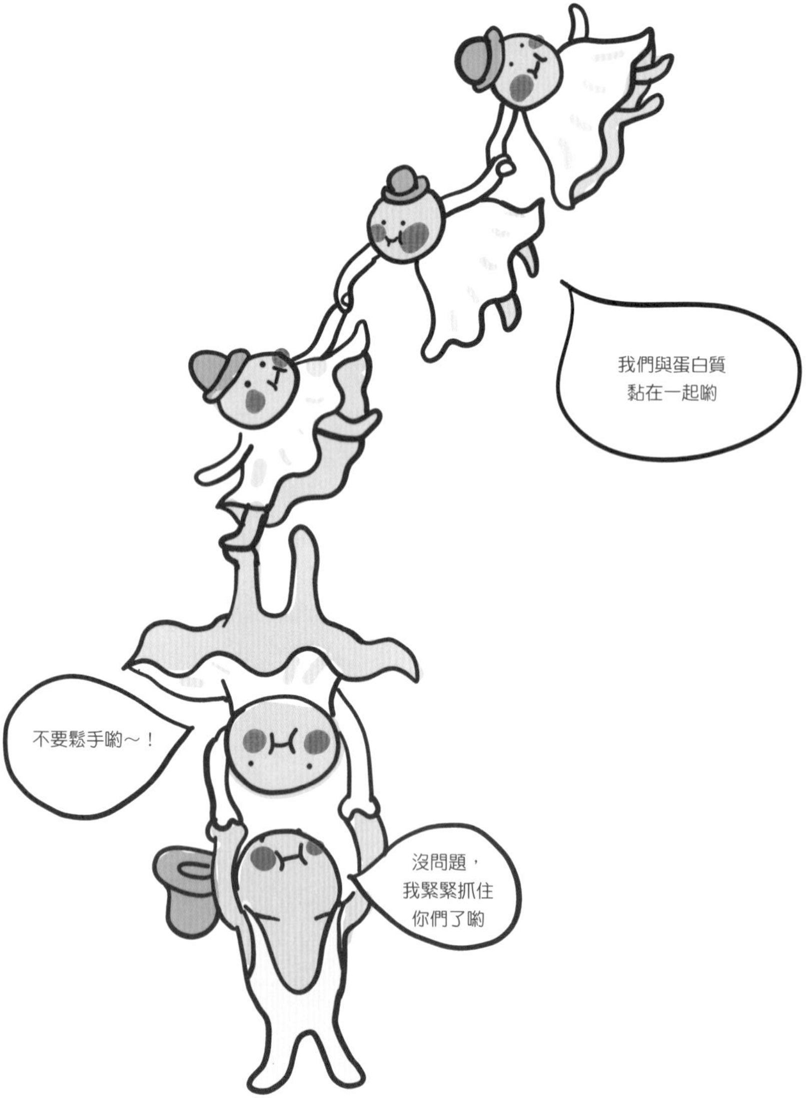
我們與蛋白質
黏在一起喲
不要鬆手喲～！
沒問題，
我緊緊抓住
你們了喲

聚糖的醣質（參考P50、P51）也與蛋白質或脂質黏在一起。

常見的醣蛋白「乳鐵蛋白」

乳鐵蛋白是醣蛋白與鐵融合的物質。

母乳、汗、眼淚、唾液以及哺乳類的乳汁都含有乳鐵蛋白。乳鐵蛋白的英文為lactoferrin，

其中的lacto為奶的意思，ferrin則是鐵的意思。

生產後三天分泌的初乳含有最多乳鐵蛋白，也能發揮各種效果。

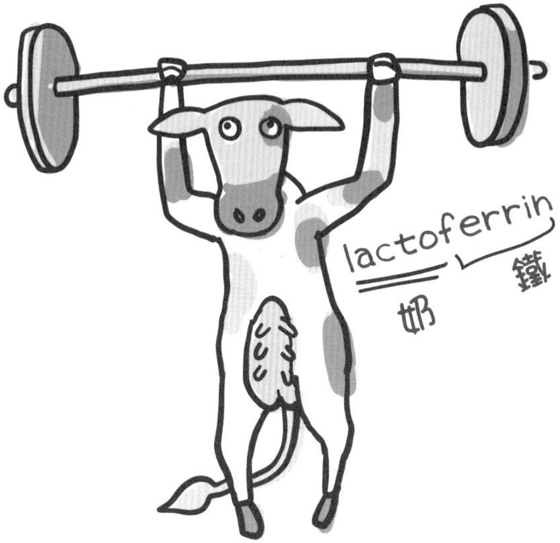
lactoferrin
奶
鐵

乳鐵蛋白的功效

- 強化免疫力
- 抗菌、抗病毒
- 調整腸道環境
- 緩和過敏症狀
- 抑制幽門螺旋桿菌、牙周病菌增生
- 預防癌症
- 預防貧血
- 改善乾眼症
- 預防老化
- 改善脂質代謝
- 減輕壓力
- 抗發炎

不過，乳鐵蛋白不耐熱，也很容易被酸或酵素分解，所以很難維持效果抵達腸道。

除了乳鐵蛋白之外，常見的醣蛋白還有黏黏的成分。其中的動物性黏液成分被稱為黏液素。醣蛋白的黏液成分可從燕窩、越前水母、納豆、山藥、秋葵、滑菇、山麻、鰻魚等食物中攝取。

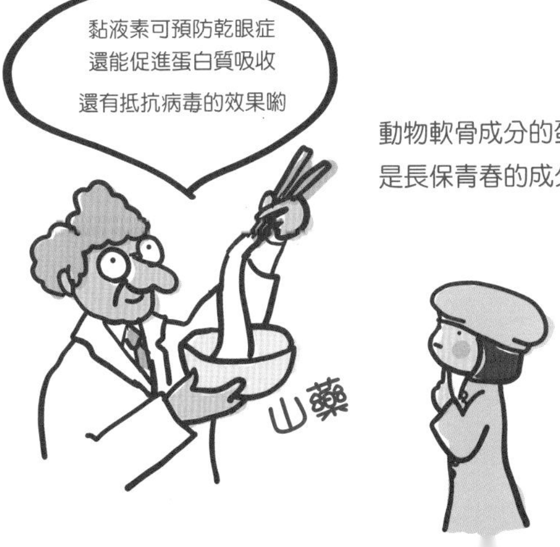
黏液素可預防乾眼症
還能促進蛋白質吸收
還有抵抗病毒的效果喲
山藥

動物軟骨成分的蛋白聚醣也是醣蛋白，是長保青春的成分。

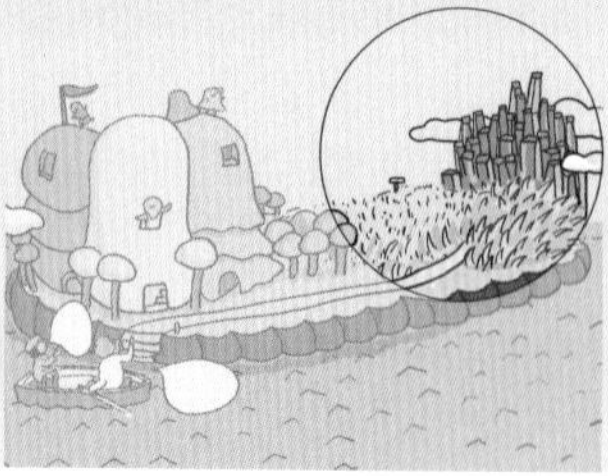

從三大營養素之館前往

維他命草原與礦物質的山

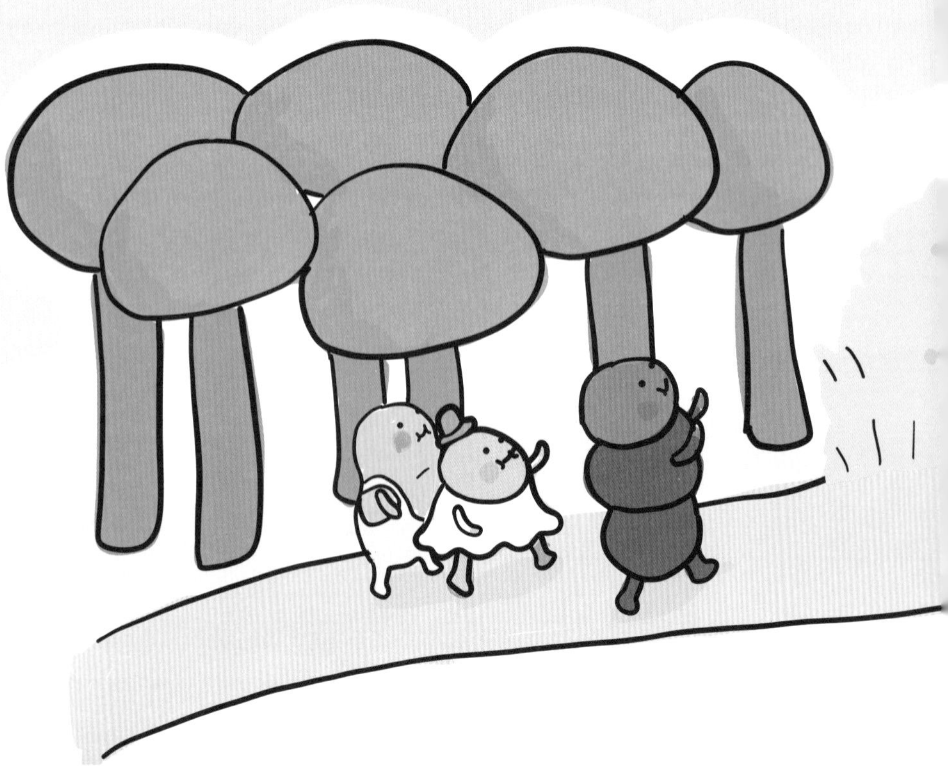

與提供身體活動能量的三大營養素——
蛋白質、脂質、碳水化合物（醣質）告別後，一子與博士前往下個地區。
「博士，蛋白質、脂質、碳水化合物是營養素的三大支柱呢。」
「對啊，不過要是沒有接下來會見到面的維他命與礦物質，
這三大支柱也無法充分發揮力量喲。讓我們繼續探索營養素的世界吧！」

兩個人接下來要去的是五大營養素之島上的草原以及山群，
一子也將遇見新朋友。

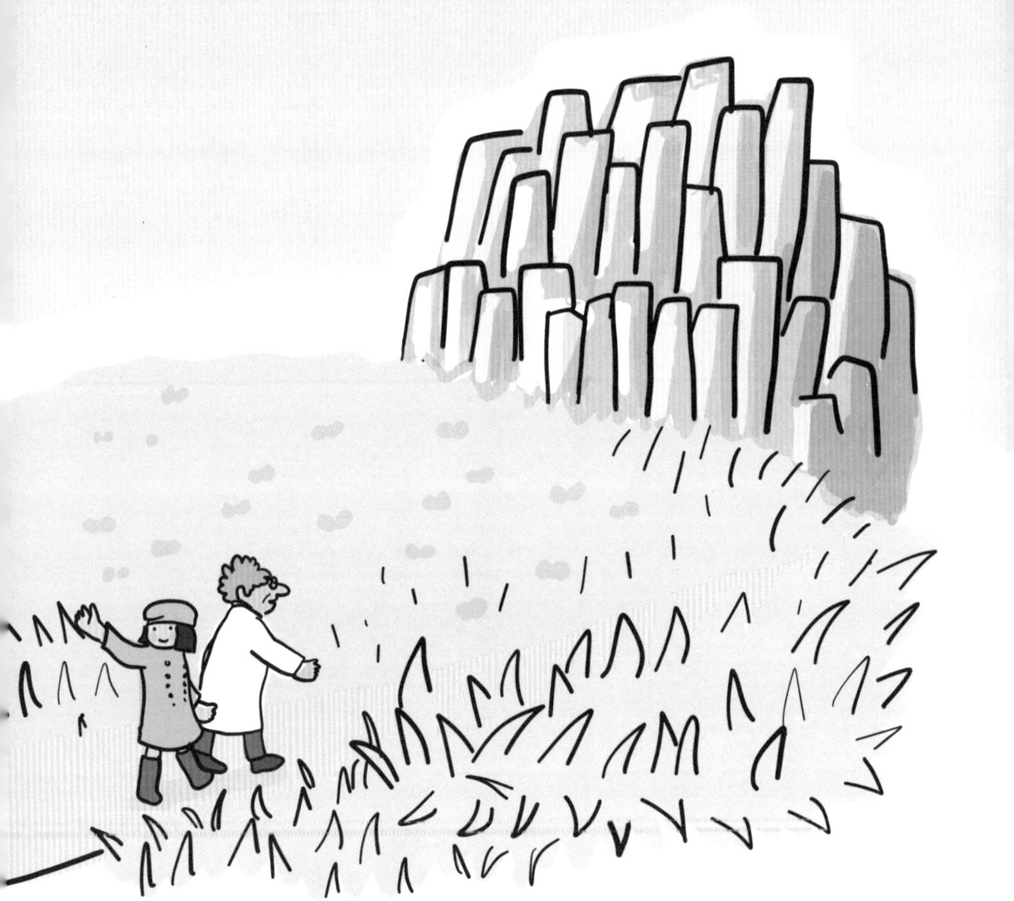

維他命草原

VITAMINS' GRASSLAND

總算來到維他命草原了。草叢裡躲著13種維他命。維他命是五大營養素之一，卻無法像三大營養素（蛋白質、脂質、碳水化合物（醣質），一樣產生能量，。不過，只要一點點的量，就能調整人體的各項功能。人類要是沒有維他命就無法健康地活下去。

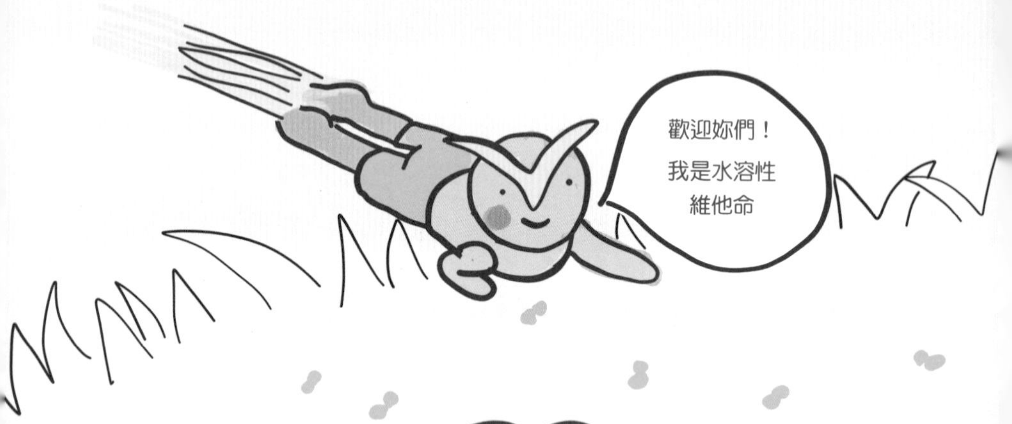

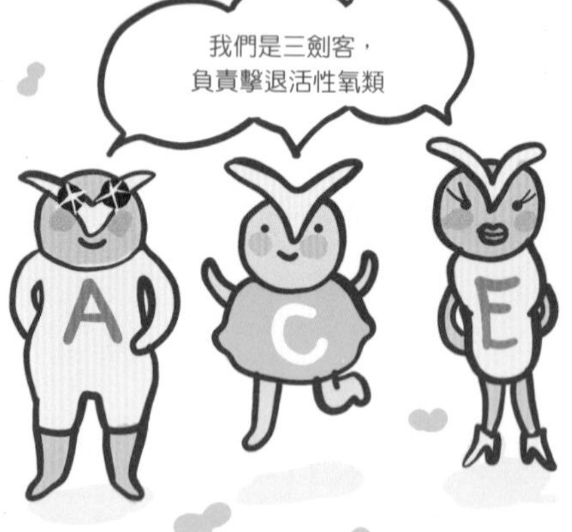

維他命的最強三重奏ACE（維他命A、維他命C、維他命E）具有超強的抗氧化作用，可有效預防與改善老化。（參考P70、P71）

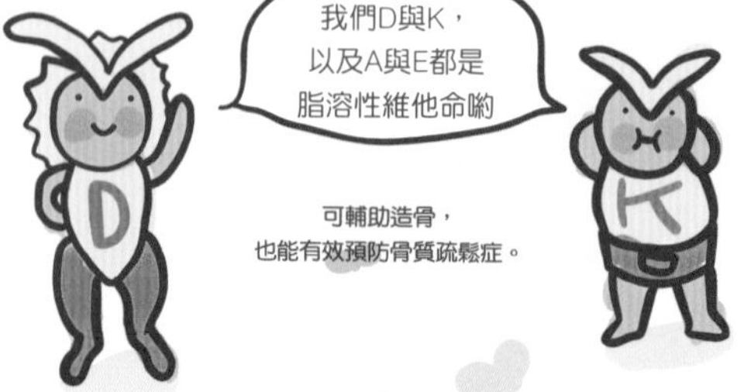

可輔助造骨，
也能有效預防骨質疏鬆症。

維他命B家族（維他命B群）共有8種，都能輔助三大營養素轉換成能量。不過，它們也有其他各自的重要任務。（參考P78～P85）

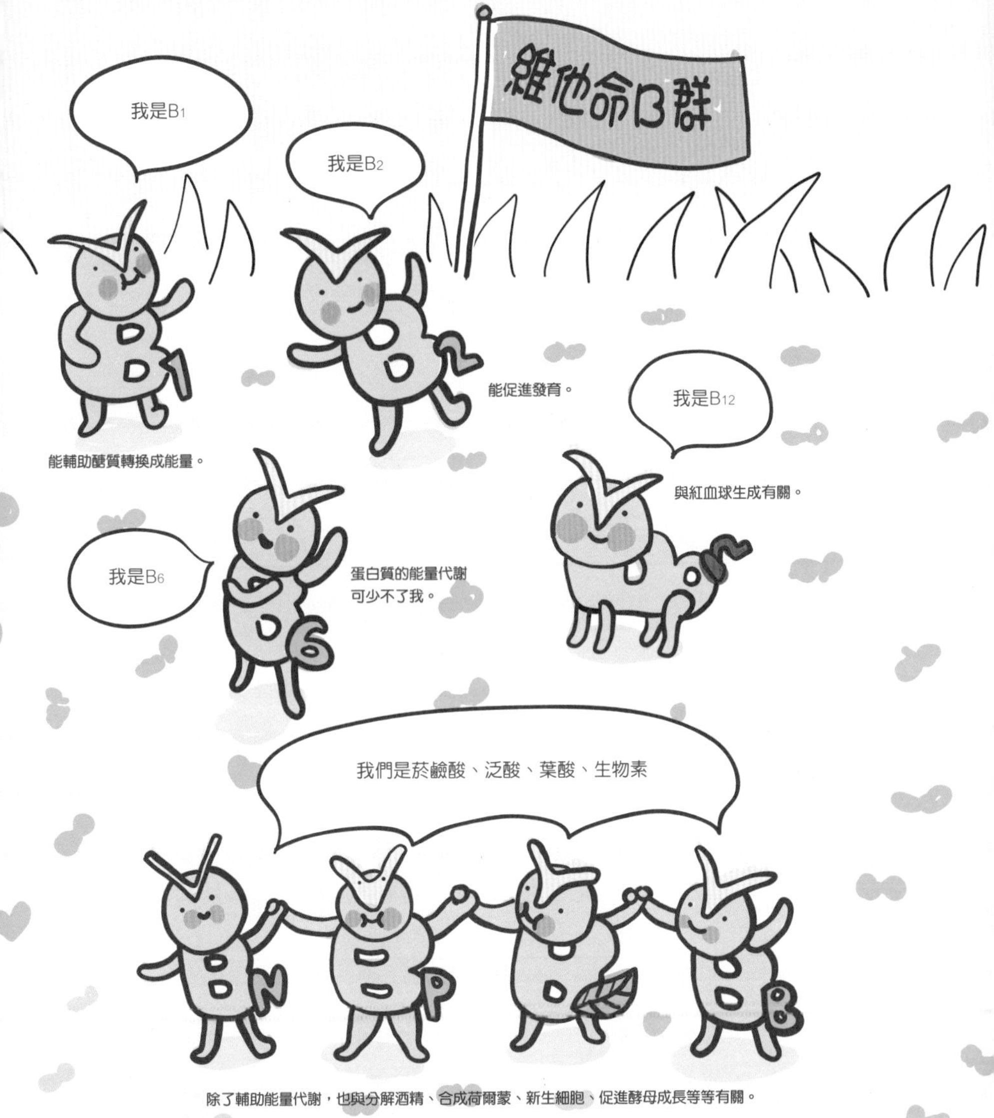

維他命是微量就能發揮作用的有機化合物

維他命除了能輔助三大營養素轉換成能量，還能讓人體的生理機能正常發揮，讓人類得以維持生命。

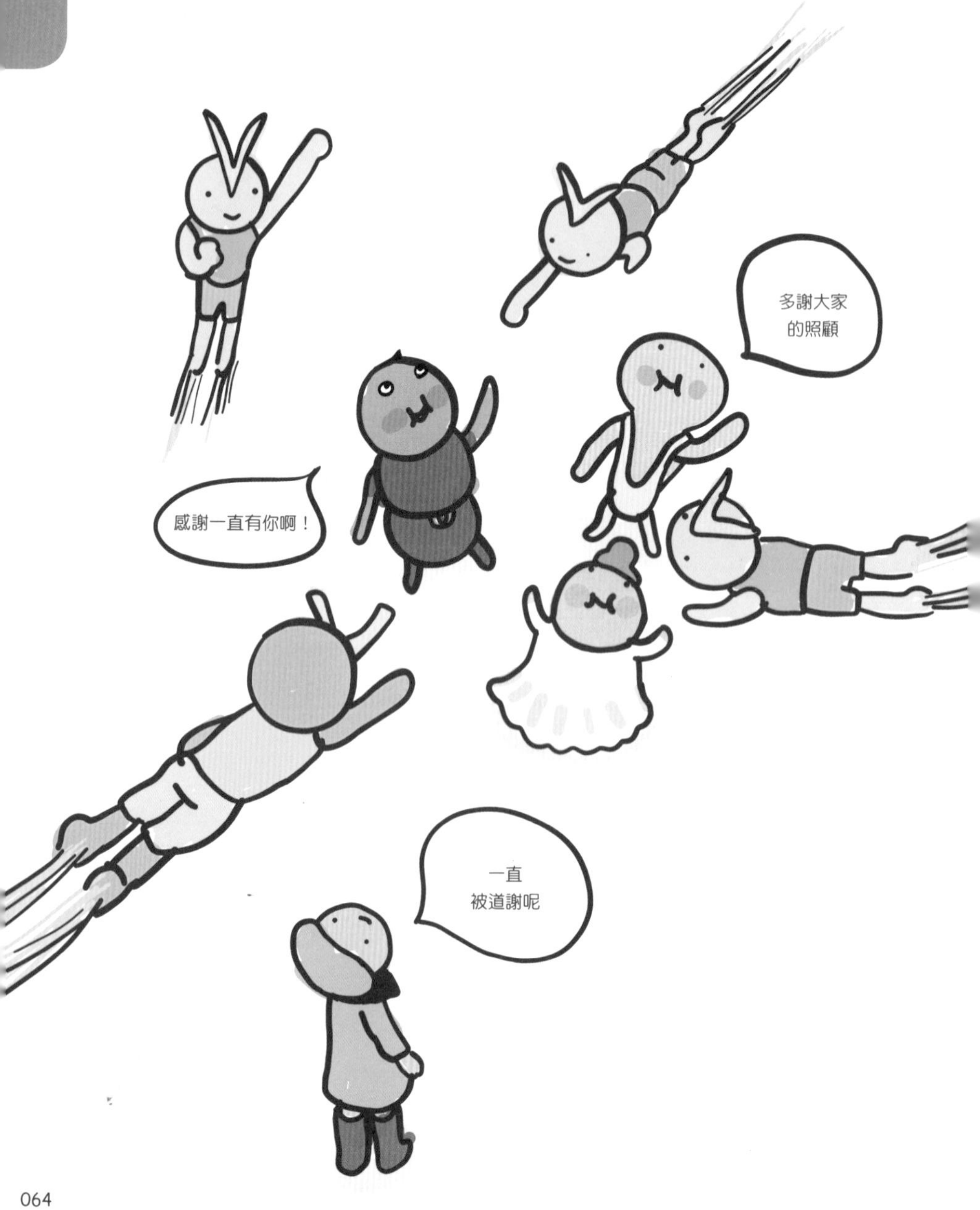

維他命是從「缺乏症」發現的

維他命比三大營養素還晚發現，是慢慢地才為人熟知的營養素。
在一子與各種維他命見面之前，博士先為一子說明了維他命的歷史。
「現在因為維他命不足而引起的症狀，在100年以前都被認為是疾病喲！」

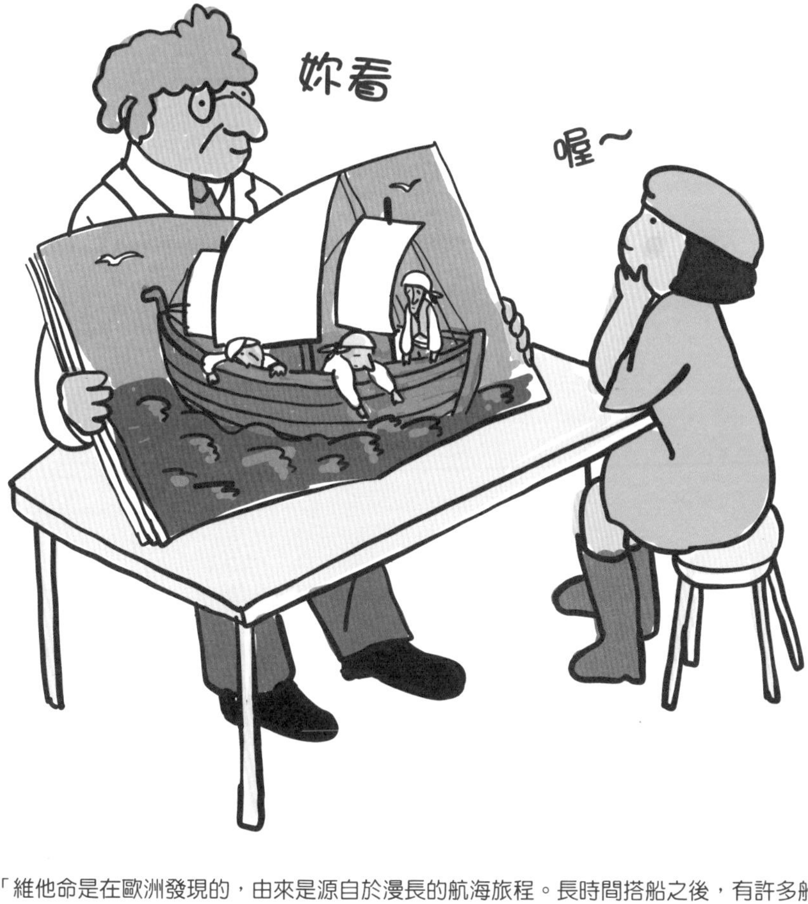

「維他命是在歐洲發現的，由來是源自於漫長的航海旅程。長時間搭船之後，有許多船員發生皮膚及牙齦出血、貧血、身體衰弱等壞血病的症狀。當時的人覺得，這該不會是因為缺乏其他營養素所導致的，所以就展開相關的研究，結果才得知是因為維他命C不足所致。差不多在同個時期，日本的鈴木梅太郎博士也發現腳氣病的病因是因為維他命B_1不足喲！」

維他命分成脂溶性與水溶性兩種

維他命分成可溶於油脂的「脂溶性維他命」與可溶於水的「水溶性維他命」。
首先讓我們從「脂溶性維他命」開始介紹吧。

脂溶性維他命的群組

●維他命A ●維他命D ●維他命E ●維他命K

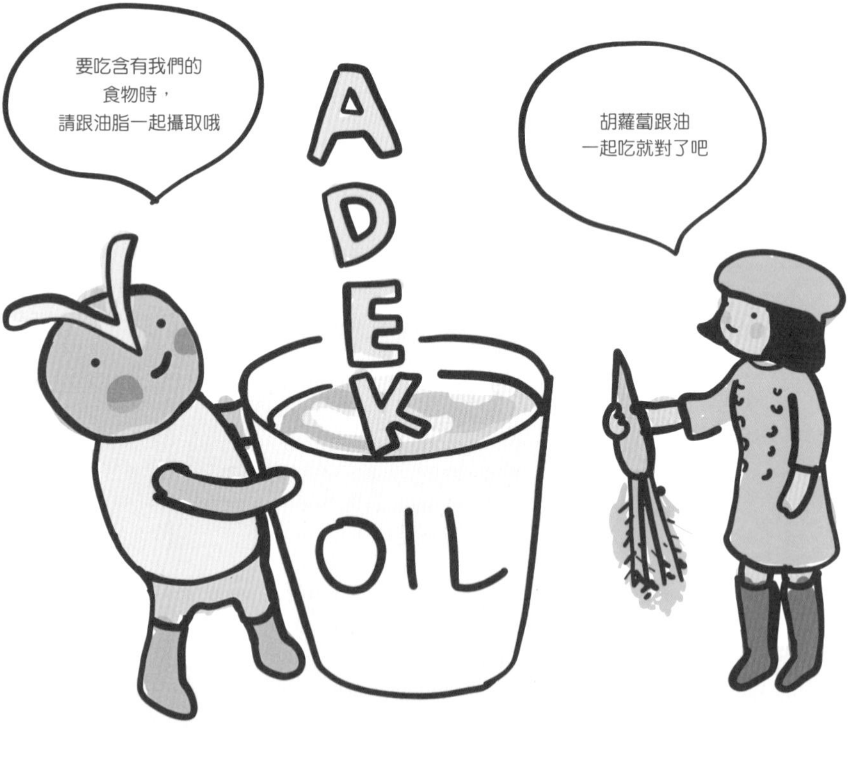

脂溶性維他命的同類都很耐熱，所以加熱也沒問題。但要注意別過度攝取，否則就會殘留在體內，造成不良的影響。雖然從食物中攝取不太可能會過量，不過過度攝取稱之為「過剩症」。

接著讓我們看看「水溶性維他命」吧！

水溶性維他命的群組

●維他命B群

［＊維他命B_1 ＊維他命B_2 ＊菸鹼酸 ＊維他命B_6
＊泛酸 ＊葉酸 ＊生物素 ＊維他命B_{12}］

●維他命C

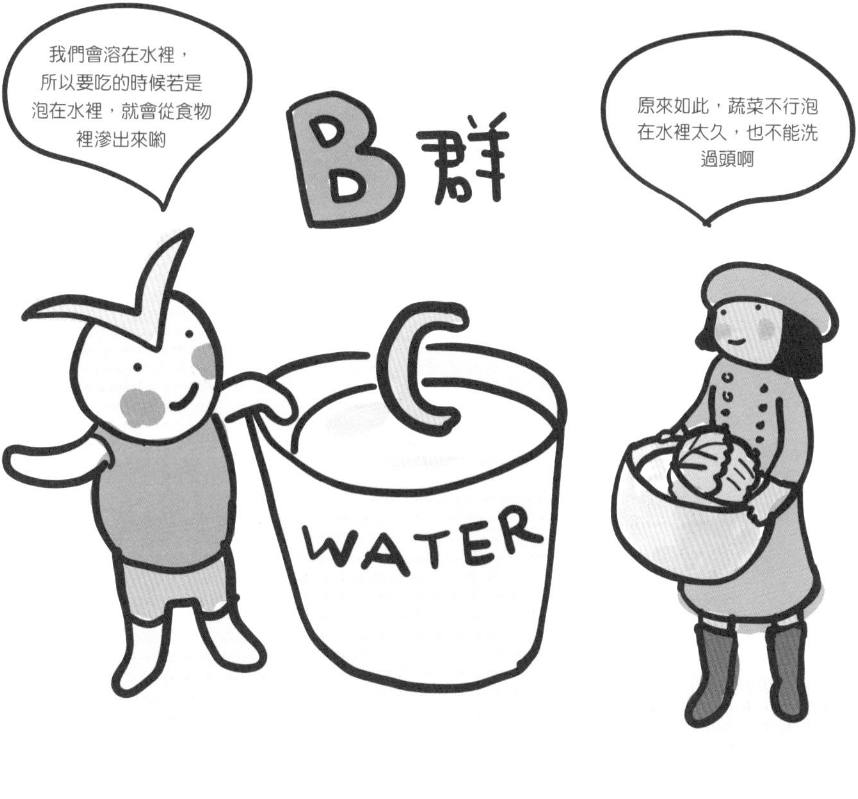
我們會溶在水裡，所以要吃的時候若是泡在水裡，就會從食物裡滲出來喲
B群
C
WATER
原來如此，蔬菜不行泡在水裡太久，也不能洗過頭啊

水溶性維他命多數的同類並不耐熱，所以建議生吃。雖然不必擔心發生有如脂溶性維他命過度攝取的問題，但還是不要透過營養補充劑過度攝取。

體內無法製造維他命

人體無法自行製造足量的維他命。
雖然體內可製造微量的維他命D、維他命B_6、維他命K，卻無法達到足夠的量。
所以非得從食物當中攝取不可。

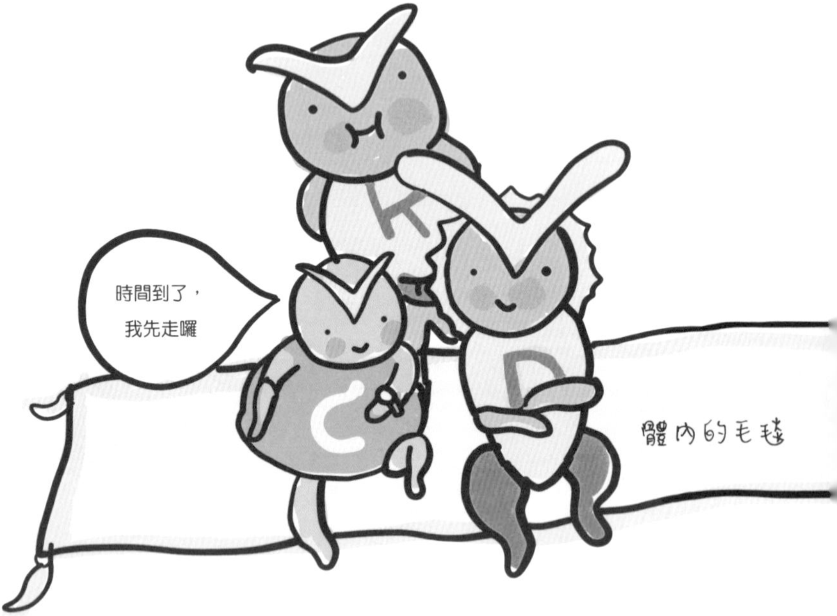

食物所含的13種維他命進入身體之後，有的會立刻排出體外，有的則會停留一段時間。

水溶性維他命一下子就會排出體外，所以必須定期攝取必要的量。維他命B群的停留時間為3小時，維他命C則為1～2小時。反觀脂溶性維他命在身體裡會滯留很久，例如維他命A會在肝臟停留48小時。

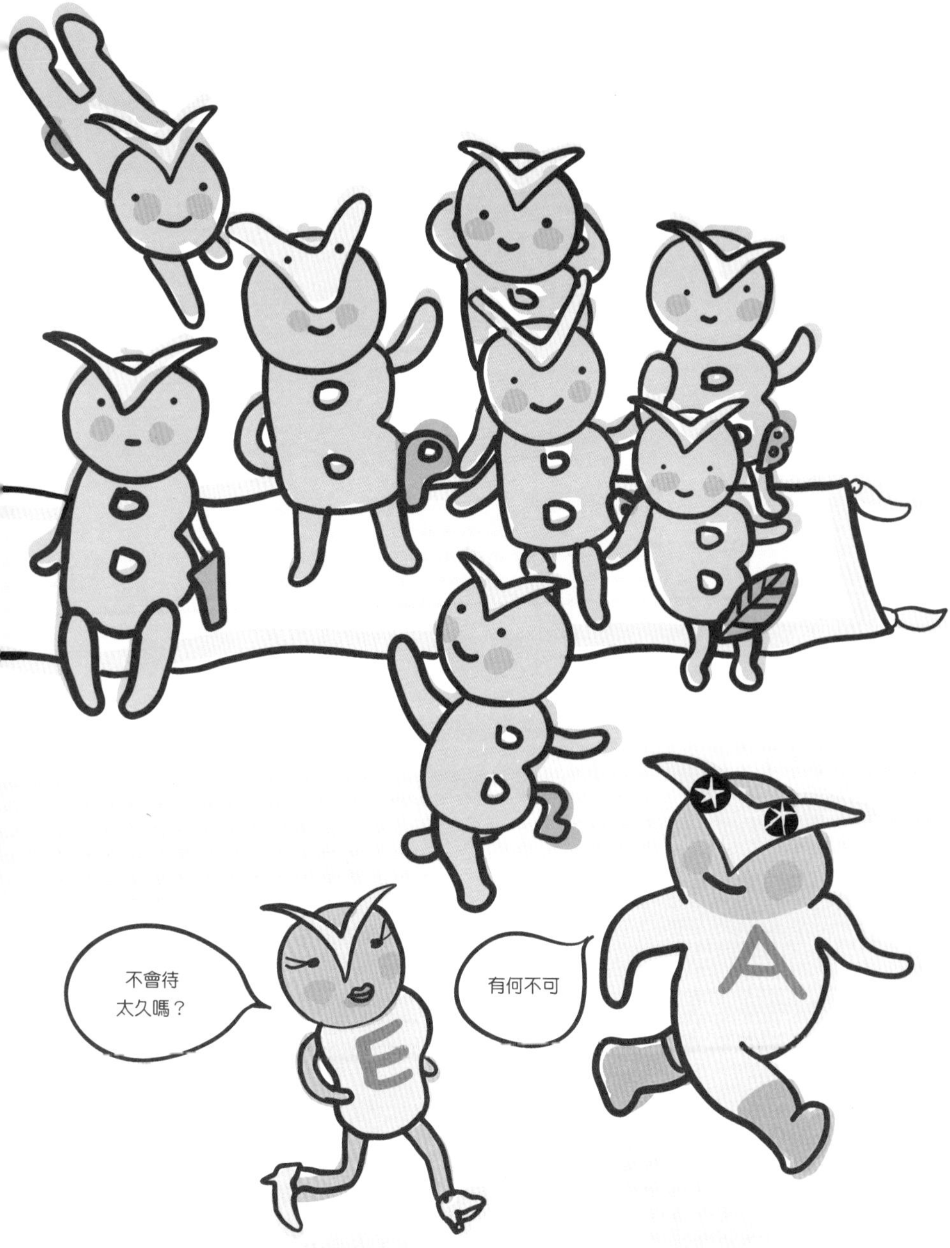

健康與美麗的幫手——維他命ACE

維他命A、維他命C、維他命E具有防止身體生鏽的抗氧化效果，
若能同時攝取三種維他命，可讓效果進一步提升，因此被命名為維他命ACE。
可說是能兼顧美麗、健康，預防生活習慣病與抗老化的最強三重奏。

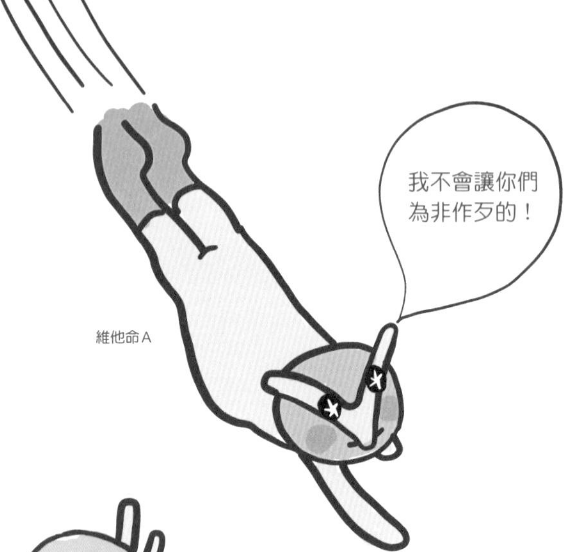
我不會讓你們
為非作歹的！

維他命A

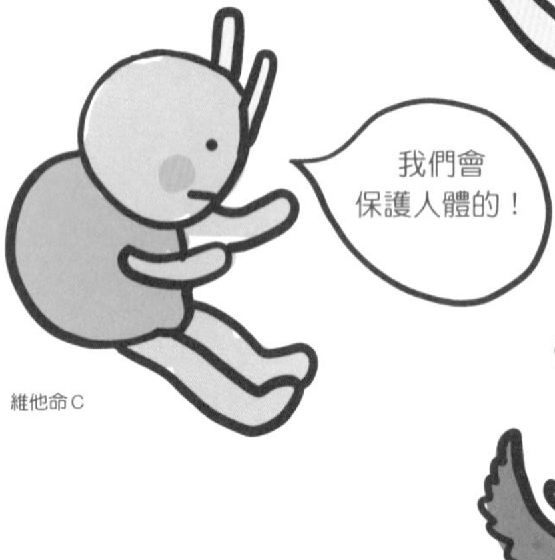
我們會
保護人體的！

維他命C

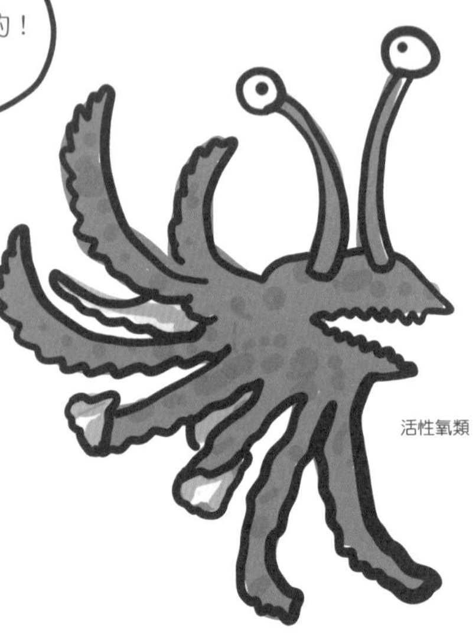

活性氧類

透過呼吸進入體內的氧氣，有一部分會轉換成活性氧類。而活性氧有可能會對細胞造成傷害，導致身體老化或讓生活習慣病惡化等，可說是萬惡的根源。

活性氧有很多種類。
但是維他命ACE會將他們逐一擊破，
預防不好的事情發生。

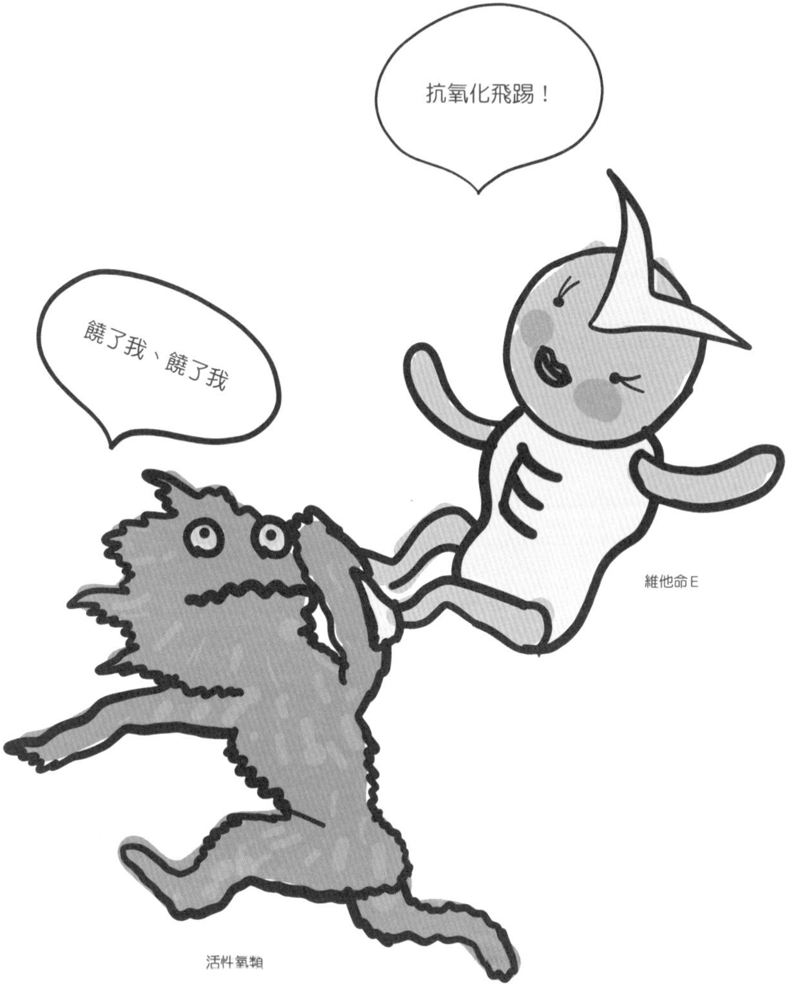

維他命A

（脂溶性維他命、維他命ACE的成員）

我是維持眼睛、皮膚的健康與免疫力的維他命。

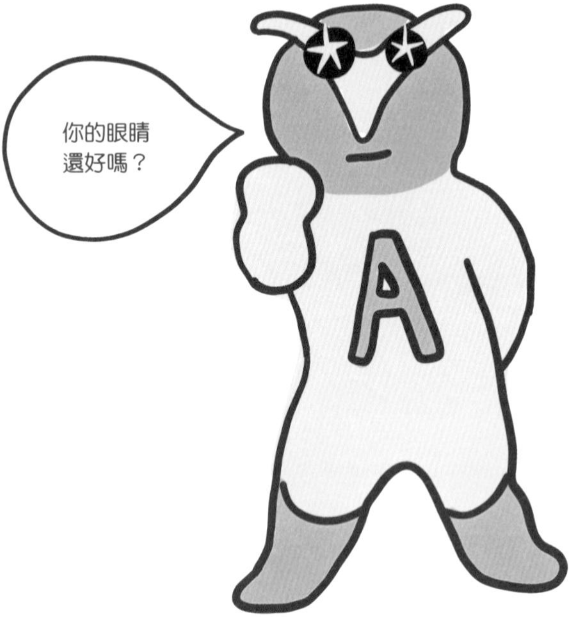

維他命A又叫做視黃醇。會與脂質一起被小腸吸收，然後貯藏在肝臟裡，接著再前往全身的組織。攝取不足或過度攝取而大量囤積在身體裡，都會造成問題。

【攝取不足】

眼睛的角膜或黏膜會受傷，導致視力下滑。由其在光線不足的地方會看不見東西（夜盲症）。皮膚與黏膜也會變得乾燥而容易受損，若是再嚴重一點，抵抗力會跟著下滑，變得很容易感冒等等。

【過度攝取】

短期間過度攝取：想吐、頭痛、暈眩、視線模糊。

長期間過度攝取：對中樞神經造成影響、肝臟異常、骨頭與皮膚產生變化。

蔬菜含有的類胡蘿蔔素

一般認為胡蘿蔔含有豐富的維他命A，但是其實胡蘿蔔這類蔬菜沒有維他命A，
而是含有會在體內轉換成維他命A的類胡蘿蔔素。

蔬菜含有的類胡蘿蔔素之一β（Beta）-胡蘿蔔素（Provitamin）會被消化、吸收。

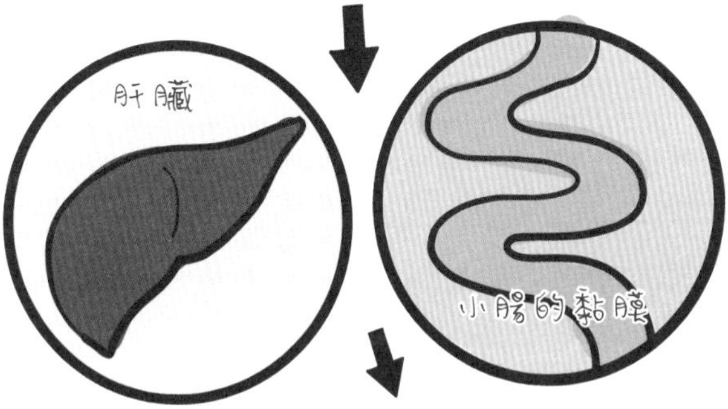

β-胡蘿蔔素會在肝臟或小腸，轉換成僅人體需要量的維他命A。

由於只會轉換成需要的量，所以不會有攝取過多維他命A的風險。

不會因為吃胡蘿蔔或菠菜而過度攝取維他命A。

過度攝取β-胡蘿蔔素，身體會變成黃色的。

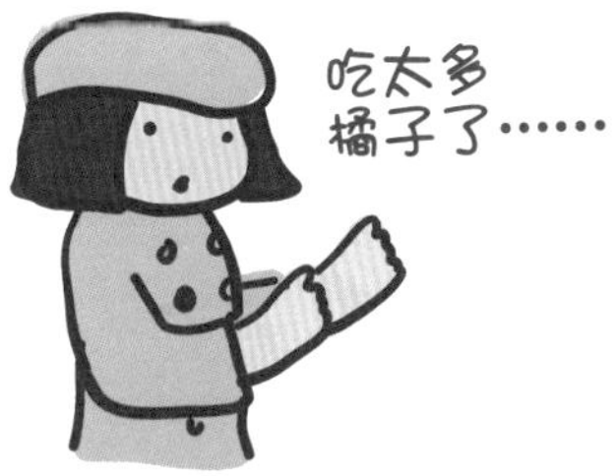

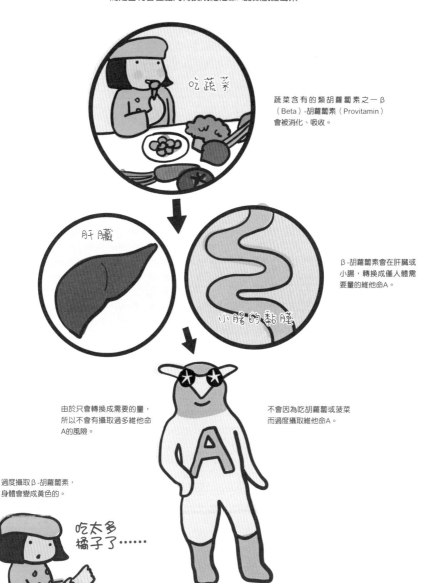

維他命C

（水溶性維他命、維他命ACE的成員）

維他命C能幫忙製造讓皮膚維持彈性的膠原蛋白。
大部分的動物都能自行製造，但是人類與天竺鼠無法。

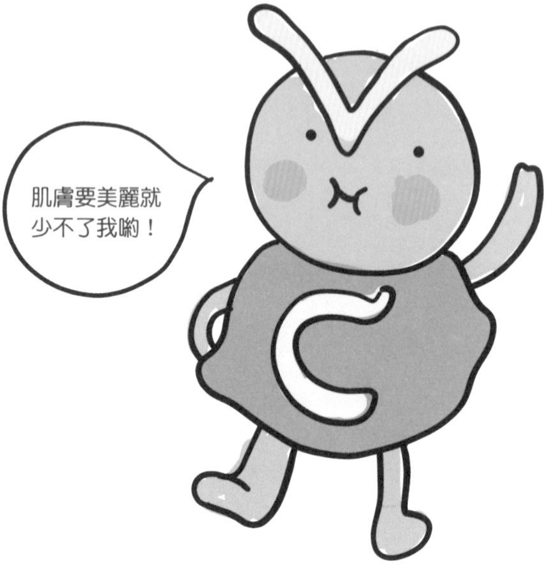
肌膚要美麗就
少不了我喲！

維他命C又稱L-抗壞血酸。很怕熱，又很容易溶在水裡，所以被視為最容易在烹調時流失的維他命。停留在體內的時間很短，所以必須經常攝取。獨居的男性或老年人容易攝取不足。

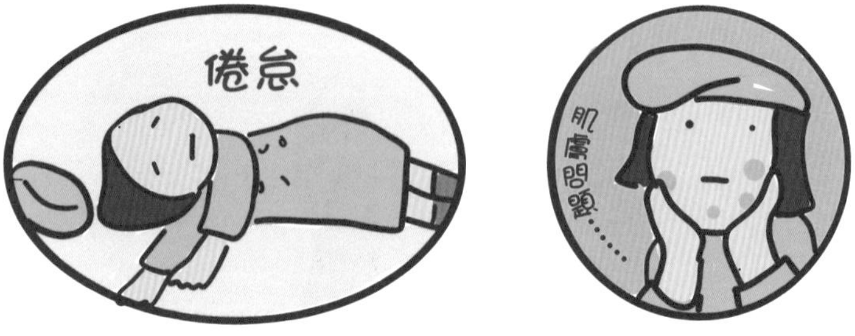
倦怠
肌膚問題……

【攝取不足】
會出現微血管出血、牙齦發炎、貧血、全身無力、肌膚粗糙、食慾不振的症狀。

維他命E

（脂溶性維他命、維他命ACE的成員）

能預防細胞老化、促進血液循環，改善手腳冰冷等的維他命。
能避免體內的脂質氧化，也能有效改善與預防生活習慣病。

維他命E共有8種。

- α-生育酚
- β-生育酚
- γ-生育酚
- δ-生育酚
- α-生育三烯醇
- β-生育三烯醇
- γ-生育三烯醇
- δ-生育三烯醇

體內的細胞膜或脂質中較多的是α-生育酚。遵循一般的飲食是不會過度攝取的。

【攝取不足】

血液循環不佳引起的肩膀僵硬、腰痛與手腳冰冷。也有可能出現溶血性貧血的問題。

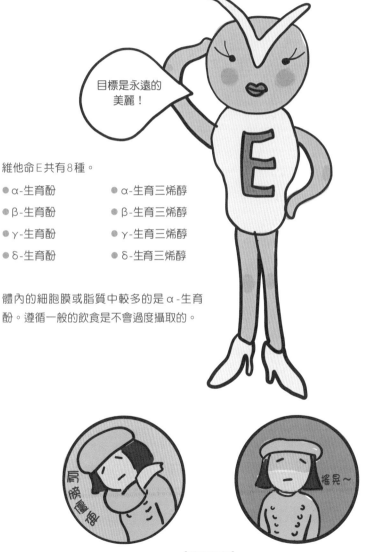

維他命D

（脂溶性維他命）

有助於造骨、強健骨骼的維他命。也有助於吸收、搬運鈣質。

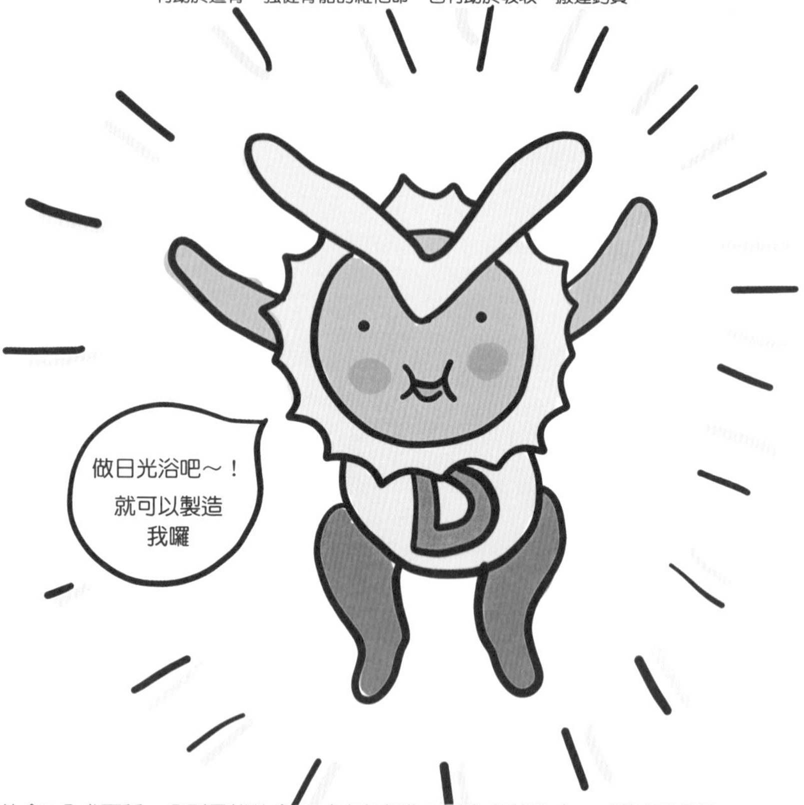
做日光浴吧～！
就可以製造
我囉

維他命D分成兩種，分別是維他命D_2（麥角鈣化固醇）與維他命D_3（膽鈣化醇）。

步履蹣跚……

【攝取不足】

會造成佝僂症（嬰幼兒）、骨質疏鬆症、軟骨症（成人）。骨骼也會變得易碎、變形、彎曲，甚至有可能妨礙步行。

【攝取過度】

反胃或拉肚子的原因。而且有可能會使鈣質沉澱在腎臟這類的臟器、血管壁或肌肉，造成軟組織鈣化。

維他命K

（脂溶性維他命）

除了能止血，還有助於造骨的維他命。

體內可由腸內細菌製造，所以只要維持正常生活就不會不足。

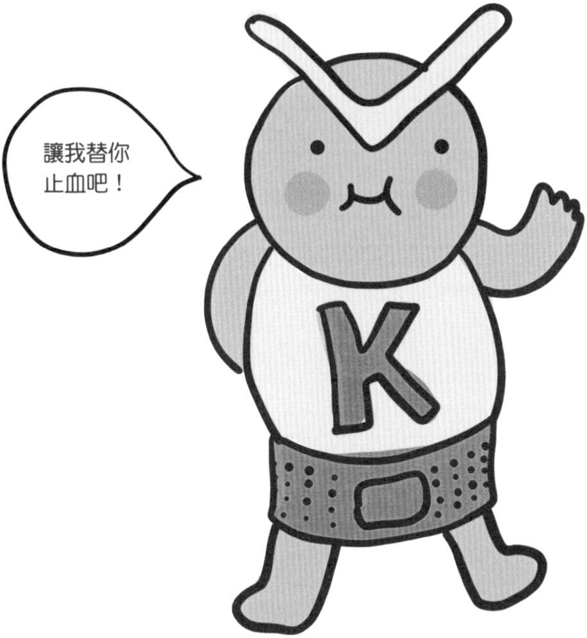

可分成黃綠色蔬菜、海藻等所含的維他命K_1（葉醌），以及由腸內細菌合成的維他命K_2（甲基萘醌）。不需要擔心過度攝取的問題。

※維他命K的藥劑不可與抗凝血藥華法林並用。服用華法林的人必須避開納豆、青汁、綠球藻這類維他命K含量較高的食品。請向醫師諮詢。

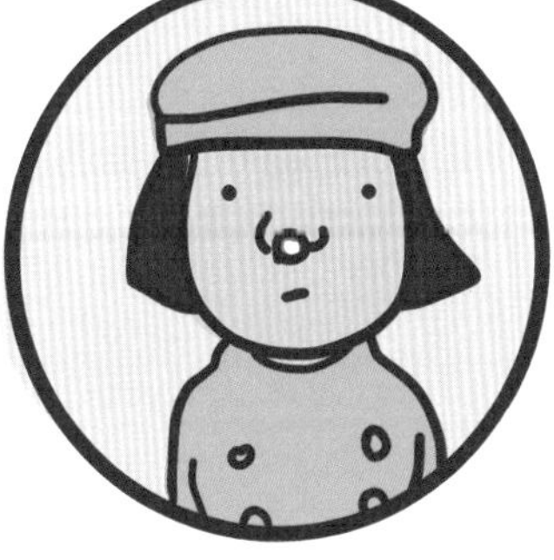

【攝取不足】

會出現流鼻血、腸胃出血、月經過多、血尿、血液難以凝固的症狀。此外當老年人慢性攝取不足，罹患骨質疏鬆症、骨折的風險就會上升。嬰幼兒的腸內細菌還無法正常發揮功能，所以容易出現攝取不足的症狀。

維他命B群全體出動的 TCA循環（檸檬酸循環）

三大營養素（蛋白質、脂質、碳水化合物（醣質））改變了樣貌，
進入迴轉的游泳池裡。這到底是什麼呢？

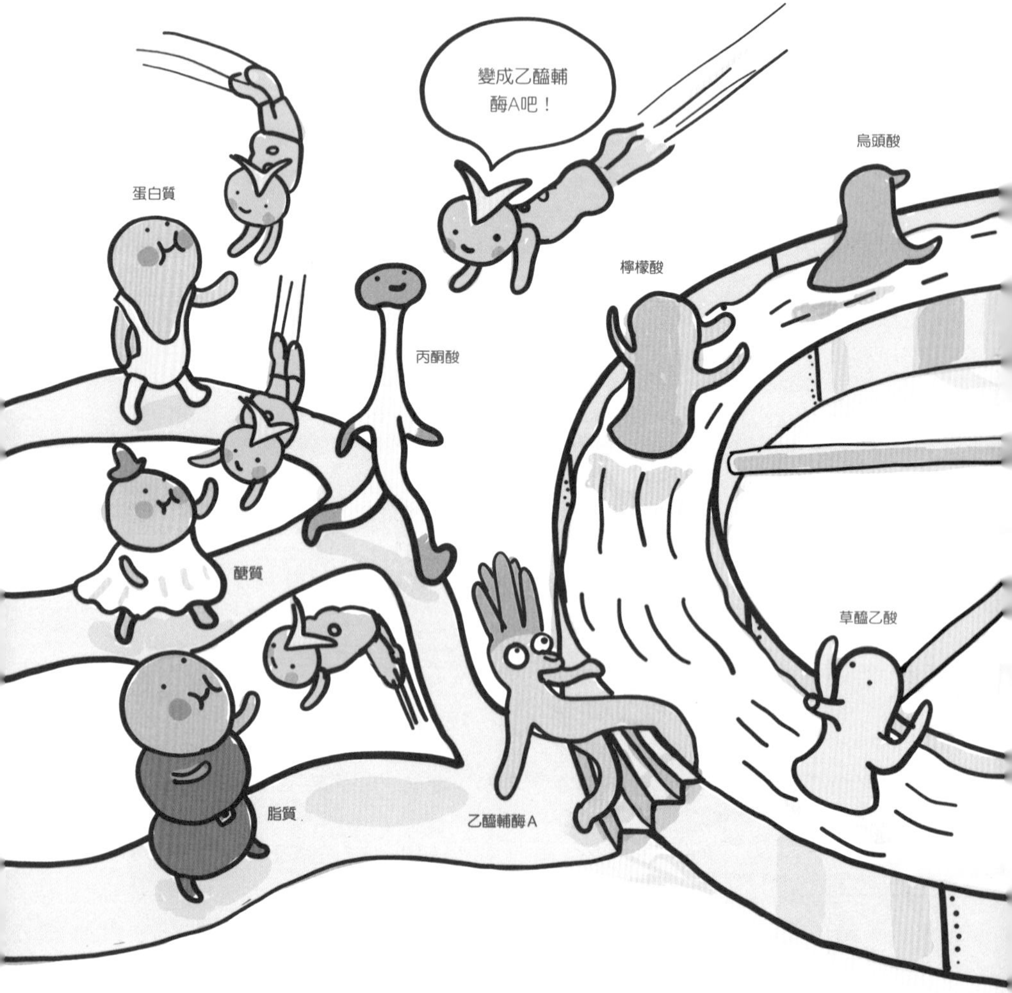

人體的臟器有很像這個圖的TCA循環（檸檬酸循環），是一種代謝途徑。

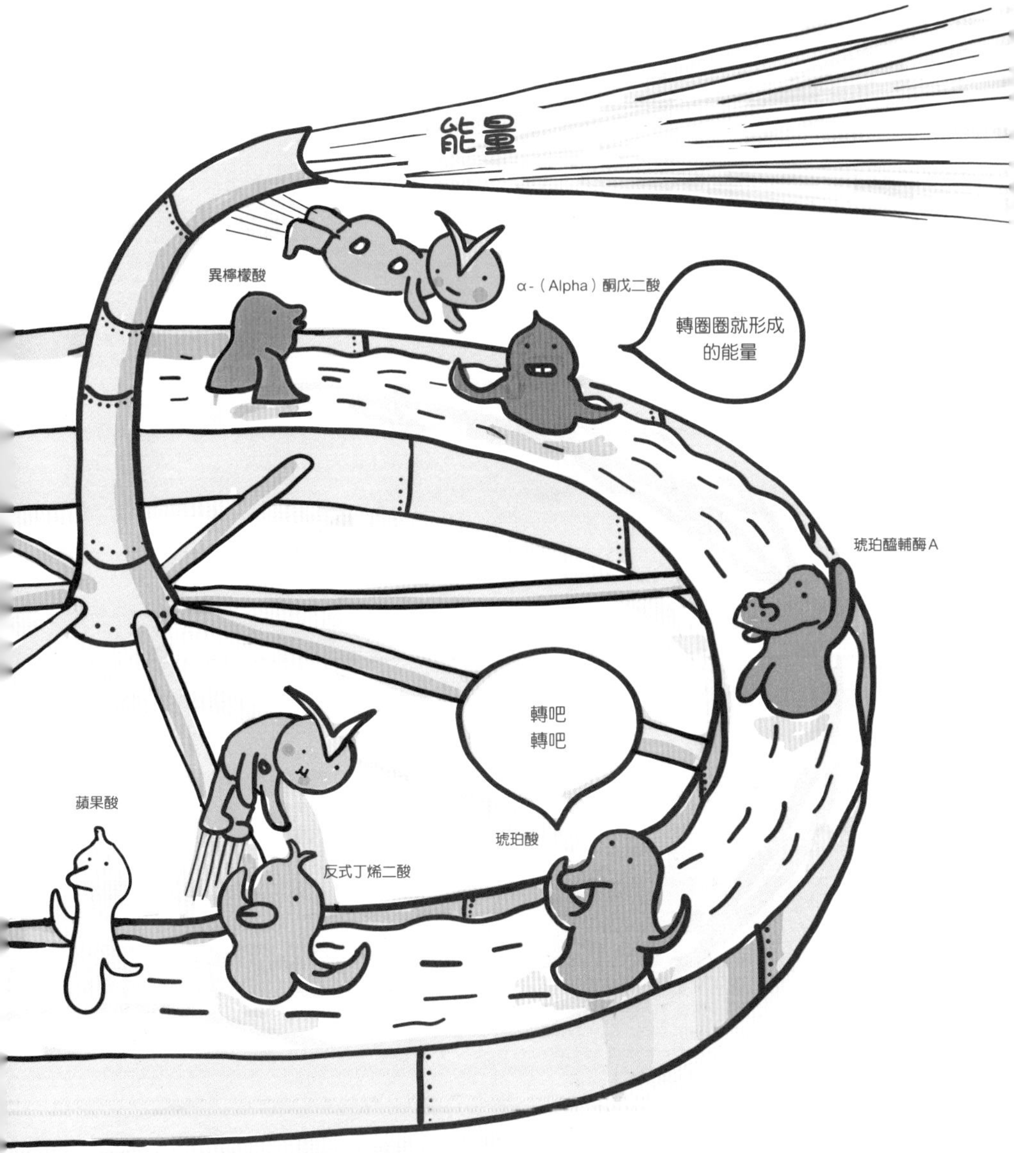

三大營養素會經由這個途徑轉換成二氧化碳、水與能量。而有輔助作用的就是維他命B群。

維他命B1

（水溶性維他命、維他命B群）

有助醣質燃燒，維持神經功能正常的維他命。

又稱硫胺素。在國外，有許多飲酒過度的人容易攝取不足，早期也有不少人罹患魏尼克腦病（眼球運動麻痺、步行運動失調、意識障礙）。目前還沒有大量攝取會出現問題的相關申報。是提神飲料的主角，與大蒜或蔥類的成分大蒜素一起攝取的話可提升吸收率，也能讓效果更加持久。

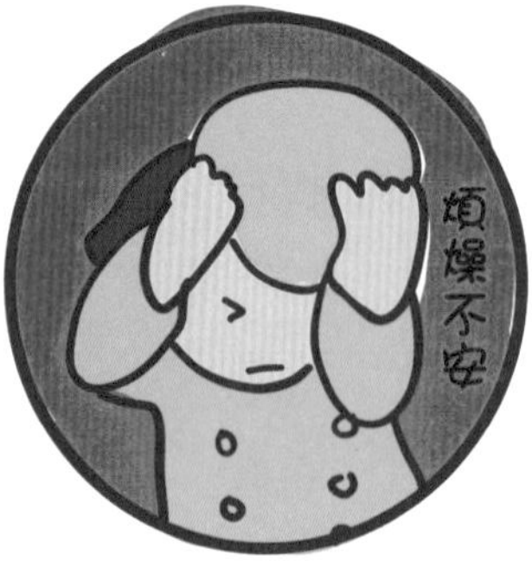

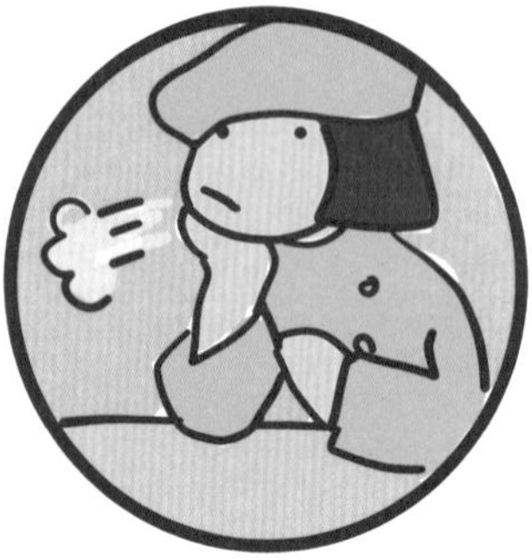

【攝取不足】

會對需要醣質的腦以及神經造成影響，也會出現疲勞、倦怠感、手腳麻痺、腳氣病、多發性神經炎等症狀。

攝取醣質較多的食品或飲酒過度都容易造成不足。

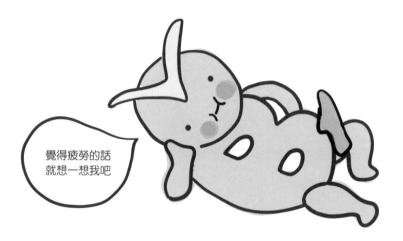

維他命B_2

（水溶性維他命、維他命B群）

負責組織再生、促進成長，也是代謝脂質所需的維他命。
將體內的脂質轉換成能量之際，是不可或缺的存在。

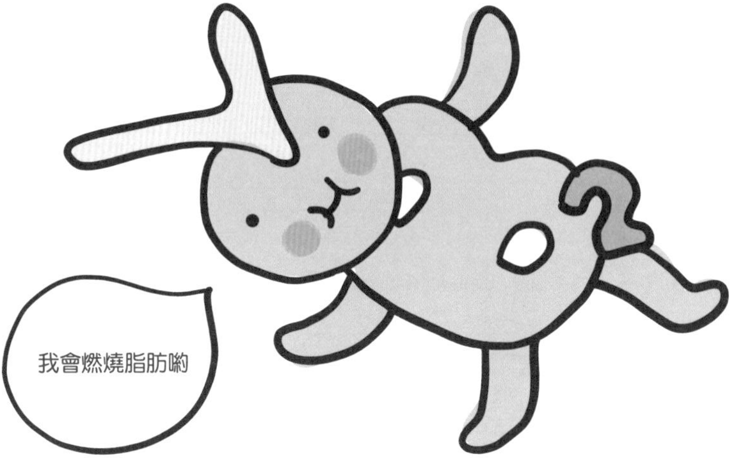

又稱核黃素，過去也曾被稱為維他命G。提到具有抗氧化作用的維他命ACE，大家都耳熟能詳，但其實維他命B_2也能有效預防身體氧化，發揮抗老化的功效。即使攝取過量，也會排出體外或是與老舊廢物交換，所以不會造成不良影響，只是尿液的顏色會變得深一點而已。

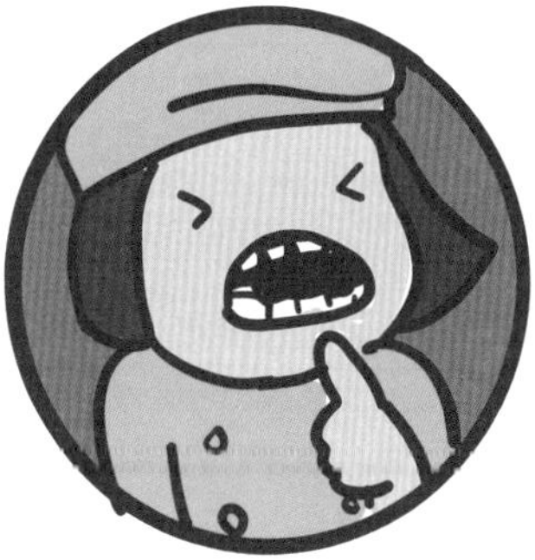

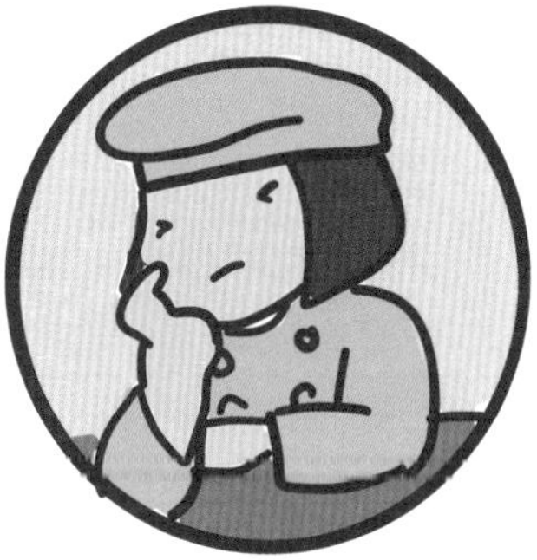

【攝取不足】

嘴破、舌炎、眼睛發炎，也會對兒童的成長造成不良影響。

也被稱為「發育所需的維他命」，對於細胞的新生、再生不可或缺。

菸鹼酸（水溶性維他命、維他命B群）

幫助三大營養素轉換成能量的維他命。
也是維持皮膚、黏膜健康所需的維他命。

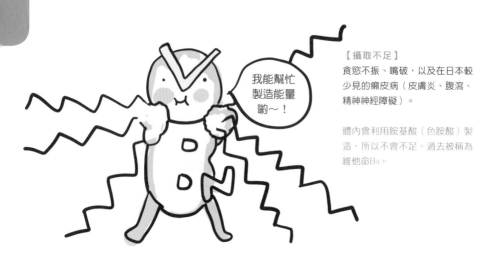

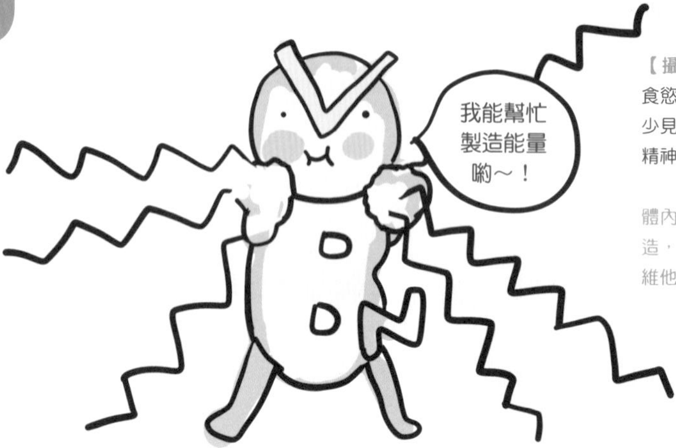
我能幫忙
製造能量
喲～！

【攝取不足】
食慾不振、嘴破，以及在日本較少見的癩皮病（皮膚炎、腹瀉、精神神經障礙）。

體內會利用胺基酸（色胺酸）製造，所以不會不足。過去被稱為維他命B9。

泛酸（水溶性維他命、維他命B群）

幫助三大營養素轉換成能量的維他命。
以「無所不在的酸」這個涵義命名。

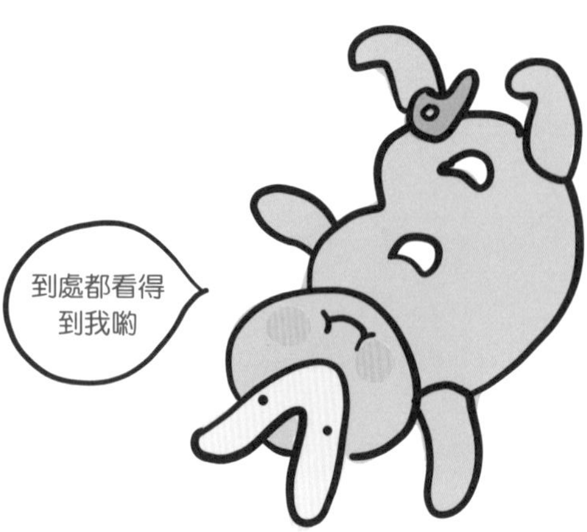
到處都看得
到我喲

【攝取不足】
會出現停止成長、腎上腺功能不足、手腳麻痺及灼熱感、頭痛、疲勞、失眠、因胃部不適引起的食慾不振等症狀。

各種食品都含有泛酸，也可由腸內細菌少量合成，所以幾乎不會攝取不足。順帶一提，泛酸有增加HDL（好）膽固醇的作用。

維他命B6（水溶性維他命、維他命B群）

代謝蛋白質所需的維他命。
與荷爾蒙的運作、皮膚及黏膜的健康有關。

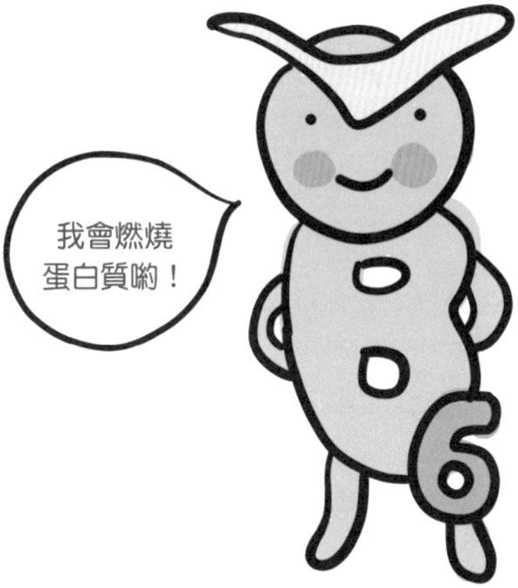

【攝取不足】
會出現皮膚粗糙、口角炎、貧血、聽覺過敏、腦波異常、免疫力低下等的症狀。

【攝取過度】
感覺神經障礙、末梢感覺障礙、骨頭疼痛、肌肉衰退、睪丸萎縮、精子數量減少等症狀。

生物素（水溶性維他命、維他命B群）

維持皮膚、眼睛、頭髮健康的維他命。
在醣質新生作用中（將透過代謝醣質產生的燃燒殘渣再次轉換成醣質）擔任重要的角色。

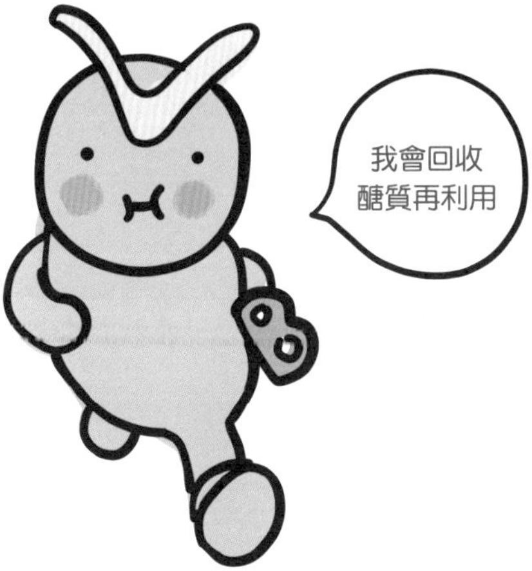

【攝取不足】
造成皮膚炎、掉髮、白髮增生、疲勞感。

若大量攝取蛋白（幾十個）會妨礙生物素的吸收。藉由腸內細菌在體內也會少量製造。發現之際稱為維他命B_7或維他命H。

葉　酸

（水溶性維他命、維他命B群）

細胞的再生、紅血球的形成都少不了這個維他命。
對胎兒的發育與高齡失智症的預防也有很大的貢獻。

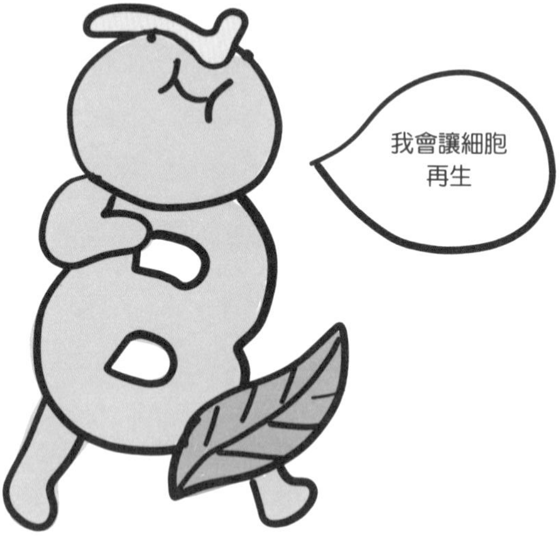

又稱蝶醯谷胺酸。是很怕空氣、光、熱的維他命，所以烹調時得多費心。發現之初稱為維他命M。若只從食品中攝取有可能會不足，所以也有一些食品會添加葉酸。不過，若是大量攝取有可能會出現發燒、蕁麻疹、紅斑、發癢、呼吸障礙等葉酸過敏症。

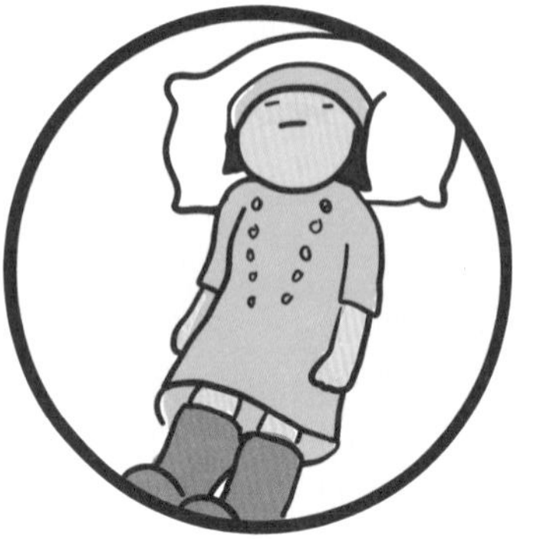

【攝取不足】
動脈硬化、巨母紅血球性貧血、神經障礙、腸機能障礙、胎兒先天異常。

葉酸是從菠菜的萃取物發現的，但除了植物性食品之外，動物性食品中也含有葉酸。

維他命B_{12}

（水溶性維他命、維他命B群）

是製造紅血球不可或缺的維他命。

含有鈷，可預防貧血、讓神經的傳遞更加順暢，調整生理節奏。

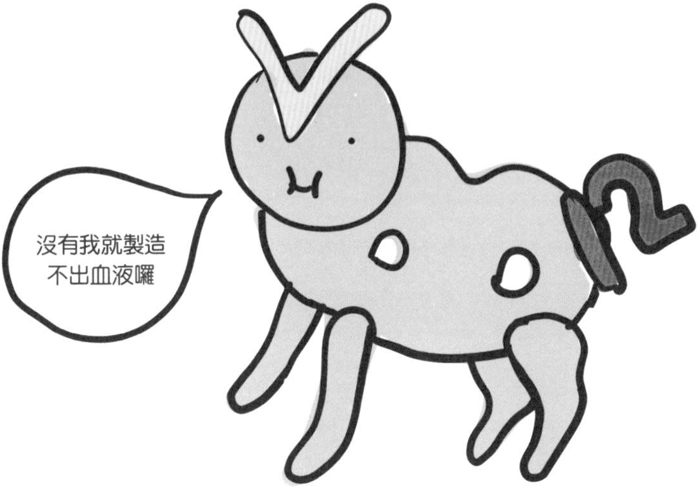
沒有我就製造
不出血液囉
12

又稱鈷胺素。分成氰鈷胺素、羥鈷胺素、腺苷鈷胺素、甲鈷胺素、硫酸鈷胺素等許多種類。是從牛的肝臟中發現的維他命，也是最晚被發現的維他命。負責調整掌握睡眠節律的荷爾蒙與褪黑激素的分泌，也可調整身體的狀況。

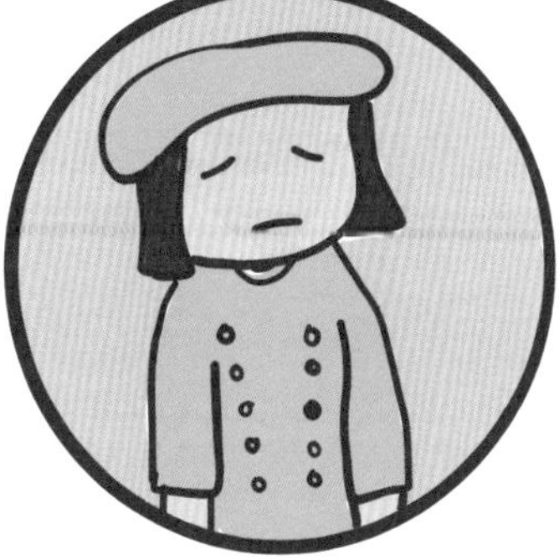

【攝取不足】

惡性貧血、神經障礙、記憶障礙、憂鬱症、慢性疲勞、運動時的心悸&氣喘。

植物性食品幾乎不含維他命B_{12}，所以吃全素的人要特別注意攝取量。此外，胃酸分泌不足的人或是切除部分胃部的人，也都容易攝取不足。

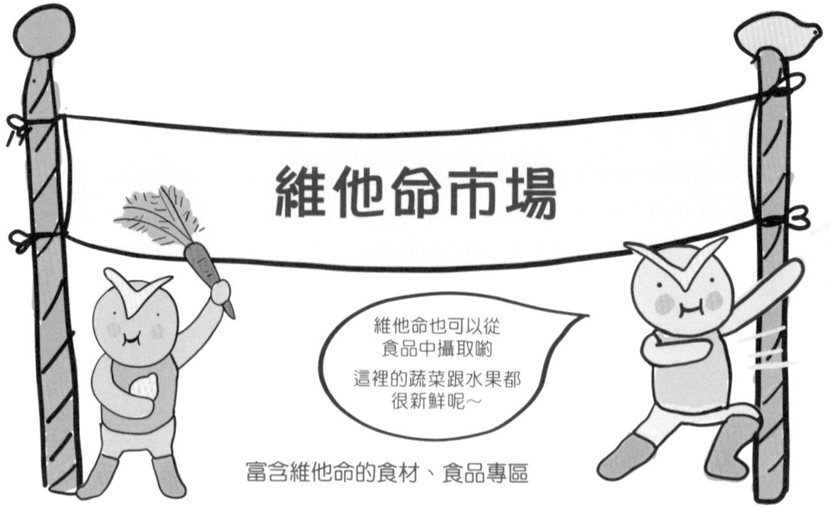
維他命市場
維他命也可以從食品中攝取喲
這裡的蔬菜跟水果都很新鮮呢～
富含維他命的食材、食品專區

維他命A

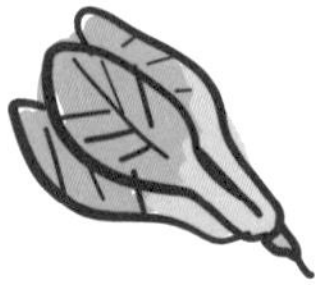

維他命A（或稱類胡蘿蔔素）含量豐富的食品

胡蘿蔔、菠菜、山茼蒿、小松菜、綠花椰菜、番茄、牛豬雞的肝、七鰓鰻、鰻魚、糯饅、銀鱈、蛋黃、生海膽、奶油、起司、牛奶

維他命D

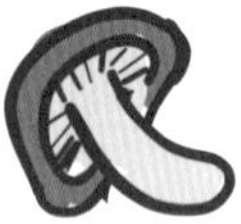

維他命D含量豐富的食品

木耳、鴻禧菇、香菇等菇類、雞蛋、鴨肉、野鴨肉、鹽辛鰹魚、鮟鱇魚肝、鮭魚、鰻魚、秋刀魚、鯡魚

維他命E

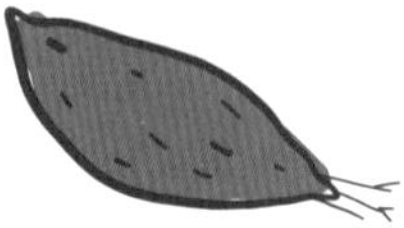

維他命E含量豐富的食品

杏仁果、花生、橄欖油、玉米油、葵花籽油、南瓜、地瓜、鱈魚子、鰻魚、雞蛋、奶油、秋刀魚、真鯛、黑鮪魚

維他命K

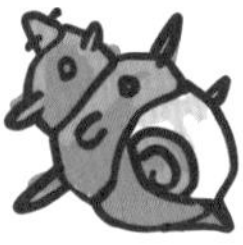

維他命K含量豐富的食品

綠茶、紅茶、海帶芽、紫蘇、納豆、大豆油、橄欖油、菠菜、烤海苔、蛋黃、鮑魚、牛肉（帶油的肉塊）、雞胸肉、天然起司、蠑螺、奶油

維他命B_1

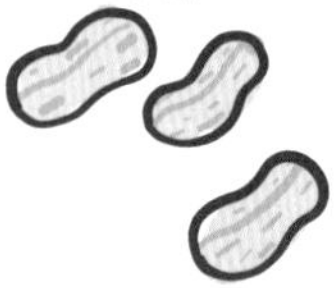

維他命B_1含量豐富的食品

芝麻、糙米、花生、大豆、小麥胚芽、豌豆、蕎麥粉、豬肉、無骨火腿、鰻魚、雞蛋、鮭魚卵

維他命B_2

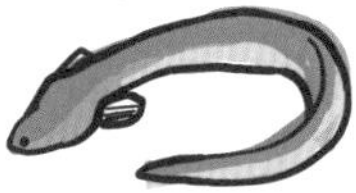

維他命B_2含量豐富的食品

生蕨菜、牽絲的納豆、小麥胚芽、山麻、艾草、杏仁果、辣椒、牛豬雞的肝、全脂奶粉、脫脂奶粉、天然起司、泥鰍、鰻魚、南美擬沙丁魚

菸鹼酸

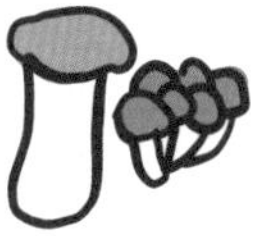

菸鹼酸含量豐富的食品

花生、金針菇、真姬菇、杏鮑菇、松茸、平菇、糙米、蕎麥粉、鮪魚、雞下脯肉、雞胸肉、叉燒、豬牛的肝、鰹魚、鰤魚、土魠魚

維他命B_6

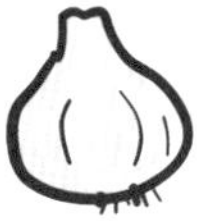

維他命B_6含量豐富的食品

大蒜、開心果、葵花籽、糙米、大豆、鷹嘴豆、 黑鮪魚、肝、雞下脯肉、鰹魚、日本鯖魚、秋刀魚

泛酸

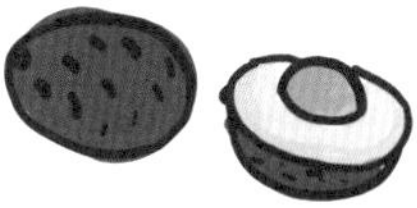

泛酸含量豐富的食品

去皮納豆、九月菇、平菇、酪梨、黑糖、麥片、雞豬牛的肝、鱈魚子、鰻魚、柳葉魚、紅鮭

葉酸

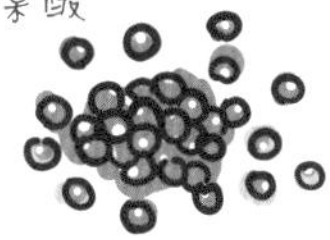

葉酸含量豐富的食品

淺蔥、蘆筍、毛豆、秋葵、山茼蒿、綠花椰菜、菠菜、山麻、鰻魚、鮭魚卵、牛豬雞的肝、生海膽

維他命B_{12}

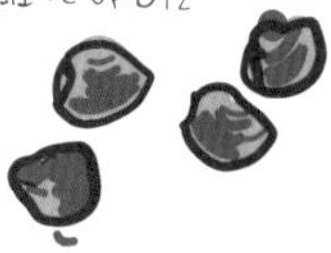

維他命B_{12}含量豐富的食品

烤海苔、牛豬雞的肝、鮭魚卵、蜆仔、毛蛤、北寄貝

生物素

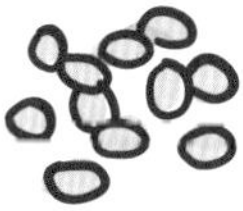

生物素含量豐富的食品

大豆等豆製品、穀類、牛肝、蛋黃

維他命C

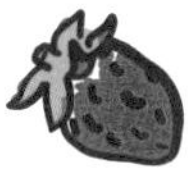

維他命C含量豐富的食品

彩椒（紅、黃、青）、高麗菜芽、綠花椰菜、苦瓜、柿子、草莓、柑橘類水果、馬鈴薯

礦物質的山

MINERALS' MOUNTAIN

總算抵達礦物質的山了。在嶙峋山岩的縫隙之間，看到了13種礦物質。礦物質雖然也是五大營養素之一，卻無法模仿維他命製造能量。但是，只要一點點的量就能變成建構身體的成分，成為驅動身體機能的力量。沒有礦物質，人類就不可能存活。

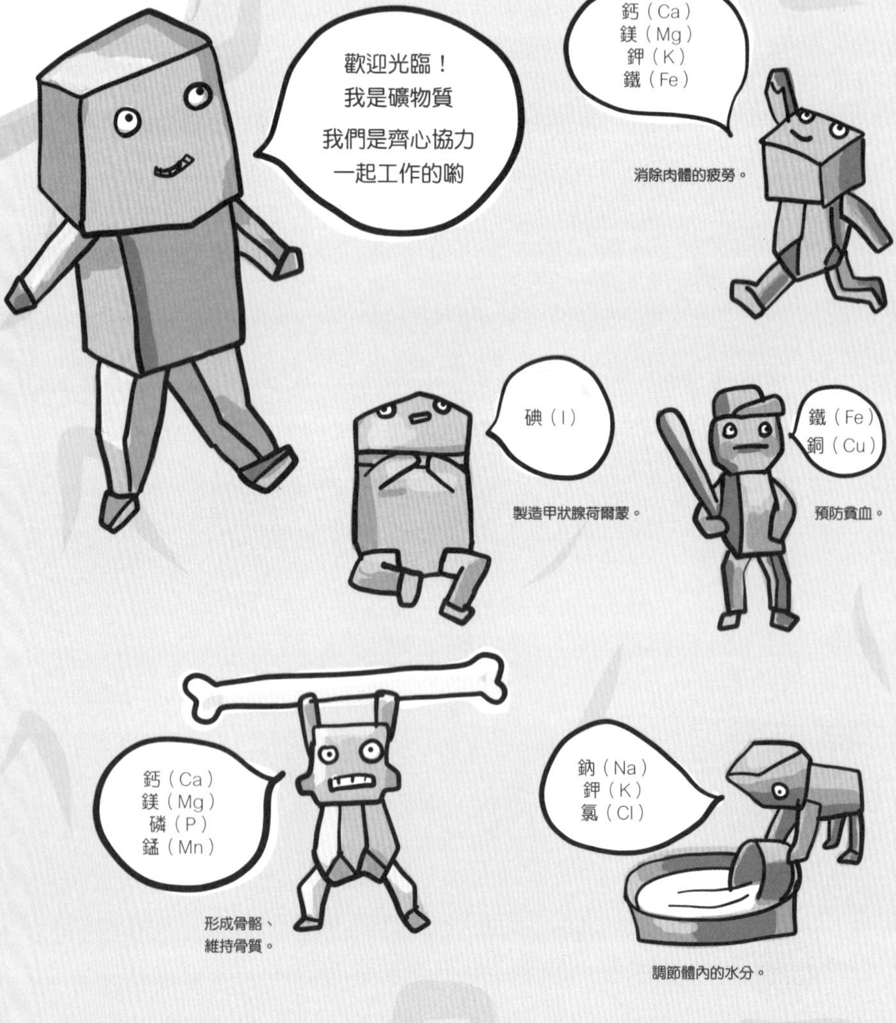

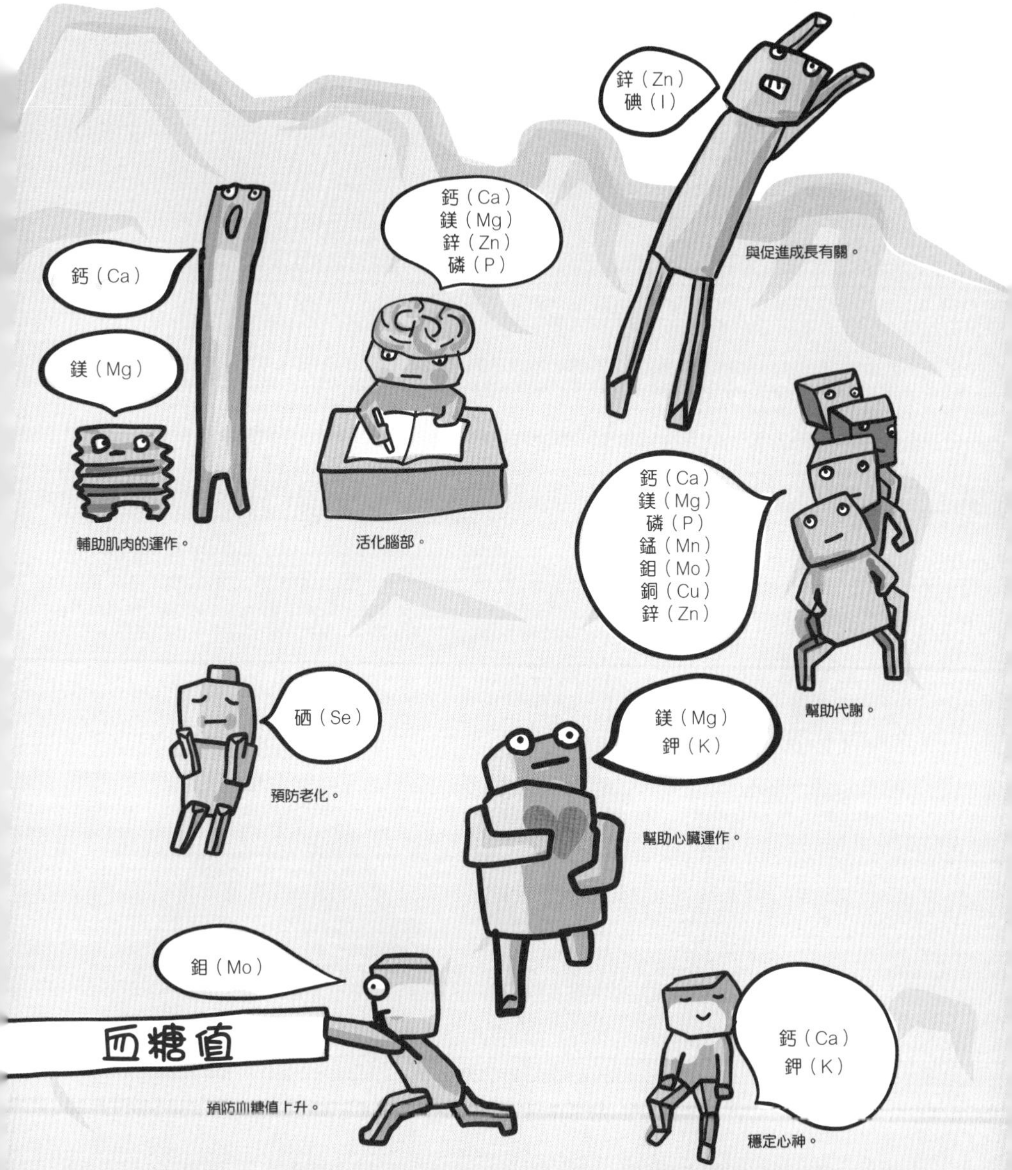

其他還有負責維持血液酸鹼平衡、提供氧氣與回收二氧化碳等相關工作。

礦物質是無機質的營養素

不管是人體的組成還是運動，有機化合物都是主角，
但是若缺乏少許的無機質協助，身體就會有所缺損，也無法正常運動。
礦物質可獨自作業或團體合作來支持身體。

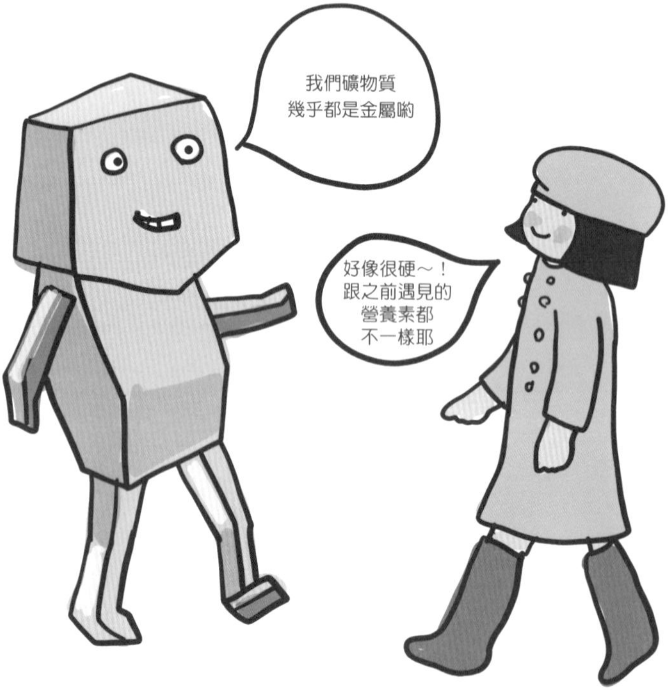

地球上的元素之中，除了氧（O）、碳（C）、氫（H）、氮（N）之外的元素都叫做礦物質，種類約有100種，其中身體所需的營養素有16種。日本厚生勞働省制定了攝取標準的有13種（參考P92～P103）。（剩下的3種為硫（S）、氯（Cl）、鈷（Co））

人體的3.5%是由礦物質所組成

礦物質占人體構成成分的比例雖然不多，但是其存在價值卻很高。

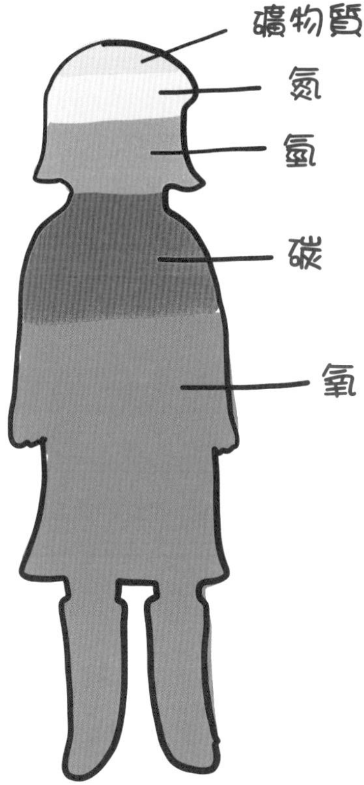

礦物質
氮
氫
碳
氧

人體元素的比例

- 氧（O）…………… 65%
- 碳（C）…………… 18%
- 氫（H）…………… 10%
- 氮（N）…………… 3.5%
- 鈣（Ca）…………… 1.5%
- 磷（P）…………… 1%
- 其他的礦物質 ………… 1%

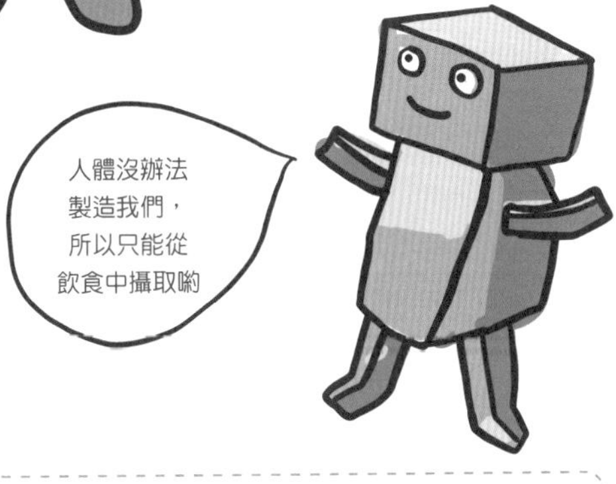

人體沒辦法
製造我們，
所以只能從
飲食中攝取喲

人體中除了有16種礦物質，還含有金（Au）、錫（Sn）、鎳（Ni）等等。

鈉（Na）

（主要元素）

於細胞外液維持水分與礦物質平衡的礦物質。一邊與細胞內液的鉀（K）維持定量關係，一邊交換必要的成分，調整體液的pH值（酸鹼平衡）與水分含量。

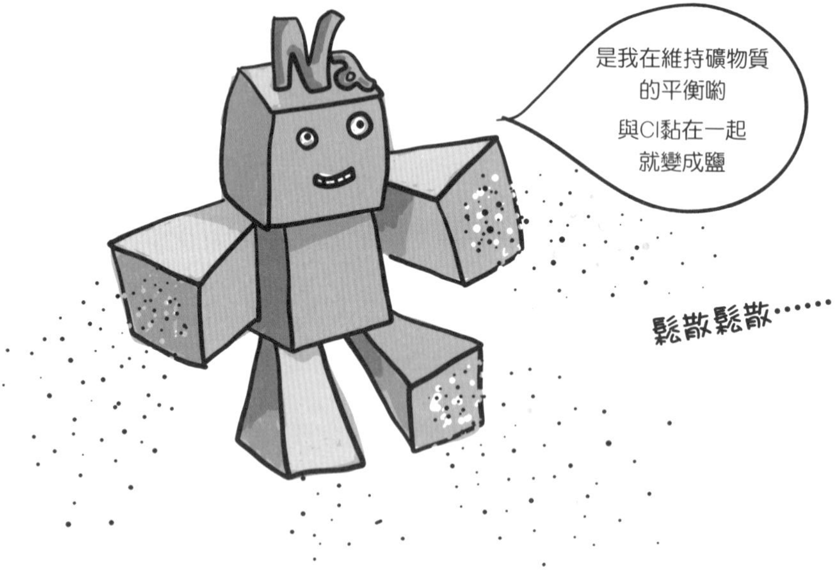

是我在維持礦物質
的平衡喲
與Cl黏在一起
就變成鹽
鬆散鬆散……

一旦過度攝取，水分就會從細胞滲出，導致血液變淡、血液量增加。而為了排出增加的血液，就需要更強的力量，這就是所謂的高血壓，也會發生嘔吐、呼吸不順等症狀。由於鈉也會促進消化液的分泌，所以會發生胃酸傷害胃壁等問題。在礦物質之中，最怕過度攝取的就是它了。

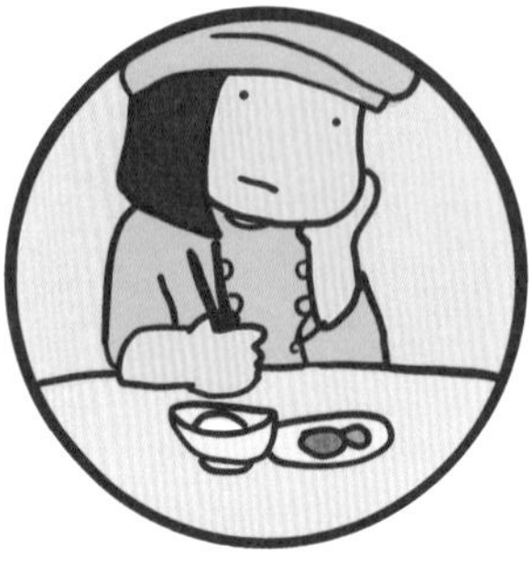

【攝取不足】

會出現食慾不振、倦怠感、暈眩等症狀。不過，幾乎不會攝取不足。

鉀（K）

（主要元素）

是於細胞內液維持水分與礦物質平衡的礦物質。
當細胞外液的鈉（Na）過度增加，就會促進排泄，讓鈉減少。
就結果而言，可預防與改善高血壓，讓身體維持正常活動。

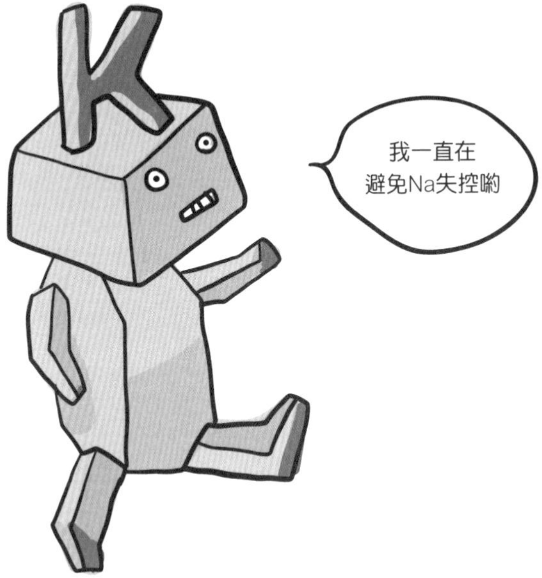
我一直在
避免Na失控喲

鉀（K）與鈉（Na）的理想攝取比例（攝取標準）為10:1。此外，由於鉀可抑制鈣（Ca）流出體外，所以也能預防骨質疏鬆症。鉀很容易在烹調過程中流失，所以請盡可能從新鮮蔬菜與水果中攝取。雖然大量攝取不會造成影響，但是當血液中的鉀濃度高於正常值三倍，心臟就會停止跳動。

【攝取不足】
引起低鉀血症、肌肉無力、手腳麻痺、心跳過快、心律不整、肌肉或腸道的麻痺等。

磷（P）

（主要元素）

此礦物質是形成骨頭與傳遞遺傳基因資訊的核酸（DNA）所需的材料。
在人體體內，磷會與鈣（Ca）、鎂（Mg）一起作為形成骨頭或牙齒的材料。
與脂質結合會形成磷脂，可維持大腦、神經、細胞膜的功能。

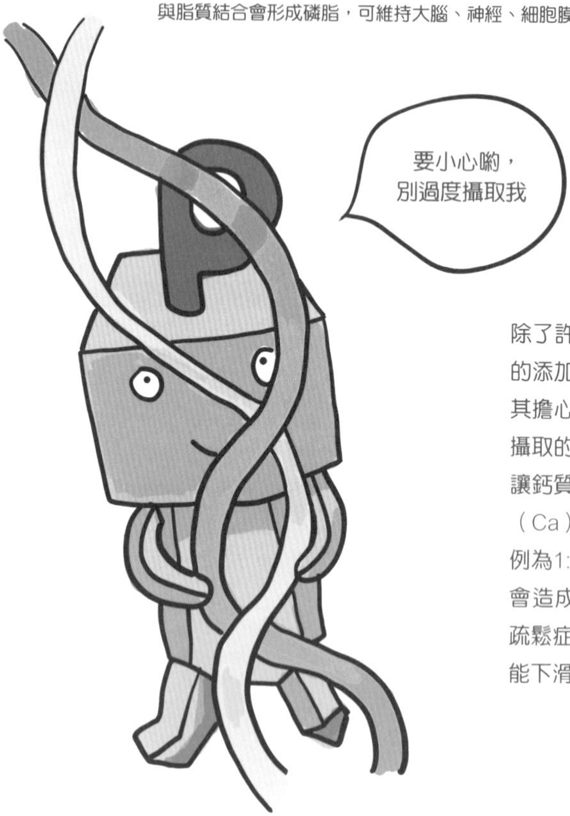

除了許多食品含有磷，加工食品的添加物也會使用到磷，所以與其擔心攝取不足，不如擔心過度攝取的問題。最糟的影響就是會讓鈣質攝取不足的問題惡化。鈣（Ca）與磷（P）的理想攝取比例為1:1，但是過度攝取磷（P）會造成鈣質（Ca）減少（骨質疏鬆症的病因），也會導致腎功能下滑，所以一定要多加注意。

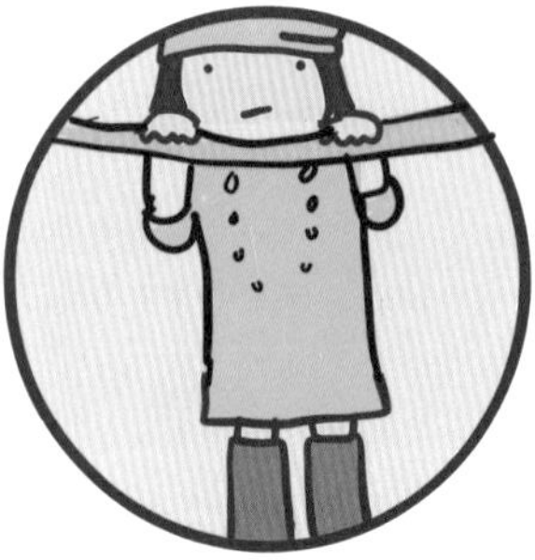

【攝取不足】
軟骨症、發育不良。也可能是佝僂症的病因，但只要維持正常的飲食生活，就不會發生攝取不足的問題。

鎂（Mg）

（主要元素）

是骨頭與牙齒的成分，也與肌肉、神經的運作有關。
可調整鈣（Ca）的效果，也能對與三大營養素代謝有關的酵素的功能有所助益。

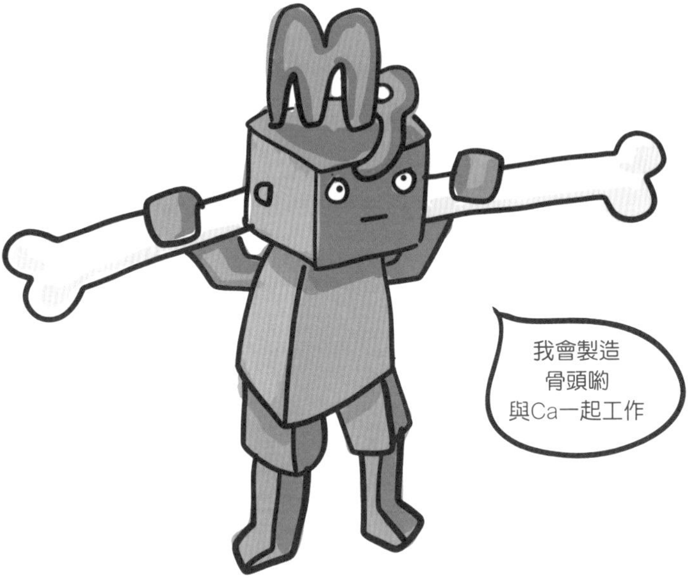
我會製造
骨頭喲
與Ca一起工作

與鈣（Ca）相比，攝取量容易不足，而且還會被鈣（Ca）妨礙吸收，所以請盡可能地多攝取。最理想的攝取量比例為鈣（Ca）2比鎂（Mg）1。只要維持正常的飲食，就不至於攝取不足，但如果過度攝取有可能會拉肚子，也因為如此，被作為通便劑利用。

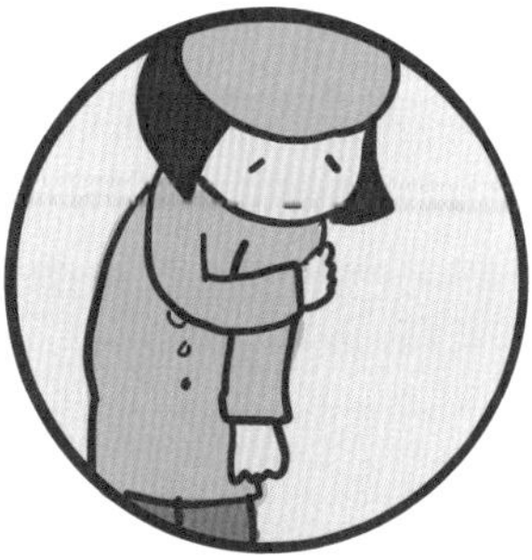

【攝取不足】
會對心臟功能造成影響，出現心悸、心律不整等問題。此外，若是鈣過度滲入細胞會造成肌肉痙攣，情緒也容易變得煩躁不安。

鈣（Ca）

（主要元素）

人體的礦物質有一半是鈣，而這其中的99%儲存在骨頭與牙齒裡。
剩下的1%則存在於血液這類體液，主要是以離子的形式維持生理作用。
骨頭常常需要汰舊換新，所以必須時時攝取鈣，以免存量不足。

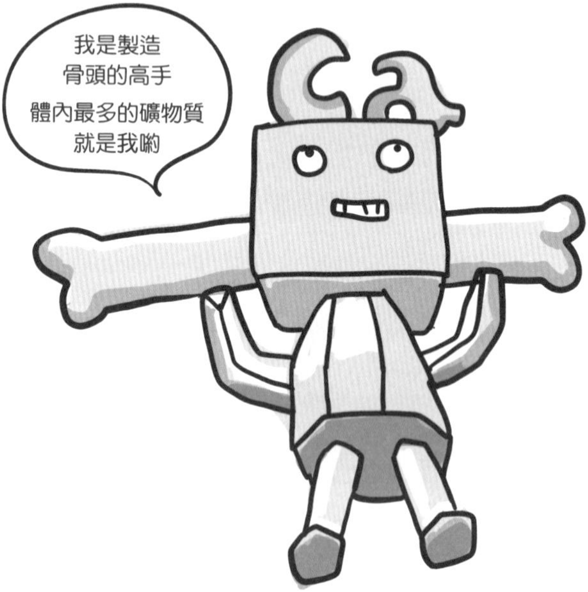
我是製造
骨頭的高手
體內最多的礦物質
就是我喲

血液裡的鈣（Ca）若是不足，骨頭就會溶出鈣（Ca），造成細胞內的鈣質含量在短時間內過高，導致腎結石、動脈鈣化、高血液這些問題。但是若過度攝取，就會妨礙鐵（Fe）、鋅（Zn）、鎂（Mg）吸收至體內。

【攝取不足】

除了軟骨症、牙齒品質下滑、骨質疏鬆之外，還會無法抑制肌肉與神經亢奮，讓人心情煩躁。

骨頭與牙齒由70%的礦物質與30%的膠原蛋白組成

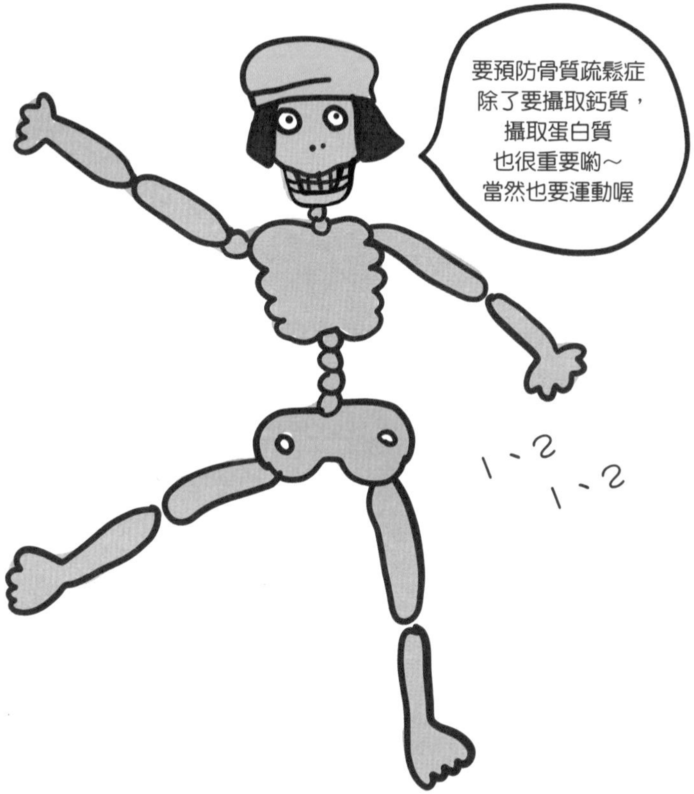

骨頭的成分……

- 礦物質……………………70%

  （磷酸鈣約84%，其他為碳酸鈣、磷酸鎂、檸檬酸鈣）

  ➡鈣（Ca）、鎂（Mg）、磷（P）是骨頭的三大支柱。

- 膠原蛋白…………………30%

骨頭也需要維他命，別忘了維他命D、維他命K、維他命C喲。

鐵（Fe）

（微量元素）

含於紅血球的血紅素中，負責搬運氧氣或二氧化碳的礦物質。
也存在於肌肉，與能量的製造有關。
在體內的血液或肌肉之中運作的鐵（機能鐵）約占70%，
儲存在肝臟或脊髓的鐵（貯藏鐵）則占30%。

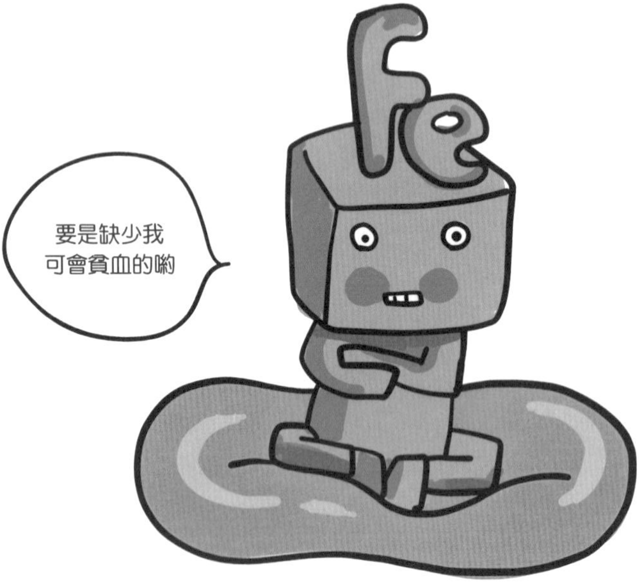
要是缺少我
可會貧血的喲

鐵可分成動物性食品所含的「血質鐵」與植物性食品所含的「非血質鐵」兩種。「血質鐵」的吸收率較高，所以為避免攝取不足，要盡量攝取動物性食品。此外，也可從鐵製的烹調器具或食器攝取。

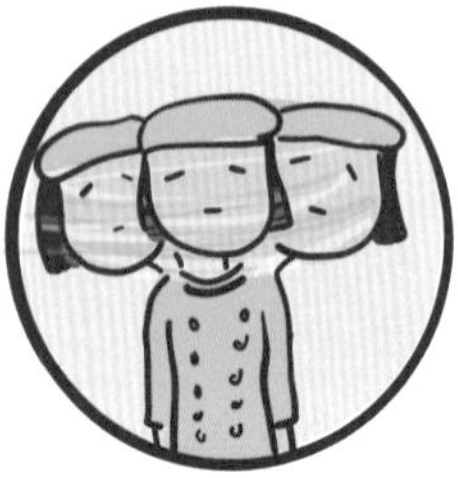

【攝取不足】
會出現缺鐵性貧血、疲勞倦怠感、暈眩等症狀。

一般來說，鐵質不太可能過度攝取。

碘（I）

（微量元素）

甲狀腺荷爾蒙成分的礦物質。

甲狀腺荷爾蒙會進入全身的細胞，有促進代謝功能的作用。

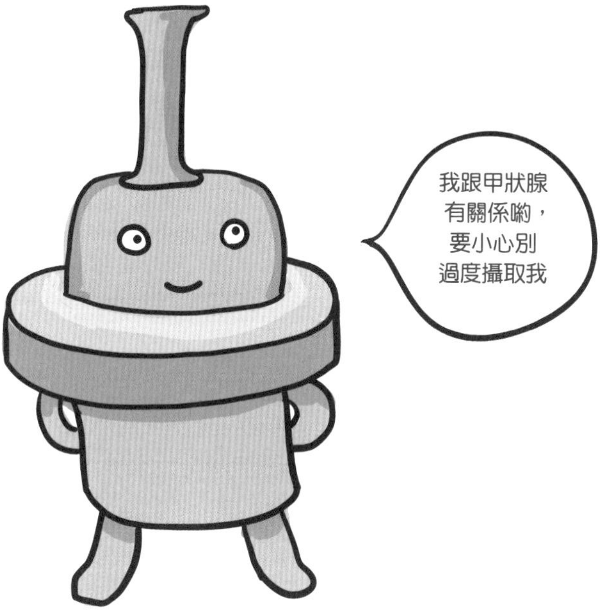

許多海鮮都含有碘。一旦過度攝取，就會與攝取不足的情形一樣，對甲狀腺帶來不良影響，有可能會出現甲狀腺腫大、肥大的症狀。青春期與妊娠期時體內的量都會增加。

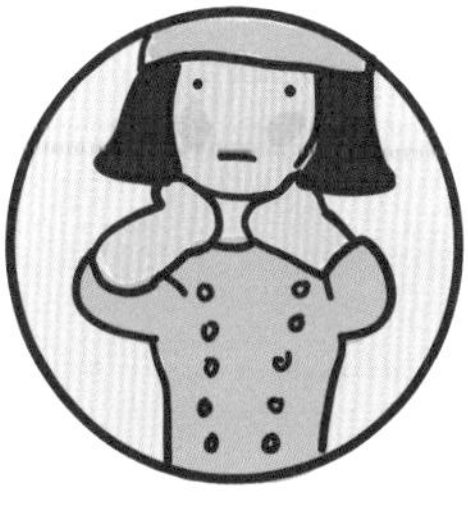

【攝取不足】

會出現體力下滑、發育障礙、掉髮、皮膚異常、水腫、倦怠這些症狀。

銅（Cu）

（微量元素）

與鐵的吸收及作用有關的礦物質。

含銅的酵素與黑色素的製造息息相關，也與膠原蛋白、彈性蛋白等蛋白質的製造有關，

在身體組織的建構上很有貢獻。

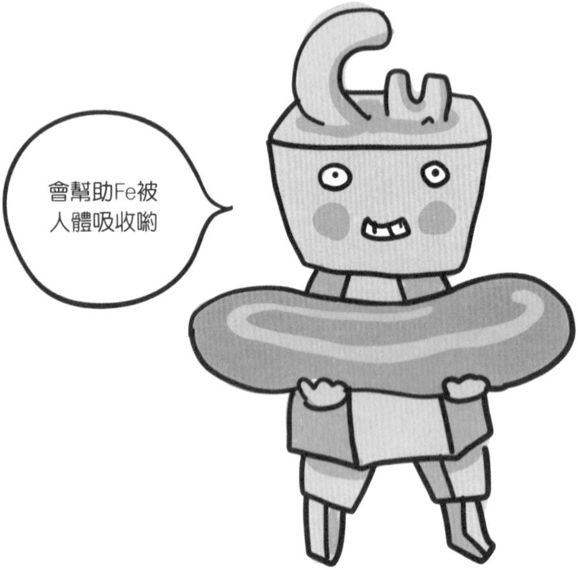
會幫助Fe被
人體吸收喲

銅也會與活性氧類對抗。銅會與鋅（Zn）以及錳（Mg）一起製造中和活性氧類的超氧化物歧化酶（SOD），在對抗老化、維持健康方面很有貢獻。只要正常地飲食就不會過度攝取，但是大量攝取會有中毒的可能性。

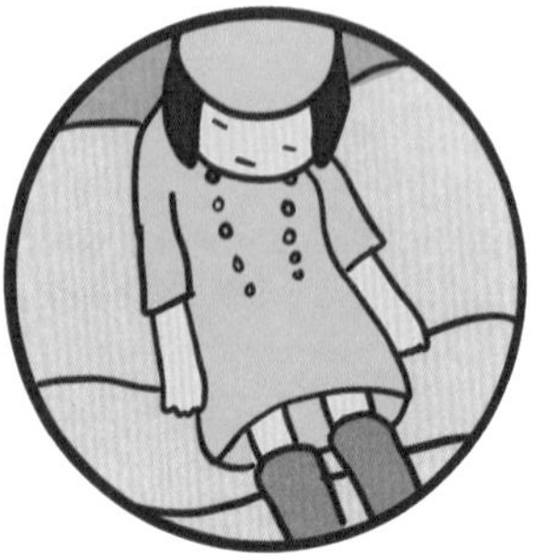

【攝取不足】

會使血紅素的合成變得緩慢，造成造血障礙與中樞神經異常的問題，也會出現營養不良、骨頭或心血管障礙、Menkes 症候群（頭髮萎縮）等症狀。

鋅（Zn）

（微量元素）

與許多幫助維持生命的酵素有關的礦物質。
在細胞新生時，與含有基因資訊的DNA的合成有關。

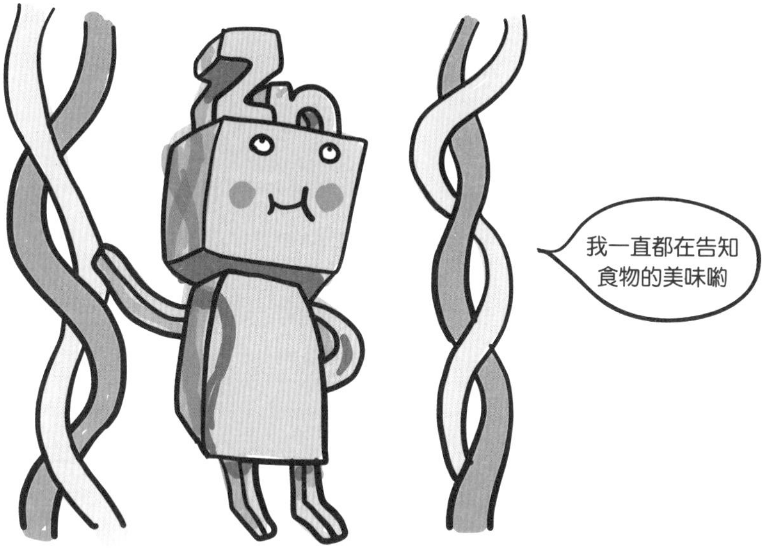
我一直都在告知
食物的美味喲

鋅與感受味道的舌頭味蕾的形成有關，所以若是攝取不足，我們就會食不知味，也是味覺出問題的眾多原因之一。日常飲食不太容易過度攝取，但如果真的大量攝取，有可能會發生中毒症狀，HDL膽固醇（好膽固醇）的血中濃度也會下降。也會轉換成與血糖值有關的荷爾蒙「胰島素」成分。

【攝取不足】
會有損皮膚、頭髮、指甲的健康。由於與男性荷爾蒙也有關係，所以有可能會造成精子不足、勃起不全的症狀。

硒（Se）（微量元素）

硒是抗氧化作用極佳的酵素成分，也能抑制發炎、
提升免疫力與提升對疾病的抵抗能力，一般認為也能抑制癌症。

【攝取不足】
會出現大骨節病（背部無法伸直、骨頭彎曲），對心臟也會造成不良影響。

【攝取過度】
想吐、麻痺、頭痛、掉髮等。

鉬（Mo）（微量元素）

與尿酸、血液的製造以及解除食品添加物毒性有關的礦物質。一般認為也能預防癌症。

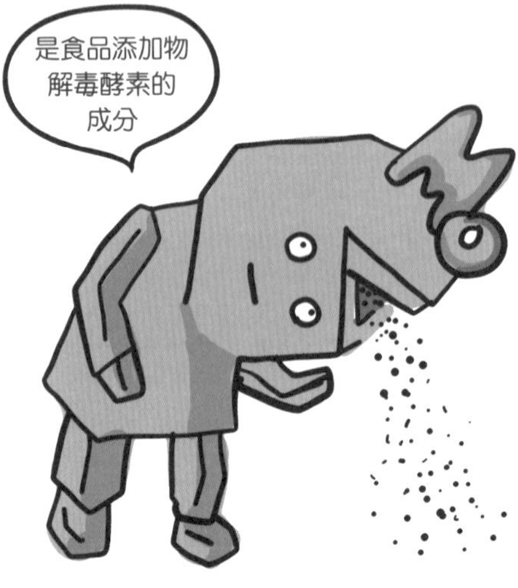

【攝取不足】
貧血、不孕的風險會提高。

【攝取過度】
尿酸值上升、出現銅缺乏症，但只要維持正常飲食，就幾乎不必擔心過度攝取的問題。

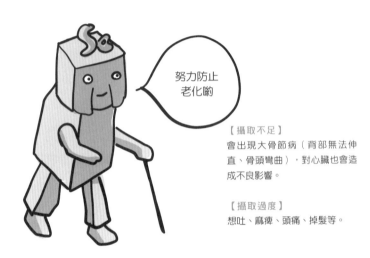

錳（Mn）（微量元素）

促進醣質、脂質的代謝，作為醣蛋白的合成酵素在運作的礦物質。
因為能維持生殖功能正常，所以也被稱為愛情礦物質。

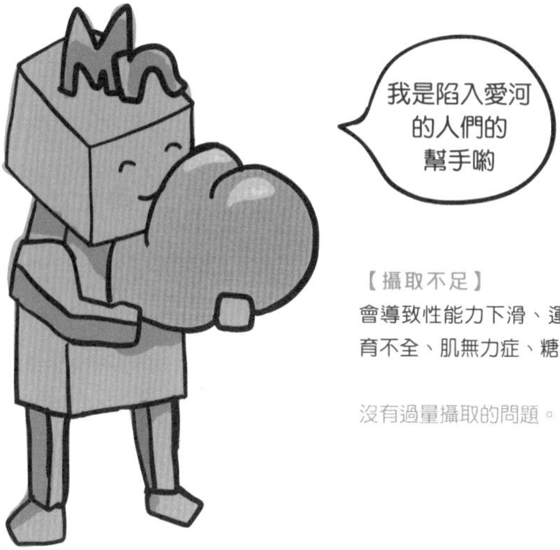
我是陷入愛河的人們的幫手喲

【攝取不足】
會導致性能力下滑、運動失調、發育不全、肌無力症、糖尿病等。

沒有過量攝取的問題。

鉻（Cr）（微量元素）

讓葡萄糖進入肝臟或肌肉細胞，是調降血糖值功能的礦物質。
除了可強化胰臟分泌的胰島素的作用，還能維持中性脂肪不變質，
也能對飽食中樞產生作用。

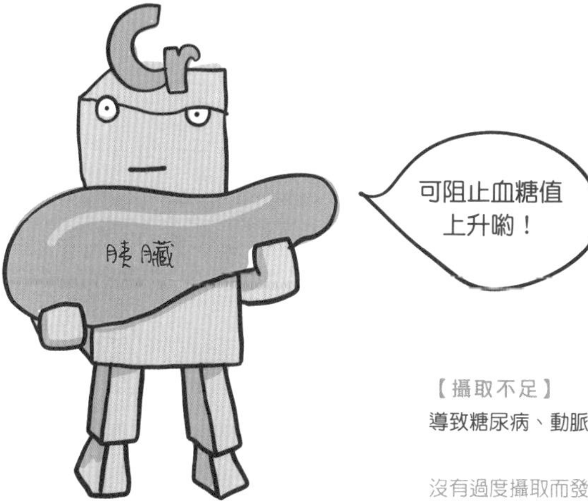
胰臟
可阻止血糖值上升喲！

【攝取不足】
導致糖尿病、動脈硬化。

沒有過度攝取而發生問題的申報。

礦物質市場

富含礦物質的食材、食品專區

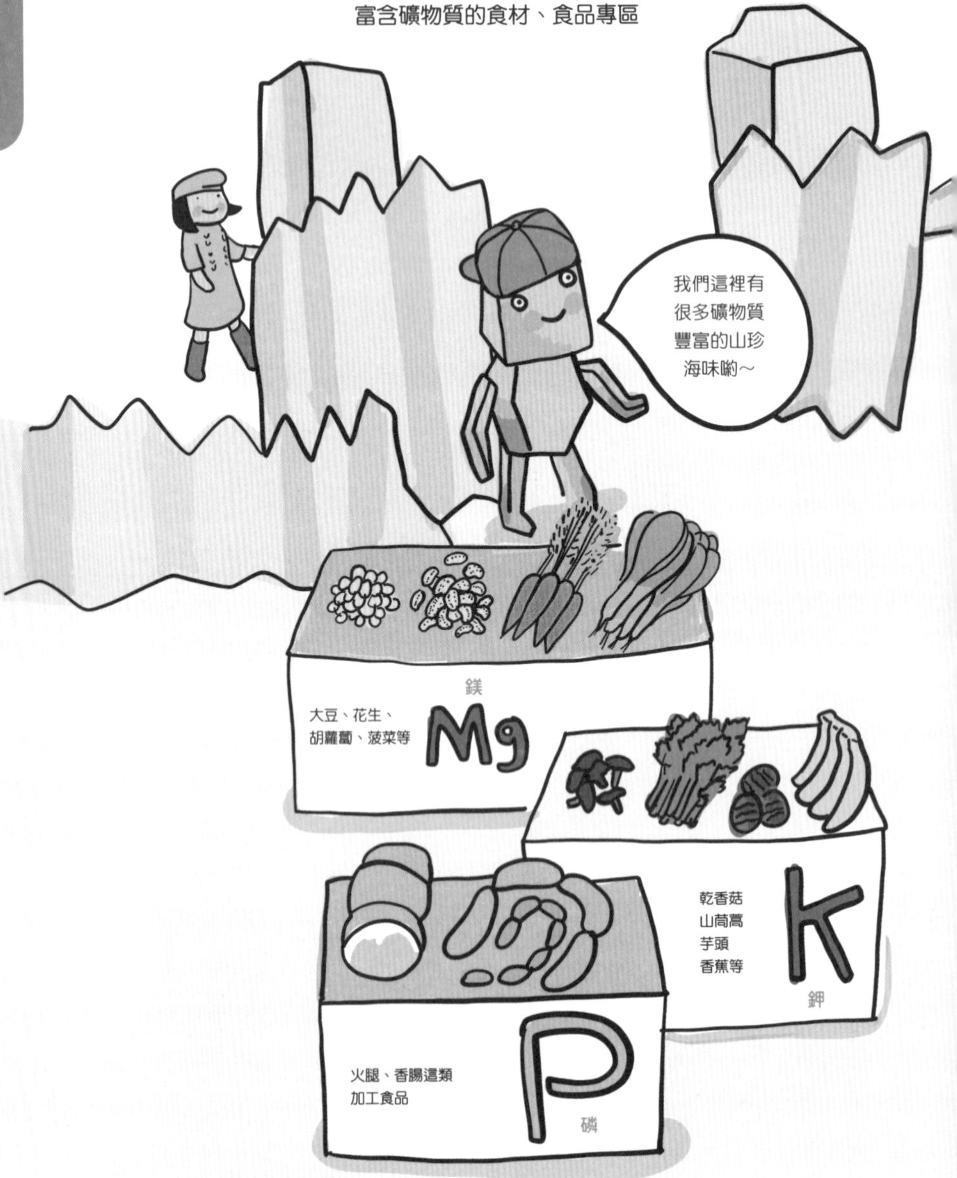

〔硒（Se）：鰈魚、義大利麵、豬肝〕
〔鉬（Mo）：納豆、糙米、紅豆〕
〔鉻（Cr）：青海苔、羅勒、巧克力〕也都有喔！

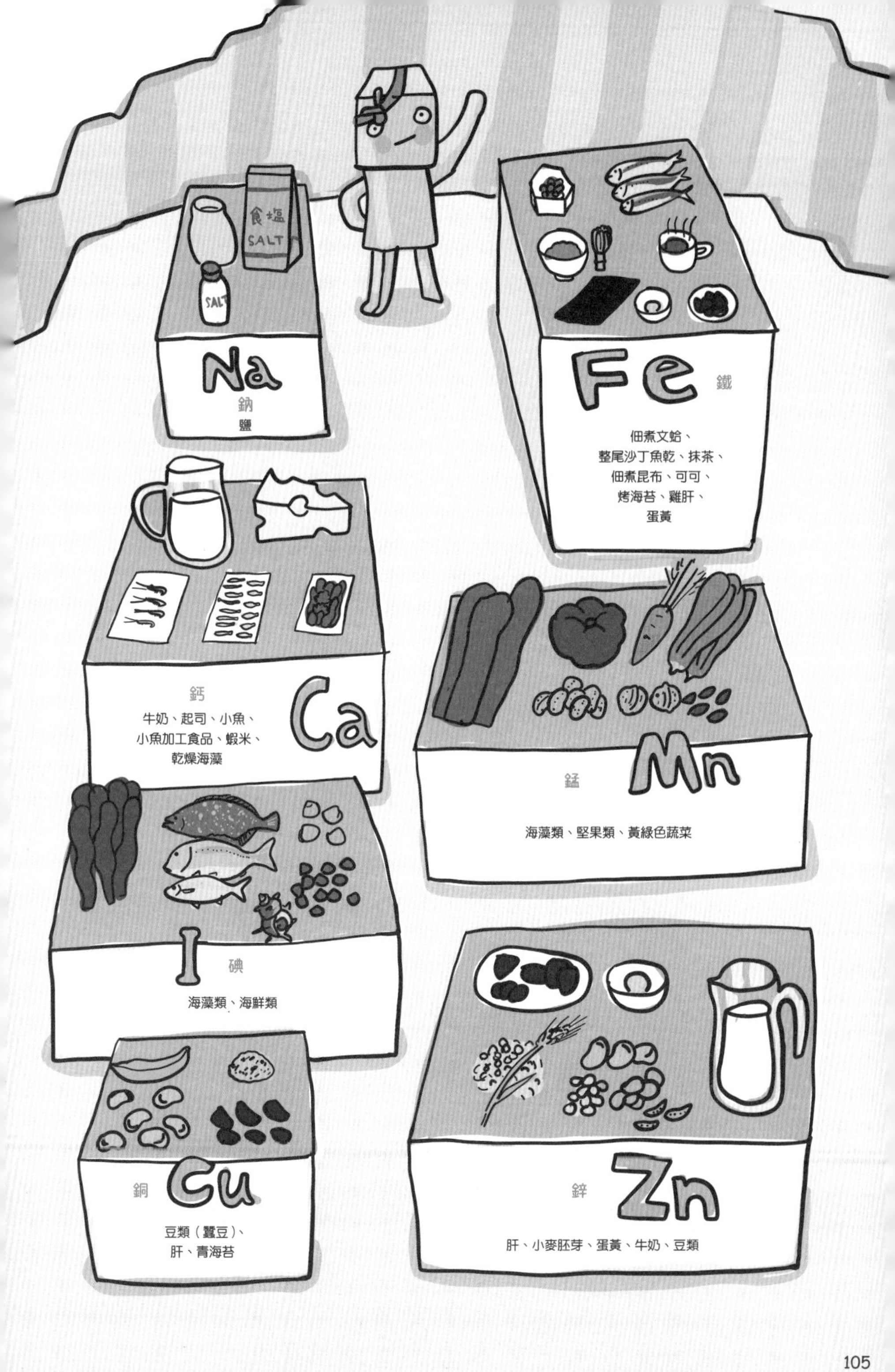

食塩
SALT
SALT
Na
鈉
鹽
Fe
鐵
佃煮文蛤、
整尾沙丁魚乾、抹茶、
佃煮昆布、可可、
烤海苔、雞肝、
蛋黃
鈣
牛奶、起司、小魚、
小魚加工食品、蝦米、
乾燥海藻
Ca
錳
Mn
海藻類、堅果類、黃綠色蔬菜
I
碘
海藻類、海鮮類
銅
Cu
豆類（蠶豆）、
肝、青海苔
鋅
Zn
肝、小麥胚芽、蛋黃、牛奶、豆類

從五大營養素之島前往遊客中心位於的

薩布蘭島

告別礦物質的山之後，一子離開五大營養素之島，前往設有遊客中心的鄰近島嶼。

前方所見正是「蔬菜、水果的直賣所」、「花朵廁所」、「遊客中心」所在的島嶼，是一處能更了解營養的地方。

帶路的博士走到吊橋後停下腳步說：

「現在了解維他命與礦物質扮演的重要角色了嗎？不過呢，要說重要的話，請妳先看看下面，這些水在人體內的重要性也不遜於營養素喲！」

在去隔避的島嶼之前，讓我們先窺探一下水的世界吧。

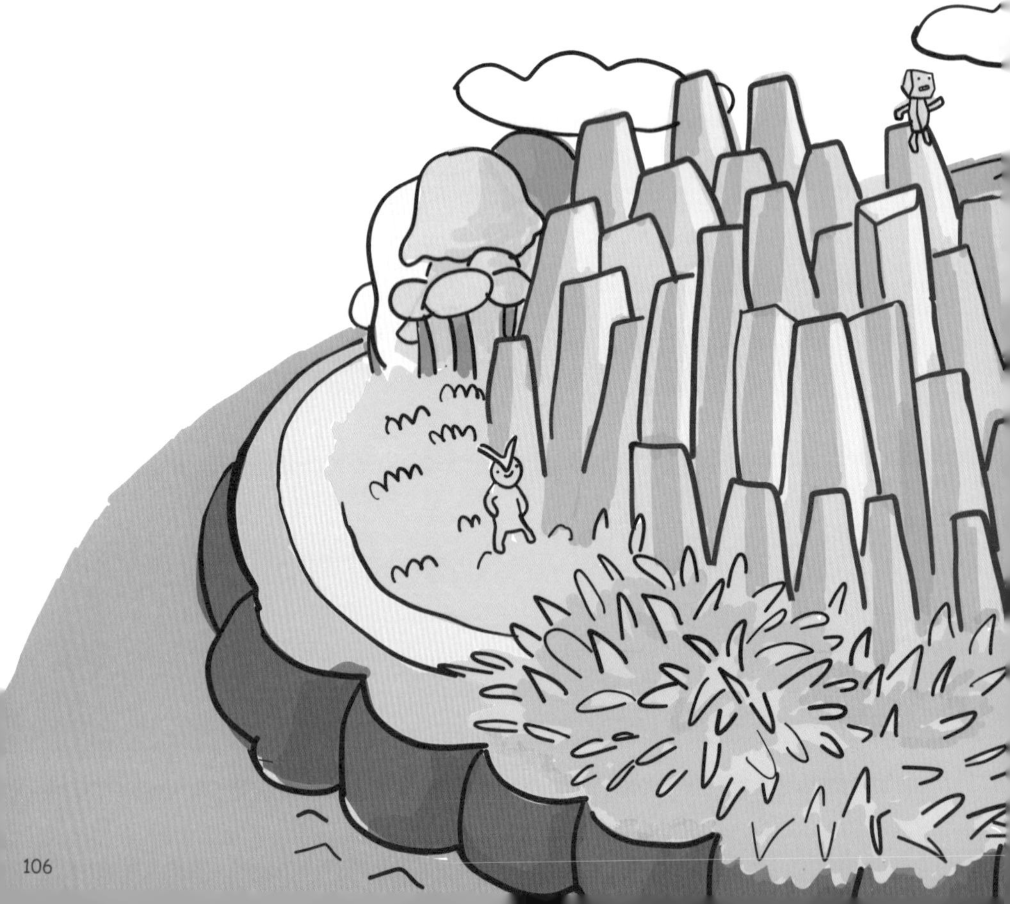

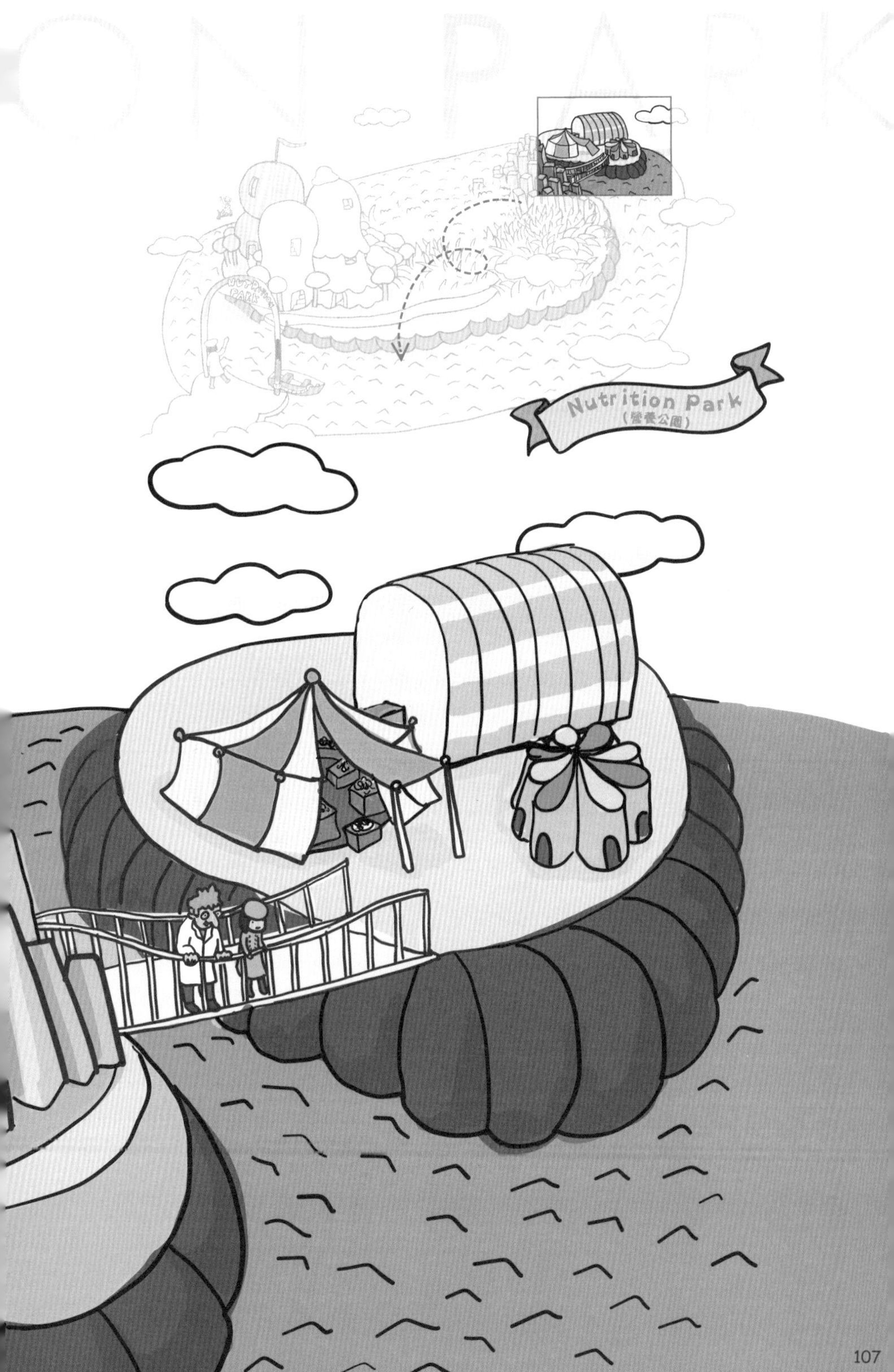
Nutrition Park
(營養公園)

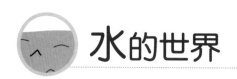

水的世界

THE WORLD OF WATER

被譽為第六種營養素的水

人體的體重有60%都是水（體液）。
水存在於人體的每個角落，而且維持一定的分量。
如果沒有水，人類以及生物都沒辦法活下去。

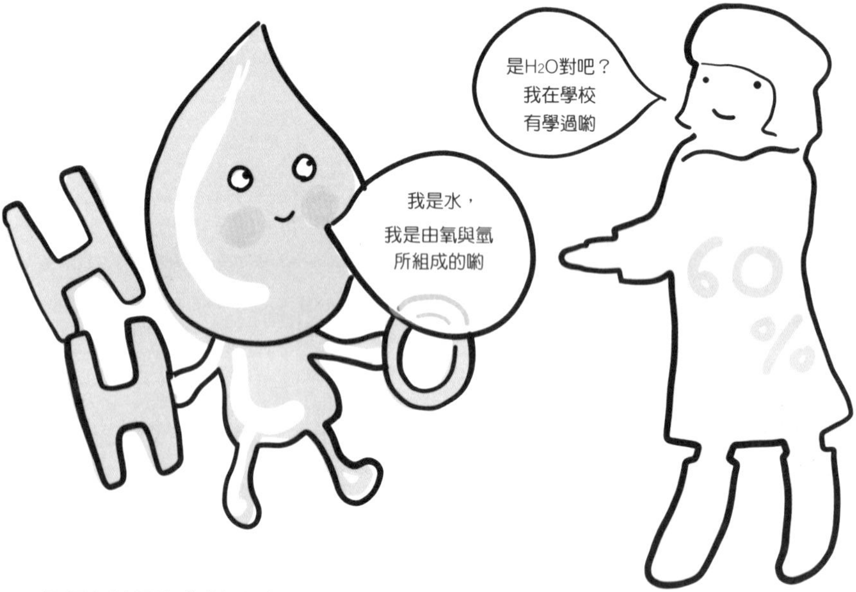

不同年齡層的體液比例都不同。

- 新生兒…………………… 80%
- 幼兒……………………… 65%
- 成人（男性）…………… 60%
- 高齡者…………… 50%～55%

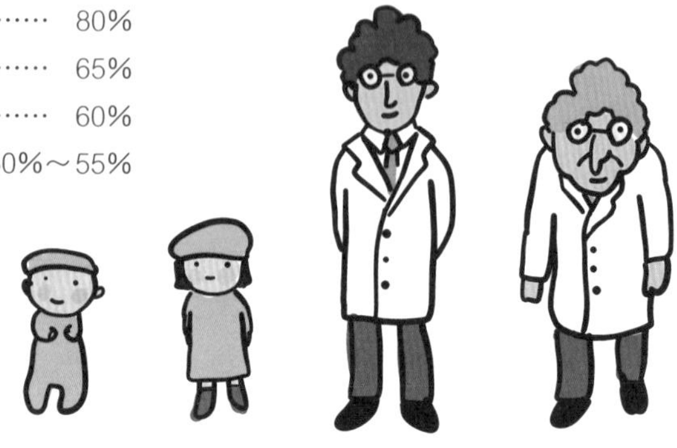

小寶寶的肌膚之所以會這麼Q彈，就是因為體內有很多水。

水（體液）的工作

血液、皮膚、骨頭等，這些身體組織與臟器到處都有水存在，讓我們看看水的工作吧。

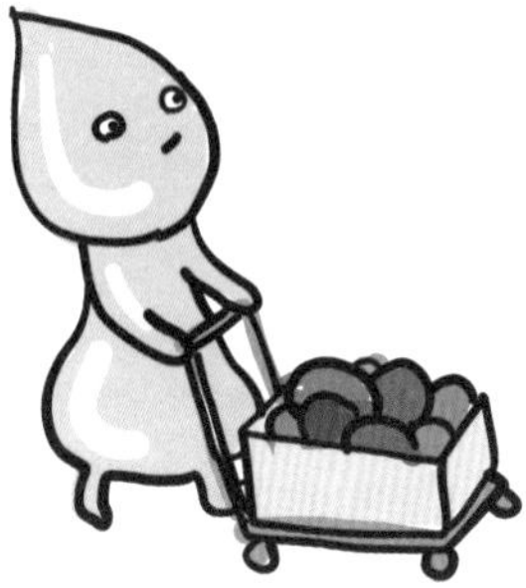

搬運：運送營養素與氧，將老舊廢物搬出體外。

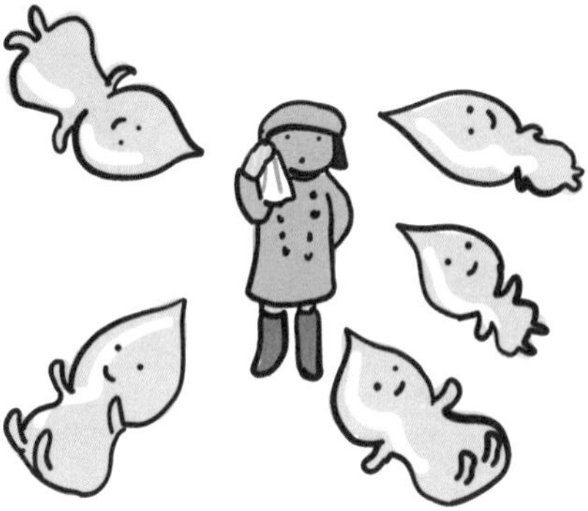

調節體溫：以流汗等方式維持體溫恆定。

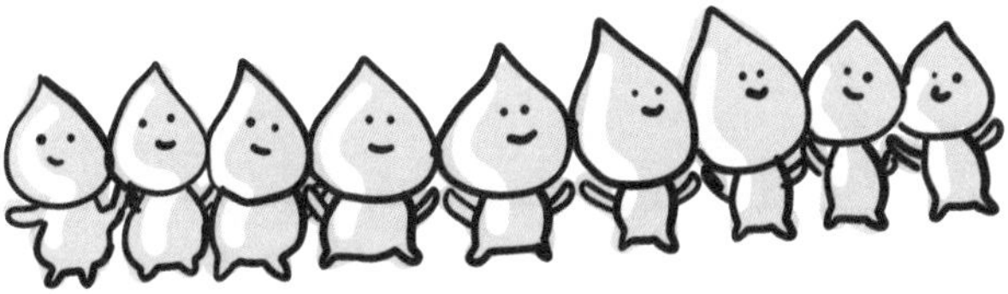

讓體內的環境維持恆定：透過新陳代謝來調整體內環境。

人體若是不斷流失水分，就會陸續產生不同的變化。

體內水分減少率	身體的狀態
減少3%	口乾舌燥
減少4%	體溫上升、皮膚泛紅、尿量減少、尿液變濃
減少5%	頭痛、身體發燙
減少6～7%	暈眩、紫紺、尿量驟減、喉嚨極度乾渴
減少8～10%	痙攣
減少11～14%	皮膚乾燥、無法正常吞嚥
減少15～19%	排尿疼痛、視線模糊、耳朵聽不清楚
減少20%以上	無法排尿、死亡

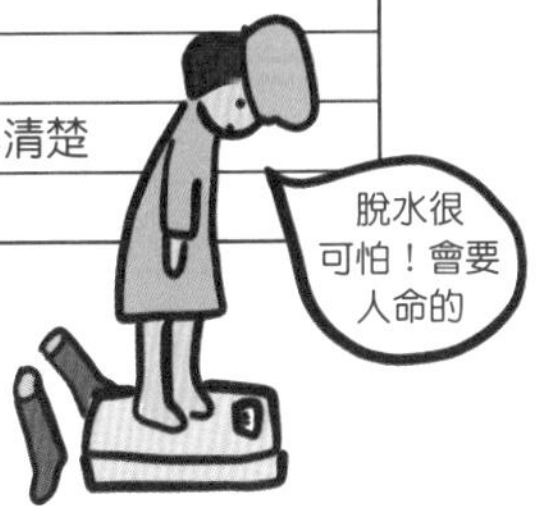

體液含有電解質（離子）

體內的水分不是純水，含有電解質與非電解質。
電解質之中也含有在礦物質的山遇到的金屬礦物質的離子。

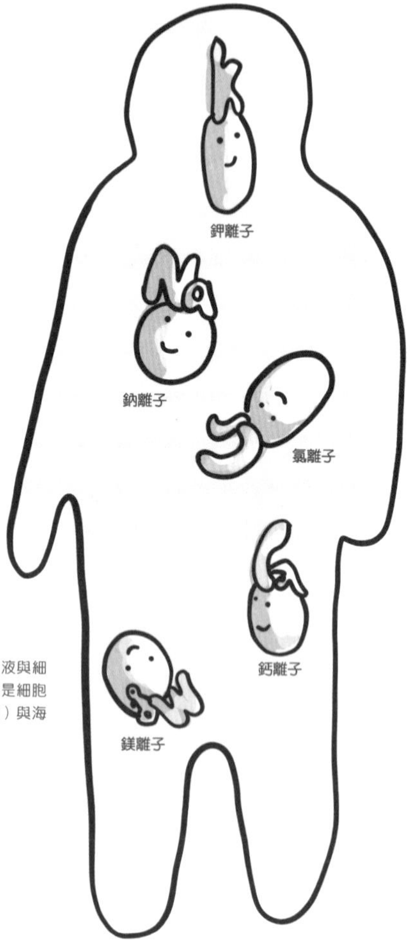

體液的組成和細胞外液與細胞內液是不同的，但是細胞外液（血漿、組織液）與海水的成分卻很像。

體液除了這5種金屬電解質之外，還含有碳酸氫HCO_3離子、磷酸HPO_4離子、硫酸SO_4離子、有機酸離子（乳酸、尿酸）、蛋白質離子等電解質。也含有葡萄糖、尿素、肌酸酐、脂質這類非電解質。

離子水比較容易被身體吸收，是因為成分與體液相近。

體液會一直維持定量

只要是健康的人，體內的水分就會維持一定程度的量。

攝取大量水分，就會排出水分；減少水分的攝取，尿量就會減少。

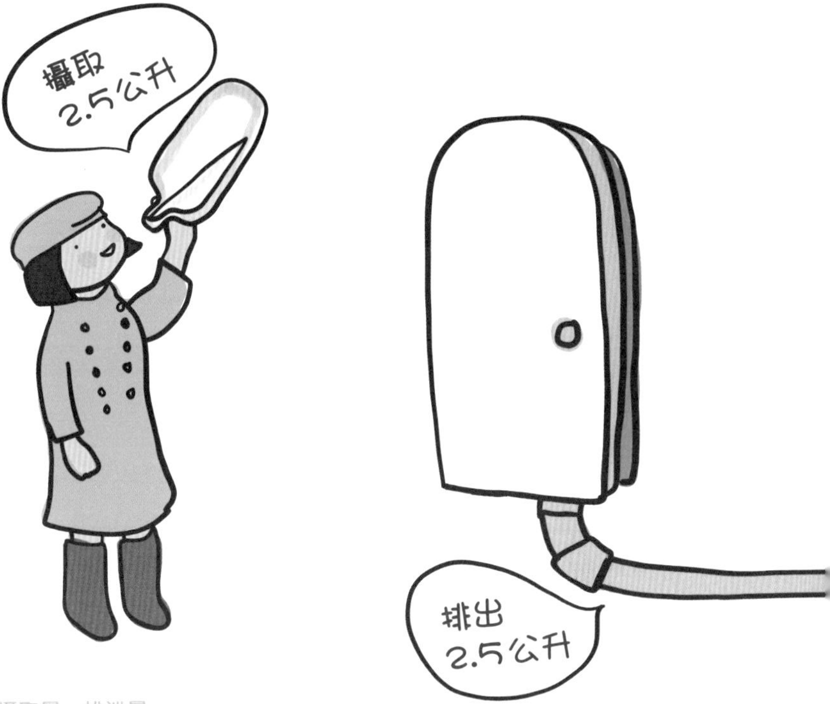

一天的水分攝取量、排泄量

攝取量		排泄量	
食物	1.0公升	尿液	1.5公升
飲用水	1.2公升	大便	0.1公升
代謝水（身體製造的水）	0.3公升	無感蒸發（因為流汗、呼吸流失的水分）	0.9公升
總計	2.5公升	總計	2.5公升

體液的變化會由口渴察知。

- 口渴的原因：「流汗、體內水分減少」、「體液濃度有變化。水分與離子的比例不平衡」
- 在口渴之前就先補充水分是最理想的方式（尤其是小孩或高齡者）。從事運動、工作之前，以及運動中、工作中都不要忘記補充水分。最理想的水分補充，是一天之中每隔一小時就喝半杯的水。

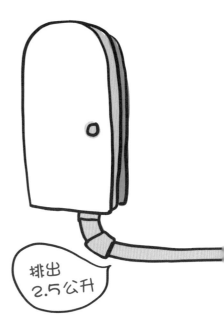

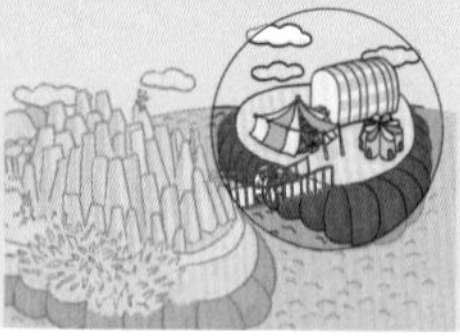

FARMER'S MARKET

蔬菜、水果的直賣所

穿過吊橋，來到隔壁的島嶼之後，眼前有一處銷售蔬菜、水果的地方。

「這裡是銷售早上現採的蔬菜與水果的店喲！」

博士開心地這麼說著。

「蔬果的營養素及成分多會隨著時間漸漸流失，所以新鮮是最重要的條件喲！」

一子像是被新鮮水嫩的蔬菜們吸引，與博士一起朝直賣所走去。

「從這裡開始沒有營養素，不過接著要介紹在體內扮演重要角色的營養成分。

首先要介紹的是植化素。」

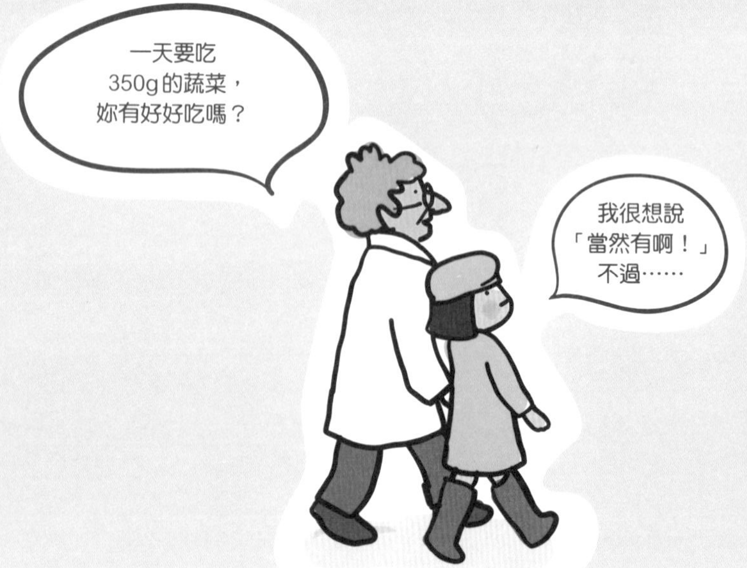

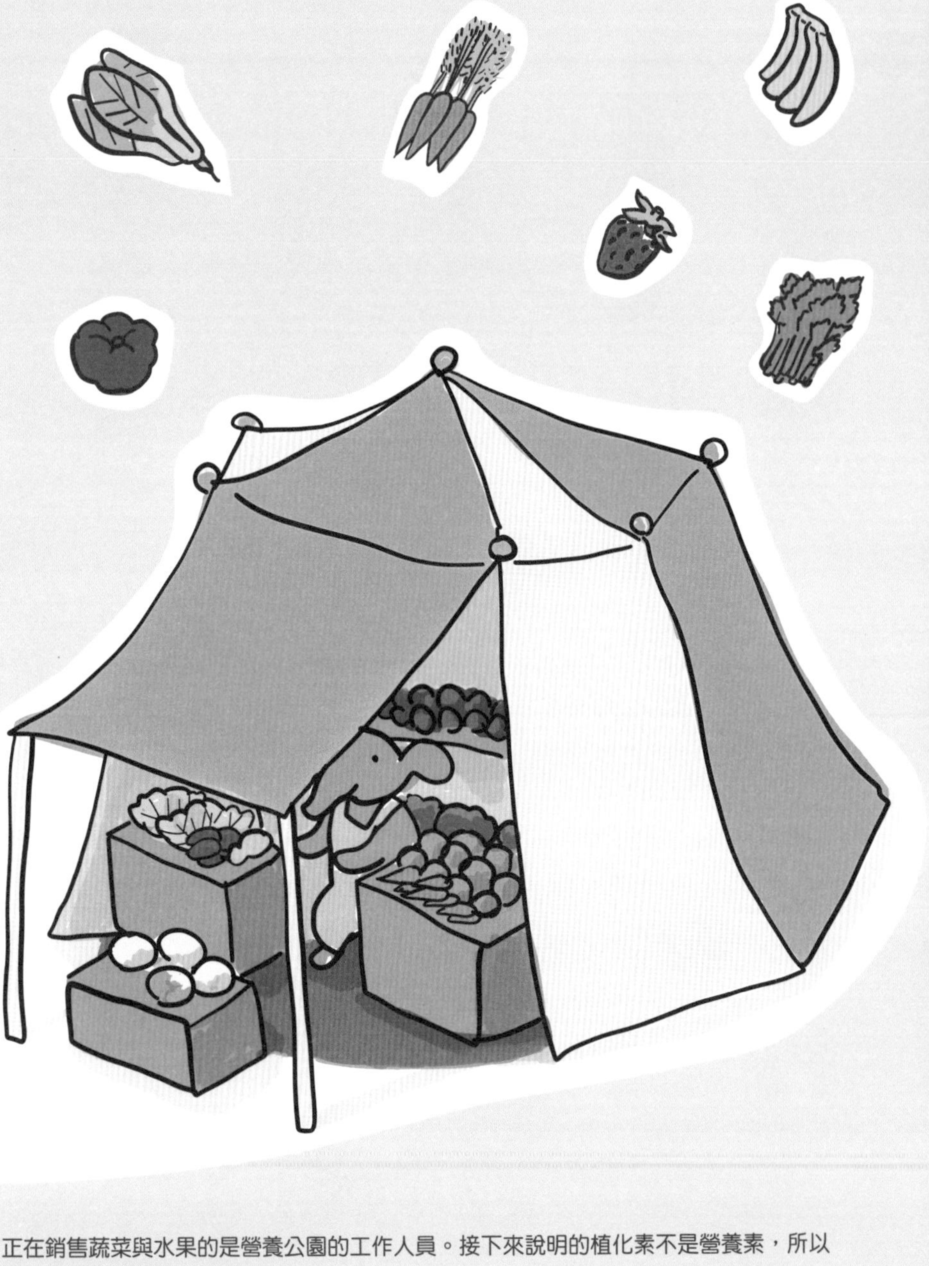

正在銷售蔬菜與水果的是營養公園的工作人員。接下來說明的植化素不是營養素，所以並沒有五大營養素般的樣貌。

積極攝取蔬菜與水果來充實優良成分「植化素」的寶庫

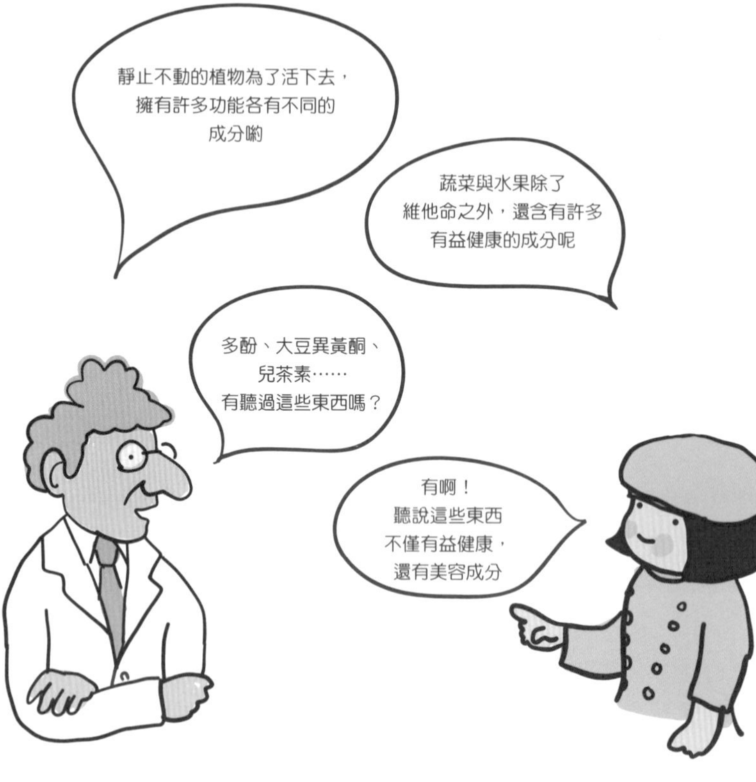

植化素（phytochemical）是植物含有的機能性成分。除了蔬菜、水果之外，豆類、芋薯類、海藻、茶、香草等都含有這個成分。「phyto」是植物的意思，「chemical」則是化學物質的意思，據說種類約有一萬種。主要的功能不像三大營養素能製造能量，也無法作為形成體內臟器的材料，也不像維他命或礦物質不攝取就會生病（缺乏症），都是因為它不是營養素，不過，若是能攝取，就能產生抗氧化作用等，讓身體變得更有活力，所以是非常重要的成分。

植化素大部分都是植物的色素、香氣、辣味、苦味這些成分。

色彩繽紛的蔬菜與水果
含有這些成分

花色素苷
（矢車菊素、飛燕草素）

類黃酮的同類

【功效】

抗氧化作用。
提升眼睛的健康、肝功能。

●藍莓 ●紫地瓜 ●黑醋栗
●茄子 ●紅酒 ●葡萄的果皮
●黑豆

α-胡蘿蔔素
類胡蘿蔔素的同類

【功效】

抗氧化作用。
提升免疫力、預防癌症。

●胡蘿蔔 ●南瓜
●玉米 ●棕櫚油

薑黃素
類黃酮的同類

【功效】

肝臟中的解毒作用。
促進膽汁分泌。

●鬱金（薑黃）
●辛香料
●食品添加物（醃蘿蔔的上色材料）

茄紅素
類胡蘿蔔素的同類

【功效】

抑制癌細胞增生。
遠離紫外線的傷害。

●番茄 ●胡蘿蔔
●西瓜 ●小葉胡頹子

β-隱黃素
類胡蘿蔔素的同類

【功效】

抑制癌症、強化皮膚與黏膜。

●橘子、柳橙這類柑橘類水果
●玉米

β-胡蘿蔔素
類胡蘿蔔素的同類

【功效】

抗氧化作用。
保護眼睛與黏膜的健康。

●胡蘿蔔 ●菠菜
●綠花椰菜 ●韭菜
●山茼蒿

葉黃素
類胡蘿蔔素的同類

【功效】

保護眼睛不受紫外線傷害。

●菠菜 ●綠花椰菜
●甘藍 ●蛋黃

槲皮素
類黃酮的同類
與視黃醇結合會轉換成蘆丁

【功效】

抗氧作作用。
讓末梢血管變得更強壯。

●洋蔥 ●綠茶
●胡蘿蔔

玉米黃素
類胡蘿蔔素的同類

【功效】

維持眼睛健康。

●玉米 ●蛋黃

蝦青素
類胡蘿蔔素的同類
※常見於動物（海鮮）而非植物

【功效】

抗氧化作用。

●鮭魚 ●蝦子 ●螃蟹
●鮭魚卵 ●鯛魚

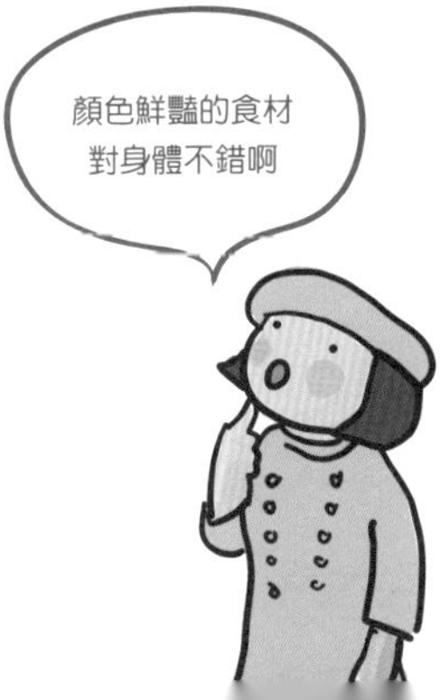
顏色鮮豔的食材
對身體不錯啊

植物的辣、苦、澀
都含有有益身體健康的成分

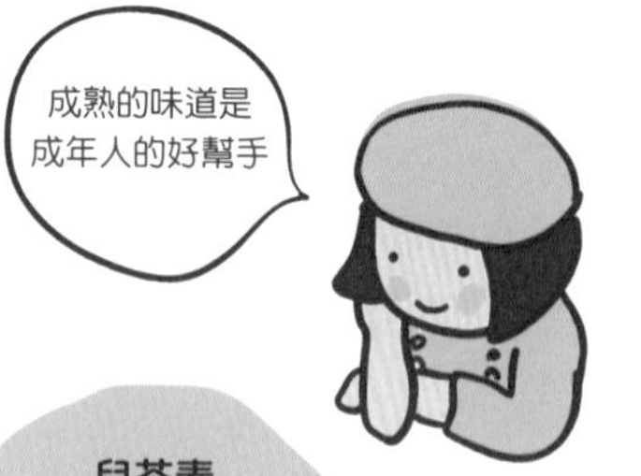
成熟的味道是
成年人的好幫手

綠原酸
類黃酮的同類
也是芳香成分

【功效】
抗氧化作用。
可防止細胞突變。

- 咖啡
- 馬鈴薯與地瓜的皮

薑烯酚
類黃酮的同類
※加熱後變成薑油

【功效】
促進血液循環。保溫。
改善手腳冰冷。

- 生薑

兒茶素
類黃酮的同類

【功效】
抗氧化、殺菌作用。

- 綠茶
- 紅茶
- 烏龍茶

單寧酸
類黃酮的同類

【功效】
止瀉、整腸。

- 茶
- 紅酒
- 柿子

苦瓜素
類黃酮的同類

【功效】
抑制活性氧的壞處。
讓微血管更強壯。

- 苦瓜

辣椒紅素
類胡蘿蔔素的同類
也是色素成分

【功效】
抗氧化作用。
抑制動脈硬化。
維持大腦功能。

- 紅椒

辣椒素
生物鹼的同類
也是芳香成分

【功效】
發汗、強化心臟。

- 辣椒

植物的香氣
也含有有益成分

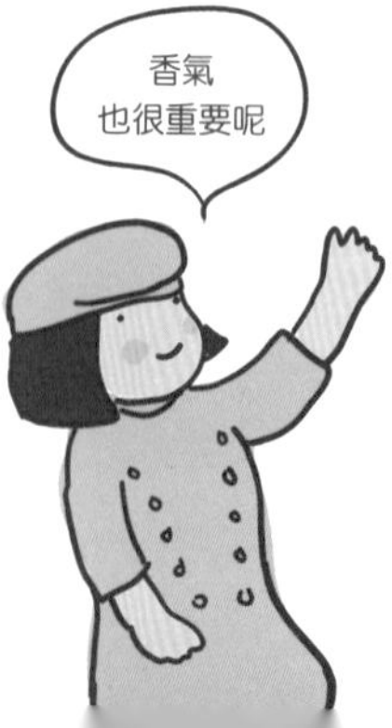
香氣
也很重要呢

檸檬烯
【功效】
放鬆效果。預防癌症。
強化免疫力。維護頭髮健康。

柑橘類的果皮

丁香酚
苯丙的同類
※不可過度攝取

【功效】
鎮痛。預防口臭。

- 丁香
- 月桂葉
- 肉桂
- 羅勒
- 香蕉

除了色、香、味之外，還有具重要功能的植化素

可可多酚
類黃同的同類

【功效】
抑制壞膽固醇增加。
紓緩壓力。

●可可 ●巧克力

大豆異黃酮
類黃酮的同類

【功效】
效果類似女性荷爾蒙（雌激素）。
抗氧化作用。

●大豆 ●豆腐 ●納豆
●黃豆粉 ●納豆 ●豆皮

褐藻素
類黃酮的同類

【功效】
抑制腫瘤。預防癌症。

●昆布 ●海帶芽 ●羊栖菜 ●海蘊

大豆皂角苷
類黃酮的同類

【功效】
預防便祕。促進脂質代謝。

●大豆 ●納豆 ●豆漿

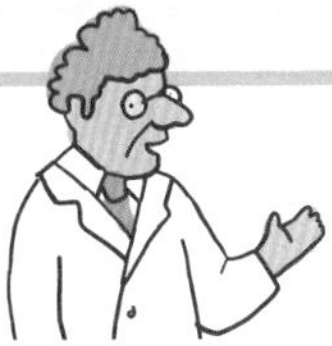

植化素除了能以顏色、味道、香氣分類，
還有下列的分類方式喲。

● 類胡蘿蔔素

色素成分有很多是屬這類。除了植物性食品之外，動物性食品也含有這類植化素。大致可分成胡蘿蔔素類與葉黃素類，兩者都屬於脂溶性，用油烹調可提升吸收率。也有抗氧化（參考P70）與抑制癌症的效果。

● 多酚

色素、苦味成分。就分子構造而言，是碳（C）原子成六角形排列，然後有多個羥基（OH）與碳相連的化合物總稱。是紅酒與咖啡之中為人熟知的成分。具有顯著的抗氧化效果與促進荷爾蒙分泌的功能。

● 類黃酮

與胡蘿蔔素一樣同屬色素成分，性質卻是水溶性。由於會溶在水裡，所以燉煮或做成湯品時，記得連湯汁一併攝取。除了具有顯著的抗氧化效果，也能讓微血管變得更強壯。

大豆異黃酮、花青素、兒茶素這類水溶性色素的成分，同時屬於多酚與類黃酮這兩個族群。

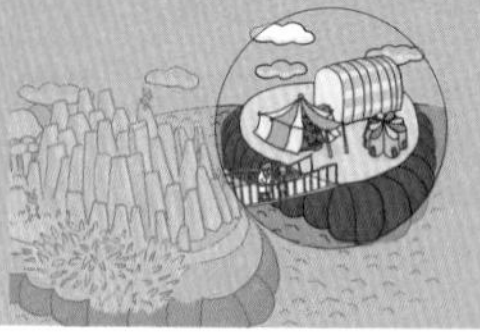

F L O W E R T O I L E T

花朵廁所

看到一棟很可愛的建築物。

是花朵的溫室嗎？不是啦，妳看錯囉。

這裡是「花朵廁所」。

是營養公園的廁所。

「對公園而言，有一間乾淨舒適的廁所是非常重要的，而人體也得讓負責排泄與製造大便的大腸保持在一個良好的的狀態。大腸也是許多細菌工作的地方，而這些腸內細菌和營養素也有關係，能幫助我們維持健康喲」。

讓我們在這裡請教博士對於腸內細菌的了解吧。

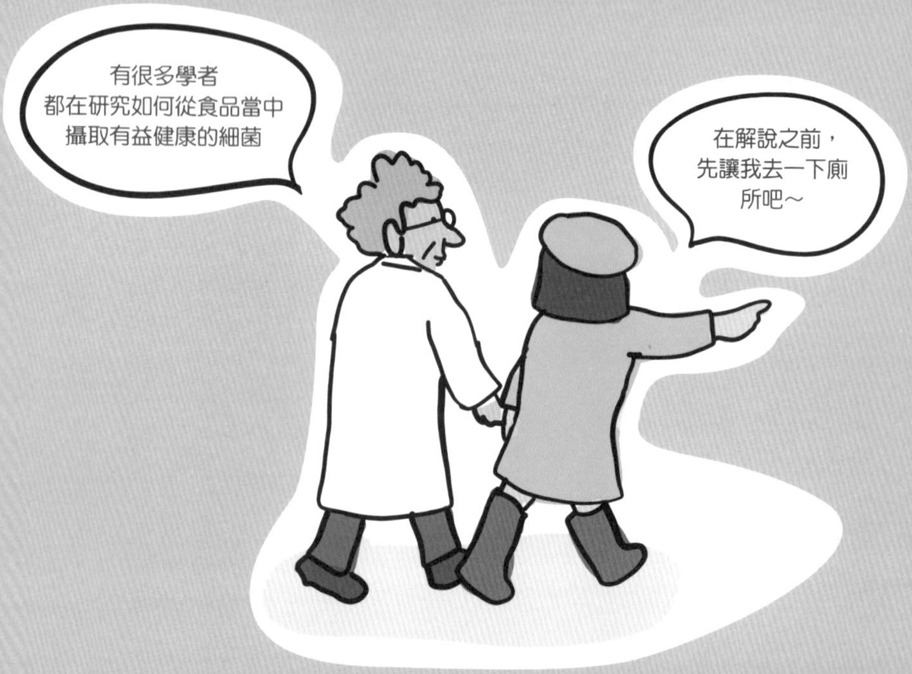

有很多學者都在研究如何從食品當中攝取有益健康的細菌
在解說之前，先讓我去一下廁所吧～

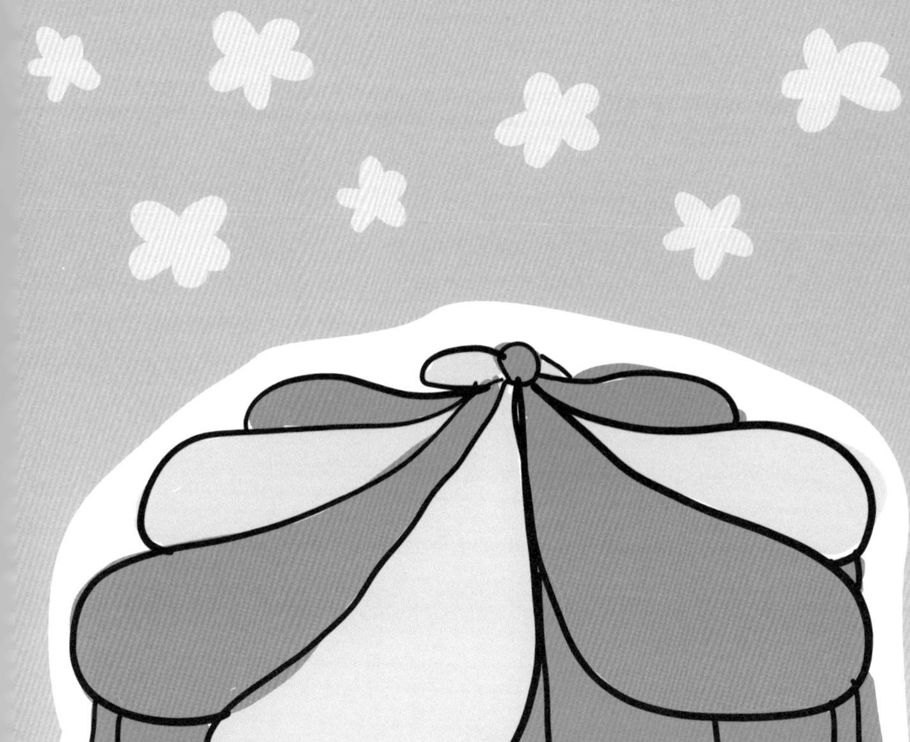

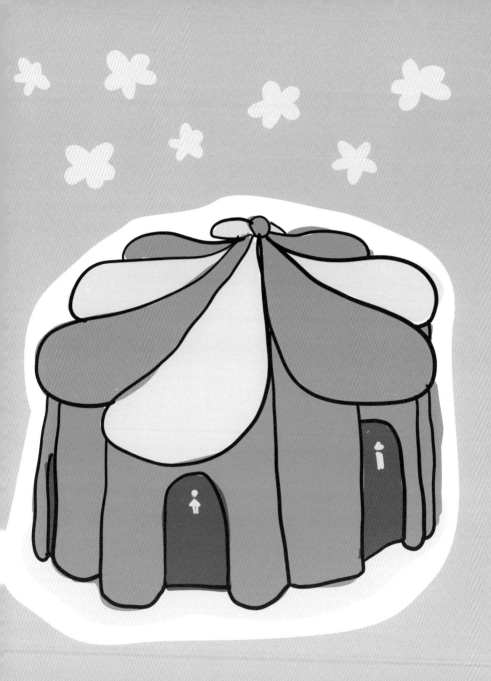

聽說為了讓好的腸內細菌增加、讓大腸維持良好狀態，這間「花朵廁所」若是由腸胃狀況良好的人使用就會發出光芒。

腸胃若是健康，身心也會充滿活力！腸胃是維持健康與美貌的關鍵

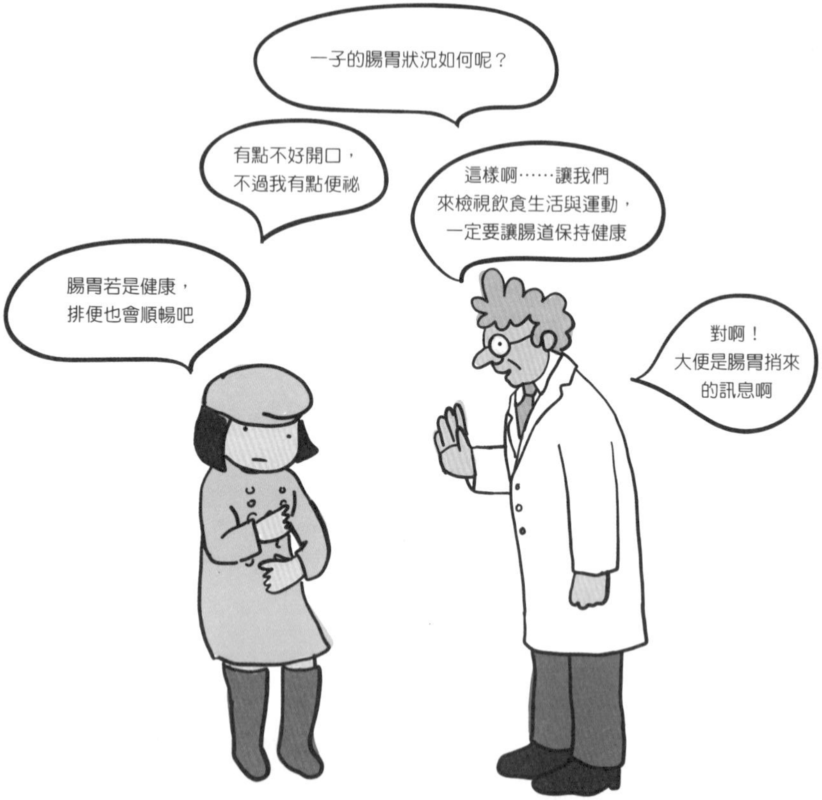

人體的腸道約有100種好菌與壞菌，數量高達100兆個左右。消化器內的終點「大腸」不只是整合食物殘渣的地點，而是左右人體健康的重要器官。而讓大腸得以發揮作用的就是腸內細菌。

腸道的壞菌若是增加，就有可能會引發傳染病、過敏、自體免疫疾病、發炎性大腸炎、肥胖、動脈硬化、壓力性疾病等，會對身體很多部分造成影響。當然也會出現便祕或腹瀉的症狀。

壞菌增加的主因是飲食生活、壓力、年齡與運動。

身心健康的人都有美麗的腸內菌叢？

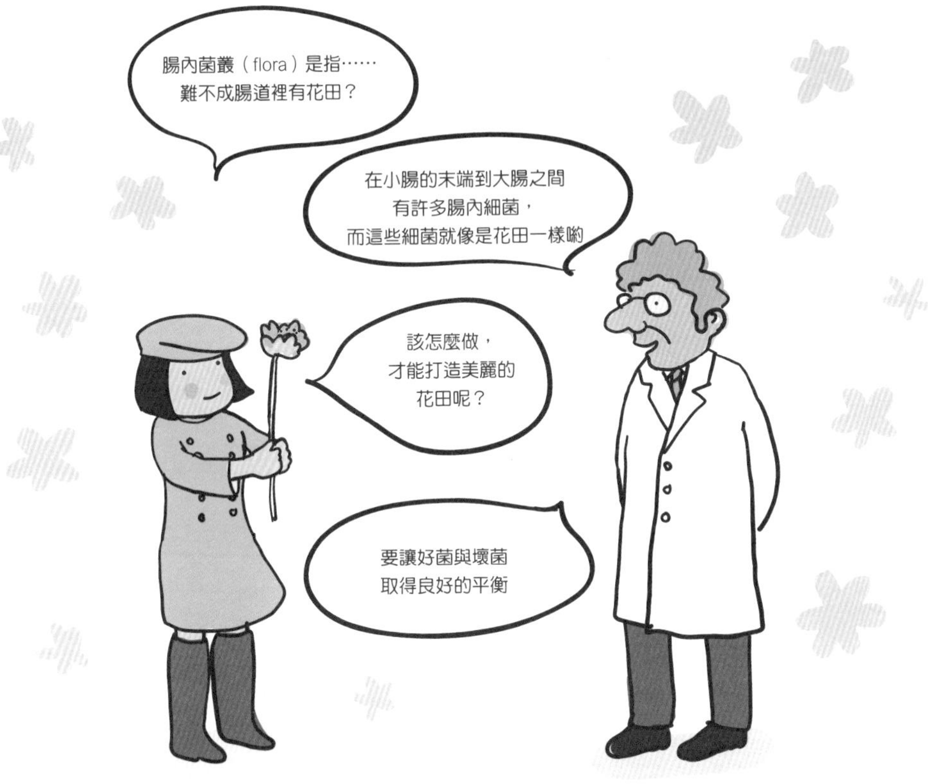

腸內細菌除了好菌（益菌）與壞菌（腐敗菌）之外，還有機會性致病菌（視腸道狀況決定要成為好菌還是壞菌的同伴）。
這些細菌的比例為「2：1：7」是腸內菌叢最理想的狀態，但是腸內菌叢的狀態會隨著年齡、體質、身體狀況等因素而時常改變。如果這三種菌的比例失衡，就會對腸道與全身造成不良影響。
好菌的代表有「比菲德氏菌」、「乳酸桿菌」、「乳酸球菌」、「糞鏈球菌」、「嗜酸乳桿菌」。壞菌的代表有「產氣莢膜梭菌」、「葡萄球菌」、「範永氏球菌」。機會性致病菌則有「大腸桿菌」、「擬桿菌」。
順帶一提，腸道內的壞菌若太少，當惡劣的壞菌入侵時就會無法與之抗衡。

好菌具有抑制壞菌增加的力量

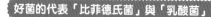

好菌的代表「比菲德氏菌」與「乳酸菌」

說到好菌，就想到這兩種細菌。在粗略的分類裡，這兩種細菌常被歸為同類，但其實「比菲德氏菌」曾有很長一段時間被認為是一種「乳酸菌」。不過當發現這兩種細菌具有不同的功能後，就被分類成不同的細菌。

「比菲德氏菌」與「乳酸菌」的差異

兩種細菌都被歸類為「益菌」，對腸道以及身體都有幫助，但在性質上卻有很大的差異。

「比菲德氏菌」主要棲息於「人類或動物的腸道」，「乳酸菌」卻在自然界中四處可見，除了人類與動物的腸道之外，也會棲息在牛奶、乳製品、醃菜這類發酵食品內。而且「比菲德氏菌」屬於絕對厭氧菌，只要有氧氣就無法存活，但是「乳酸菌」接觸到氧氣也沒關係。此外，「比菲德氏菌」可製造「乳酸」與具有殺菌力的「醋酸」，但是「乳酸菌」只能製造「乳酸」。再者，「比菲德氏菌」可製造維他命B群（P78～P85）。

「比菲德氏菌」會以寡醣為食（P49），然後在腸道內不斷增加，所以含有寡糖的食品才會被當成是調整腸道環境的食品使用。不過這類食品對腸道沒有「比菲德氏菌」的老年人沒有效果。

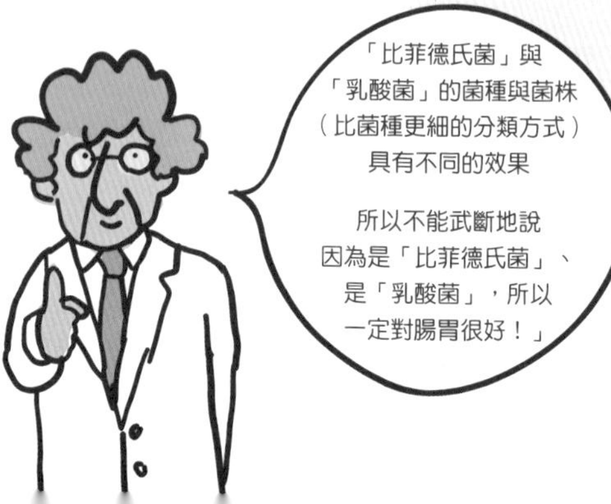
「比菲德氏菌」與
「乳酸菌」的菌種與菌株
（比菌種更細的分類方式）
具有不同的效果
所以不能武斷地說
因為是「比菲德氏菌」、
是「乳酸菌」，所以
一定對腸胃很好！」

提到「比菲德氏菌」、「乳酸菌」非優格莫屬

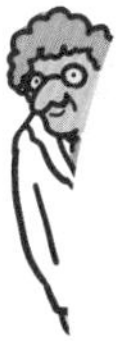

優格是在牛奶等乳製品中加入乳酸菌或酵母，使之發酵而成的食品，也被日本乳等省令（與奶及乳製品的成分規格有關的省令）定義為「發酵乳」。在不久之前，優格一直是有益腸道健康的代表食品，但現在還發現優格不僅能維護腸道健康，還能強化免疫力、預防與改善花粉症、改善異位性皮膚炎、皮膚粗糙、降低膽固醇值等等，擁有各種健康效果與美容效果，所以也為大眾所喜愛。

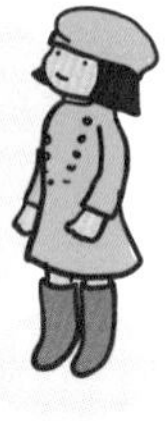

優格的優點如下。

❶因為乳糖不耐症而一喝牛奶肚子就會翻騰的人，也可以吃優格，從中攝取蛋白質、維他命這類營養。

❷含於牛奶的鈣（Ca）會與乳酸結合，轉換成為體內容易吸收的「乳酸鈣」，所以是有助攝取鈣質（Ca）的最佳食品。

❸牛奶中的部分蛋白質會被乳酸菌分解成胺基酸，所以能更有效率地消化、吸收蛋白質。

❹牛奶雖然不含維他命C，但是優格在發酵時會產生些許維他命C，所以優格含有一些維他命C。

含有「乳酸菌」、「比菲德氏菌」這類益菌的食品統稱「益生菌食品」。「益生菌」的基本概念為提升免疫力、預防疾病，而不是像抗生素一樣用於治療疾病。除了「乳酸菌」、「比菲德氏菌」之外，納豆菌、酪酸菌、糖化菌也都包含在內。

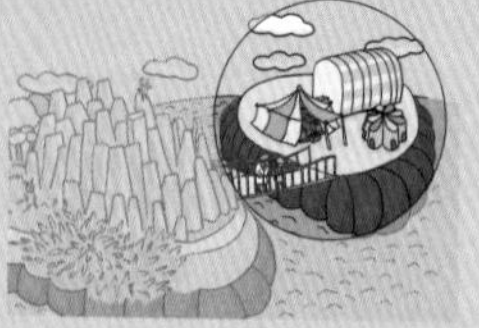

VISITOR CENTER

遊客中心

一子與博士抵達薩布蘭島的「遊客中心」，
這棟巨大的建築物裡存放了許多
有關營養素與營養的資料。
不過，這些資料一點也不難懂。
這裡還有許多能邊玩邊了解營養的設施喲！

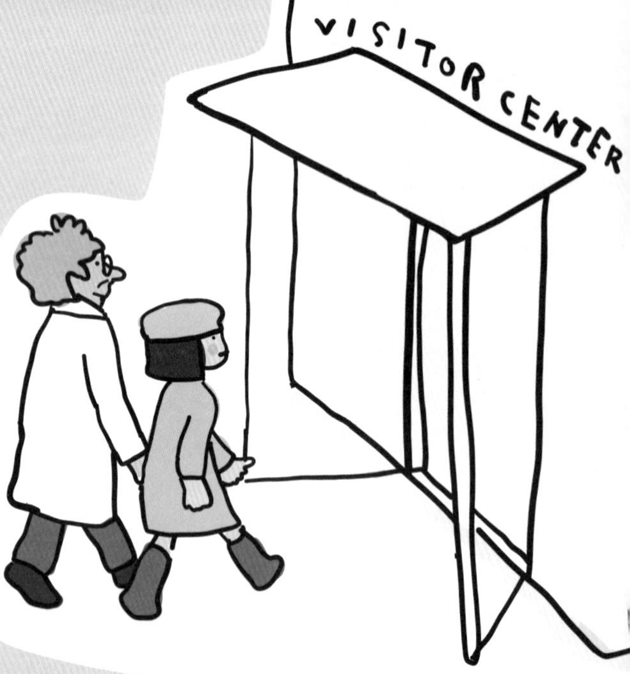

這次一子要去的是介紹營養素之間契合度的「營養素契合度診斷專區」，還有以面板解說對營養素有益或有害的「營養素的敵人？朋友？專欄」，最後還要去「健康均衡博士的房間」。

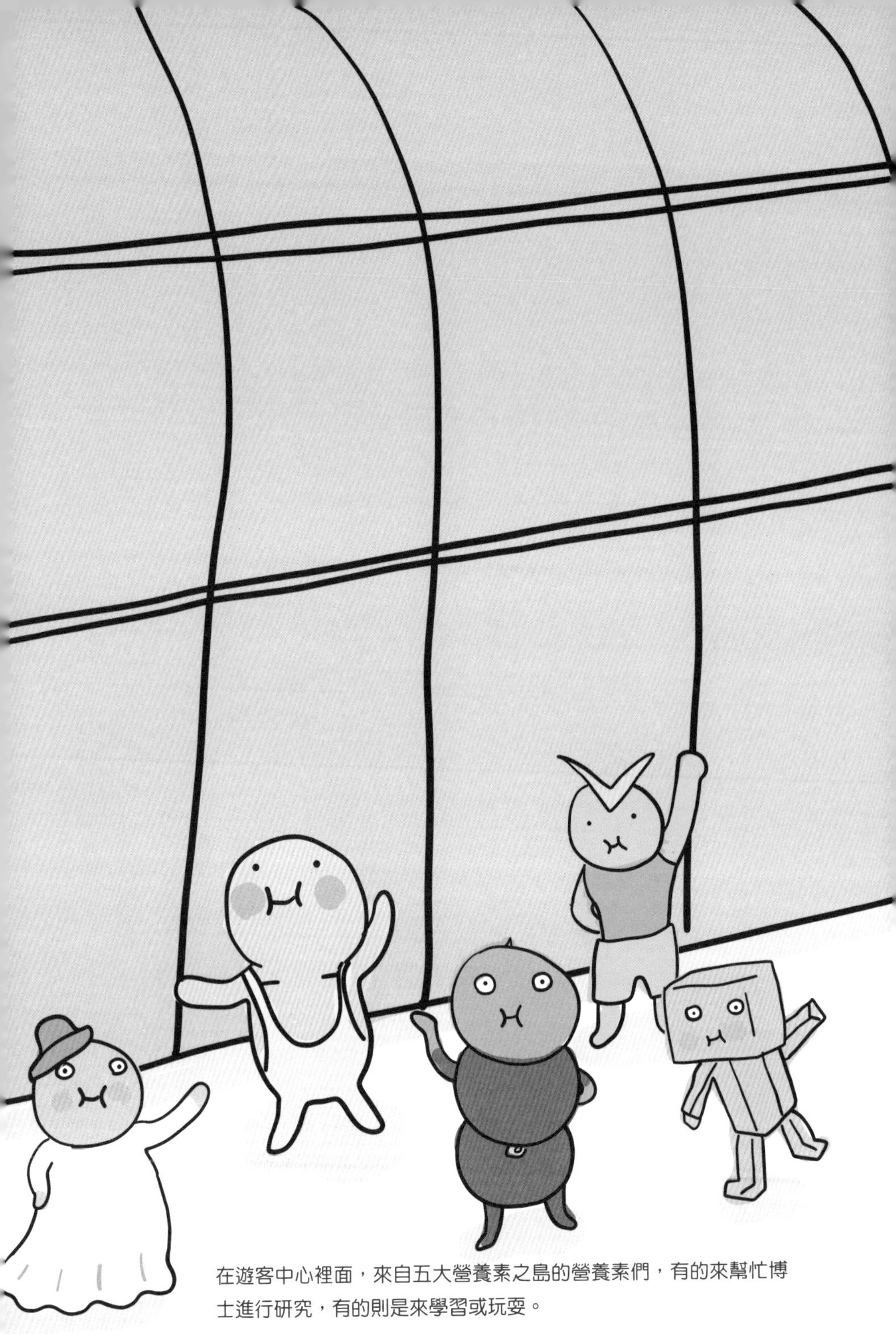

在遊客中心裡面，來自五大營養素之島的營養素們，有的來幫忙博士進行研究，有的則是來學習或玩耍。

營養素契合度診斷專區

雖然營養素自己一個人就能為身體帶來許多重要的效果，但如果能和其它契合度高的營養素攜手合作，就可發揮更強的作用。反之，如果是彼此不合適的營養素或成分處在一塊，就無法發揮原本的實力，還可能對身體造成不良影響。接下來讓我們看看營養素彼此的契合度吧。

相處和睦的營養素

一子遇見的各種營養素之中，有些是默契十足的好搭擋，常常同心協力、彼此互助來完成工作。
接著讓我們看看這些營養素的交友情況吧。
首先要看的是與三大營養素（蛋白質、脂質、碳水化合物（醣質））中感情融洽的營養素。

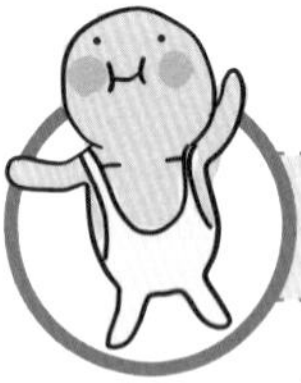

與蛋白質相處融洽的營養素

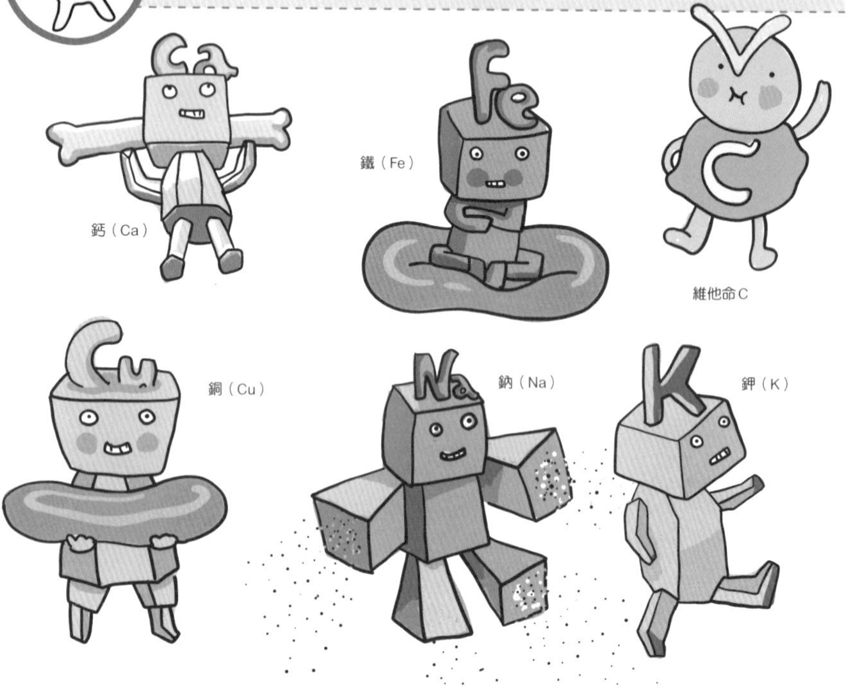

與脂質相處融洽的營養素

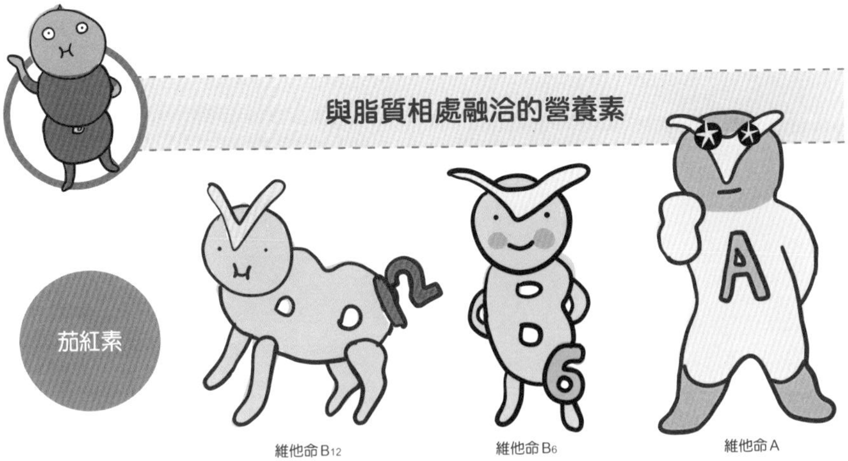

與醣質相處融洽的營養素

與膳食纖維相處融洽的營養素

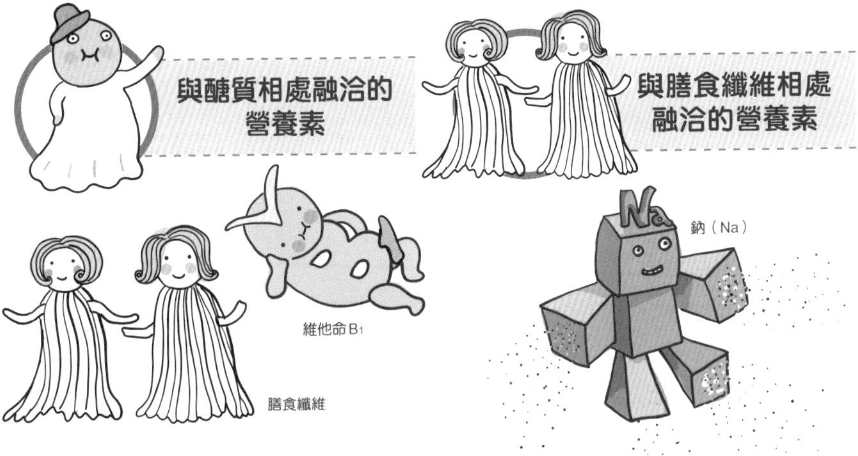

與三大營養素相處融洽的營養素

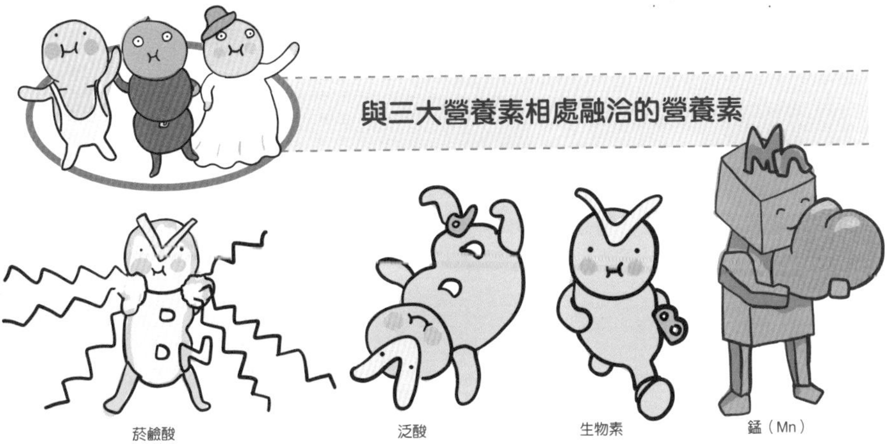

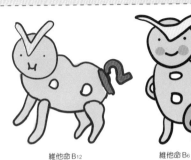

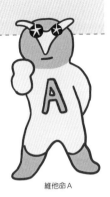

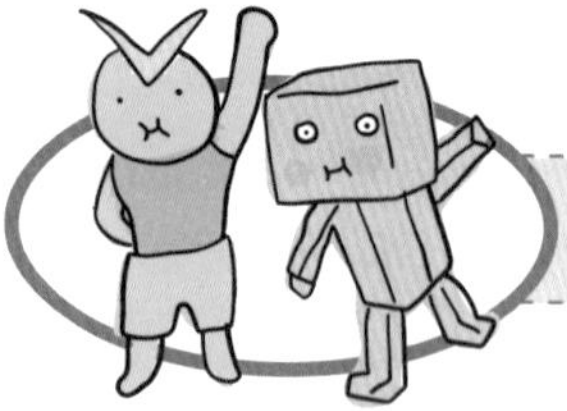

與維他命、礦物質相處融洽的營養素
維他命之間的好搭擋
維他命 B_2、維他命 B_6
維他命 C、泛酸
維他命 A、維他命 C、維他命 E
維他命 B_6、菸鹼酸
維他命 B_2、泛酸
葉酸、維他命 B_{12}
維他命 C、維他命 B_{12}
感情融洽的維他命與礦物質
鐵（Fe）
維他命 C
鈣（Ca）
維他命 A
鋅（Zn）
鉀（K）
鋅（Zn）
維他命 D
鈣（Ca）
維他命 K
鈣（Ca）
硒（Se）
β-胡蘿蔔素
硒（Se）
礦物質之間的好搭檔
鈣（Ca）
鐵（Fe）
銅（Cu）
草酸
皂素
鎂（Mg）
鉀（K）
鉀（K）
鈉（Na）
碘（I）
鈣（Ca）

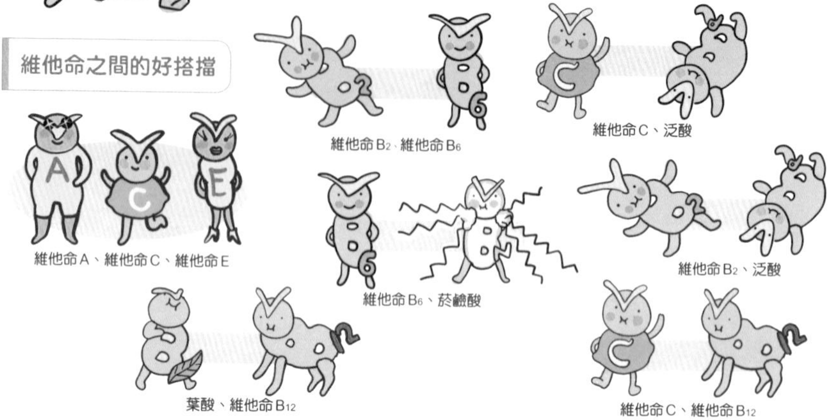

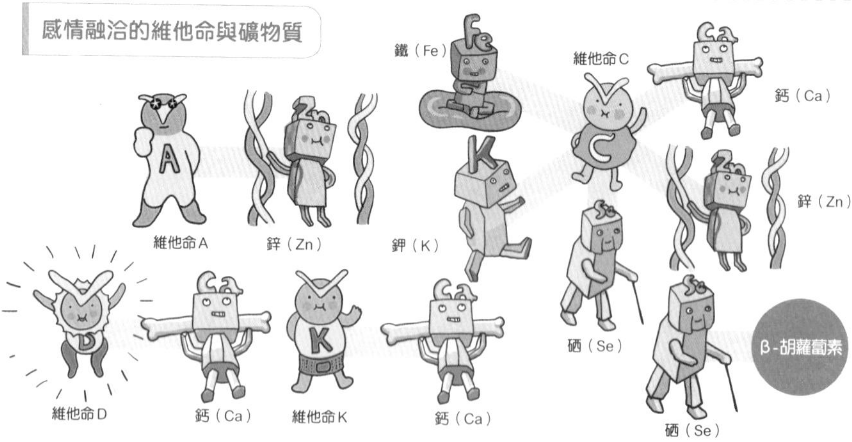

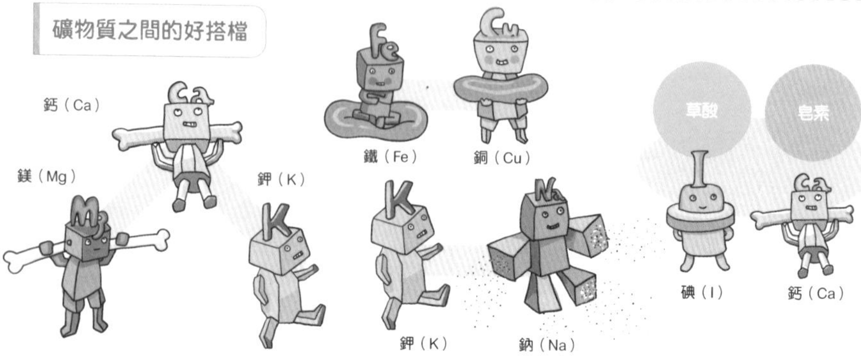

反目成仇的營養素

彼此不適合的營養素雖然不多，但還是有。那就是……

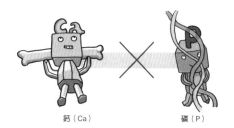

現代的飲食生活一不小心就會攝取太多磷（P）。磷（P）若是太多，鈣（Ca）就會變得難以吸收，甚至體內的鈣會溶解。鈣（Ca）與磷（P）的理想攝取比例為1：1。

營養素與其他成分互相對抗的例子不算罕見。

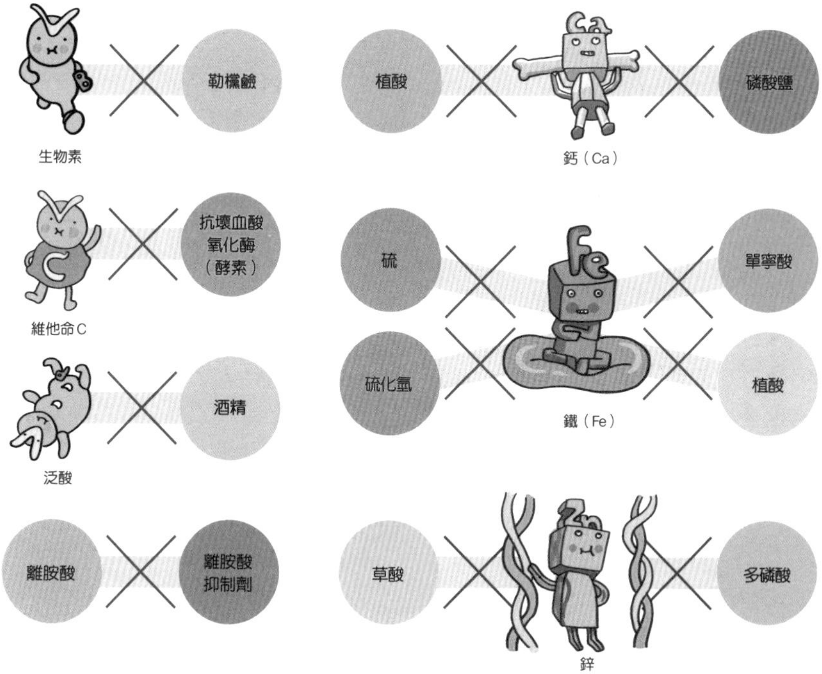

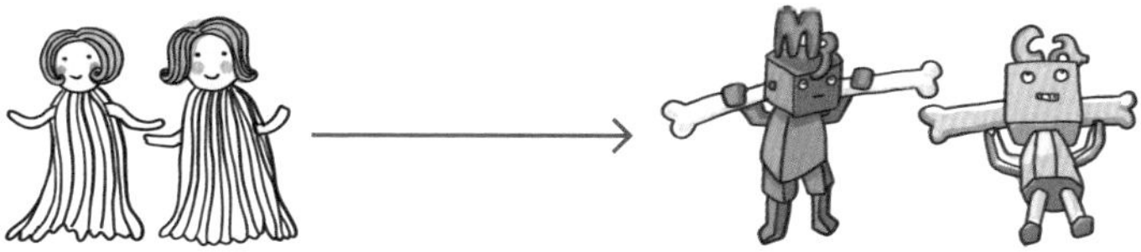

營養素的敵人？朋友？專欄

營養素的效果不會一直都一樣。會因為彼此之間相互影響，或周遭環境、攝取者的生活等因素而產生變化。

什麼時候、在哪裡，與什麼一起、怎麼吃？這些因素都會正面或負面影響營養素的功能。

所以到底哪些是營養素的敵人，哪些又是朋友呢？

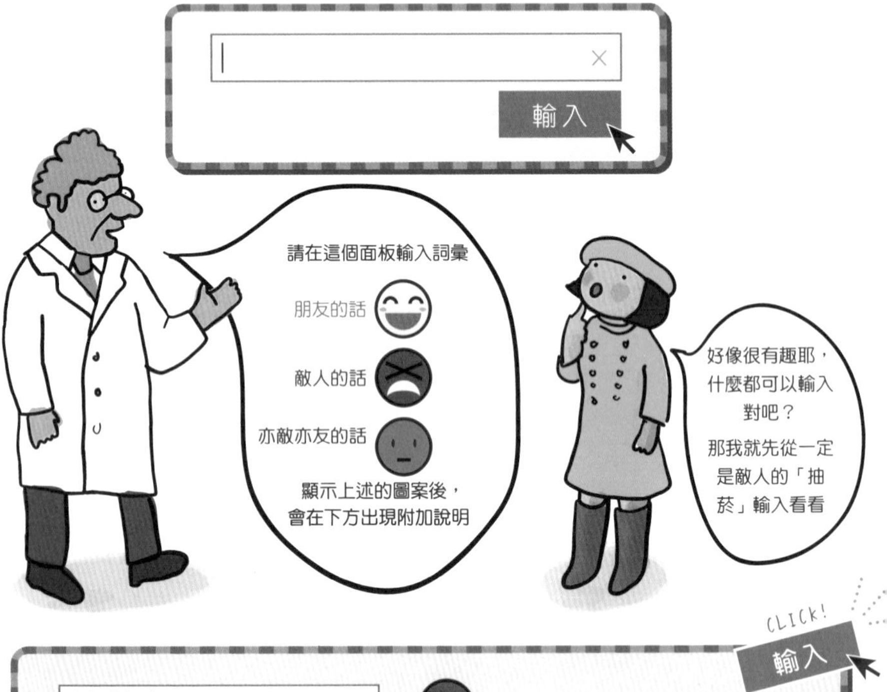

輸入
請在這個面板輸入詞彙
朋友的話
敵人的話
亦敵亦友的話
顯示上述的圖案後，
會在下方出現附加說明
好像很有趣耶，
什麼都可以輸入
對吧？
那我就先從一定
是敵人的「抽
菸」輸入看看
CLICK!
輸入

抽菸

被稱為「百害無一利」的「抽菸」，對營養素而言也是最大的敵人。香菸的煙霧含有4000種以上的化學物質，其中對於人體有害的物質高達200種以上。

最具代表性的有害物質為尼古丁、焦油、一氧化碳。有害物質會使人體的功能停止、傷害臟器，更是引發癌症或其他重病的原因。香菸會將營養素好不容易建好的身體破壞殆盡。

擁有抗氧化作用的β-胡蘿蔔素（維他命A）、維他命C、維他命E，雖然會頑強地抵抗這些有害物質以保護身體，但是香菸的煙霧是棘手的敵人，總是不斷地大肆破壞，尤其會猛烈地攻擊維他命C。只要2、3根香菸就足以消耗掉一天所需的維他命C。無法戒菸的人，一定得不斷地攝取維他命C才行。

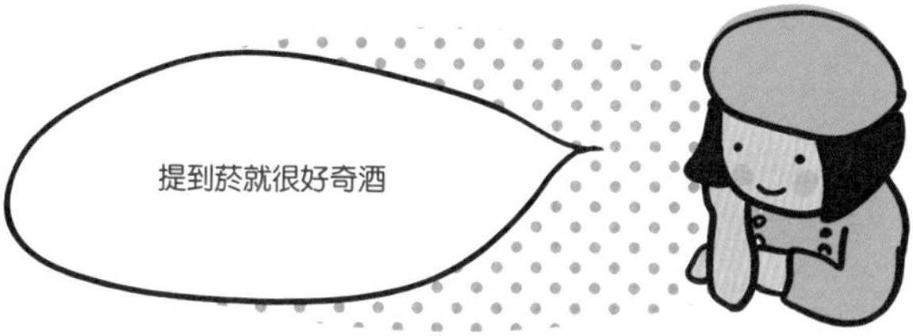

CLICK! 輸入

飲酒

俗話說「酒為百藥之長」。如果止於淺嚐的程度，的確可讓心情放鬆，也有益營養的消化與吸收。但不管怎麼說，酒精基本上都會妨礙營養素的吸收，分解酒精的過程也會消耗大量營養素，迫使身體所需的營養素被排出體外。

會被酒精影響的營養素多屬維他命與礦物質，而且蛋白質、脂質與醣質也會受到明顯的影響。換言之，酒精是所有營養素的敵人。

接下來讓我們舉出幾種營養素，看看酒精會對這些營養素造成什麼不良影響。

【維他命B_1】

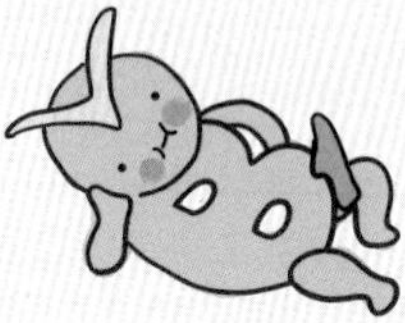

酒精在肝臟被分解時，會消耗大量的維他命B_1，讓體內的維他命B_1存量不足。過去好發於歐美的「魏尼克腦病」就是大量酒精造成維他命B_1不足所引發的疾病。由此可知，酒精就是造成體內維他命B_1大量減少的凶手。而且也會對維他命B_{12}與葉酸造成不良影響。

【鈉（Na）】

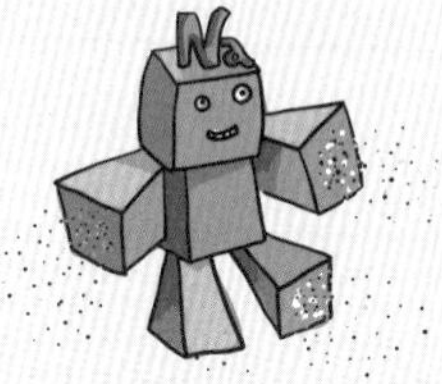

喝酒會讓鈉排出體外。酒精會讓體內的水分量增加，所以鈉就會因為利尿作用而排出體外。部分的礦物質雖然不會因為酒精的利尿作用而流失，但是鈉、鉀、鈣都會被排出體外，導致體內的存量不足。之所以會發生宿醉頭痛等症狀，就是因為鈉被排出體外。

【醣 質】

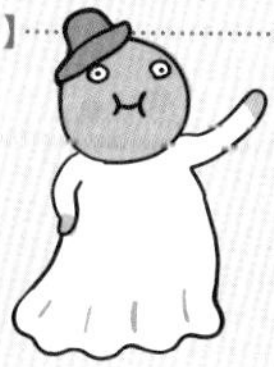

一旦肝臟為了要代謝酒精而忙得團團轉，於體內製造的醣分就會不足。就結果而言，會造成低血糖的問題，也會因此出現頭痛這類宿醉的症狀。雖然有人以酒代替米飯這類醣質的主食，但還是得適度地攝取醣質為佳。

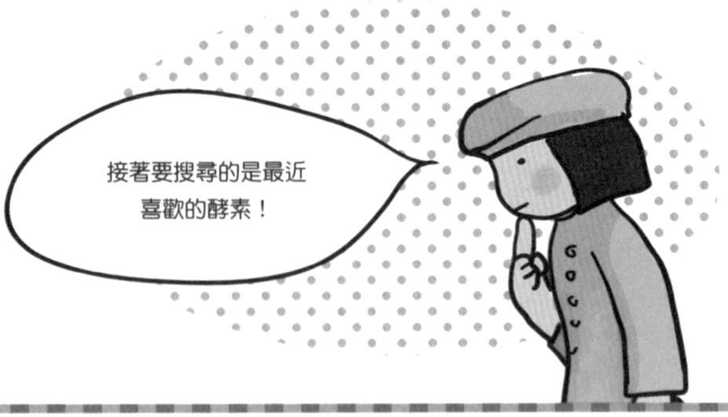
接著要搜尋的是最近
喜歡的酵素！

CLICK!
輸入

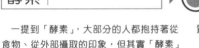

酵素

一提到「酵素」，大部分的人都抱持著從食物、從外部攝取的印象，但其實「酵素」在我們體內是非常活躍的物質。營養素若是缺乏酵素就無法正常發揮效果，所以酵素是營養素的幫手，換言之就是自己人。

體內的酵素可分成代謝酵素與消化酵素兩種。

代謝酵素存在於體內各臟器、組織，可幫忙產生能量、細胞再生或是修復基因，簡單來說就是為了讓我們活著而不斷地工作。

另一種消化酵素則是消化營養素時所需的酵素，例如蛋白質、脂質、碳水化合物都是由各種消化酵素消化，才能被身體吸收。最具代表性的有消化蛋白質的蛋白酶、消化脂質的脂肪酶以及消化醣質的澱粉酶。

順帶一提，代謝酵素＋消化酵素的單日生產量是恆定的，如果是健康的人，代謝酵素的比例會比消化酵素還高。

食品的酵素存在於生物裡。酵素一旦經過加熱就會死掉，也無法還原。要想輕鬆地攝取酵素可選擇果汁，但是酵素不太禁得起摩擦，所以最好以低轉速的果汁機製作，然後立刻喝掉。此外，發酵食品也是含有大量酵素的食品，所以可儘量攝取，不過要注意的是，別只攝取酵素，還要連帶攝取各種食物裡的營養素，才能真的有益健康。

蛋白酶	脂肪酶	澱粉酶
消化蛋白質	消化脂質	消化醣質

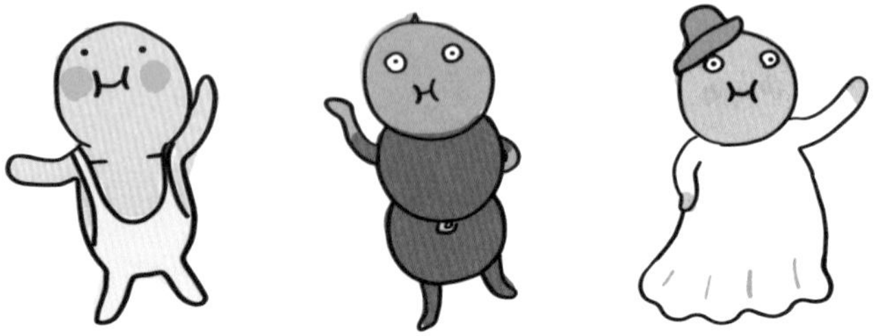

CLICK! 輸入

咀嚼

就算食物裡有很多優秀的營養素，無法進入體內發揮效果的話也是枉然。該如何攝取具有功效的營養素呢？重要的管道之一就是咀嚼，仔細咀嚼可讓營養素發揮效果。

接著為大家進一步具體說明。咀嚼可讓任何食物變得細碎，然後讓食物與唾液所含的消化酵素，也就是所謂的澱粉酶混合，到了胃部或腸道之後，又會與其他的消化酵素混合，進而完整地消化。再者，咀嚼可讓大腦對消化器官發出「這個人開始吃飯了，請消化器官跟著動起來」的指令，讓營養素的消化能更順暢地進行。每一口飯咀嚼30次是最理想的，就算是很忙碌的人，也盡可能在有限的時間內將食物嚼成糊狀再吞進肚子。

話說回來，咀嚼不僅有利攝取營養素，也有其他很棒的效果。一如在日本要提倡細嚼慢嚥時，都會提出「**卑彌呼的牙齒很棒**（ひみこのはがいーぜ，念法為himikonohagaize）」這句口號。

「hi」 **預防肥胖。**
「mi」 **促進味覺發育。**
「ko」 **讓咬字更加清晰。**
「no」 **讓大腦更加發達。**
「ha」 **預防牙齒、牙齦的疾病。**
「ga」 **預防癌症。**
「i」 **改善腸胃功能。**
「ze」 **提升全身的體力，面對任何事情能夠全力以赴。**

許多人都覺得果汁、蔬果昔、營養補充劑能輕鬆攝取維他命與礦物質，所以常常飲用，但是這類食品充其量只是輔助，還是希望大家能仔細咀嚼保持原本形狀的蔬菜。若以不同的角度來看，蔬果昔算是流質食物。建議大家依照原本形狀的蔬菜、蔬果昔或果汁、營養補充劑的順序攝取蔬菜。

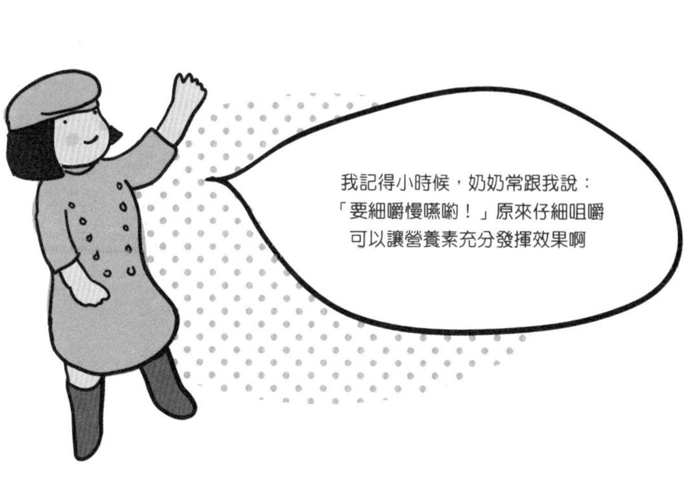
我記得小時候，奶奶常跟我說：
「要細嚼慢嚥喲！」原來仔細咀嚼
可以讓營養素充分發揮效果啊

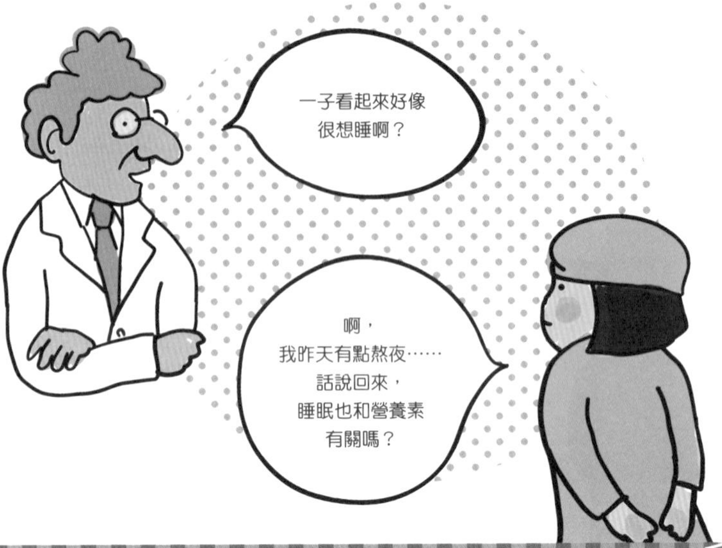
一子看起來好像
很想睡啊？
啊，
我昨天有點熬夜……
話說回來，
睡眠也和營養素
有關嗎？

CLICK!
輸入

睡眠

「吃飽就睡會變成豬」這句俗諺與營養素的消化吸收無關，只是為了讓小孩守規矩才產生的說詞。食物進入體內之後，血液會為了消化食物而前往消化器官，大腦的血液量就會因此下降，所以為了能緩慢地消化與吸收營養素，躺下來或是放鬆心情，對於營養素的消化與吸收是有幫助的。就連國外也有吃完午餐後睡午覺（西班牙語的siesta）的習慣。日本也有「餐後一睡治萬病」、「就算雙親過世，吃飽後也要睡一覺」這類建議用餐後放鬆的俗諺。

就算用餐後要躺著，也絕對不能熟睡。睡覺的時候，身體也會跟著休息，內臟也會不工作，所以立刻睡著的話就會對腸胃造成負擔。吃飽飽立刻睡覺的確不是好事情，人體是在晚上睡覺的時候自行修復或製造的。骨頭在晚上形成，肌肉在晚上修正，體內的酵素也是在晚上製造。

晚上睡覺是讓營養素正常發揮實力的強力幫手，由其是在晚上攝取蛋白質，可增加肌肉，常言道「一瞑大一寸」就是這個道理。不過，就寢前進食會造成肥胖的問題，所以千萬別吃太多喲。

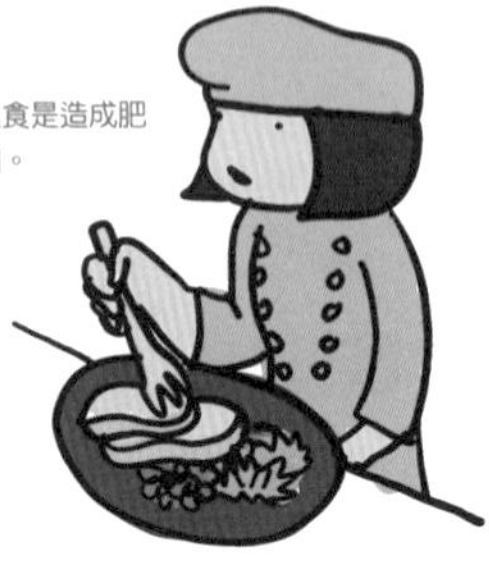

就寢前進食是造成肥胖的原因。

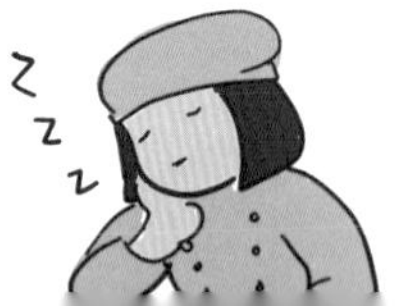

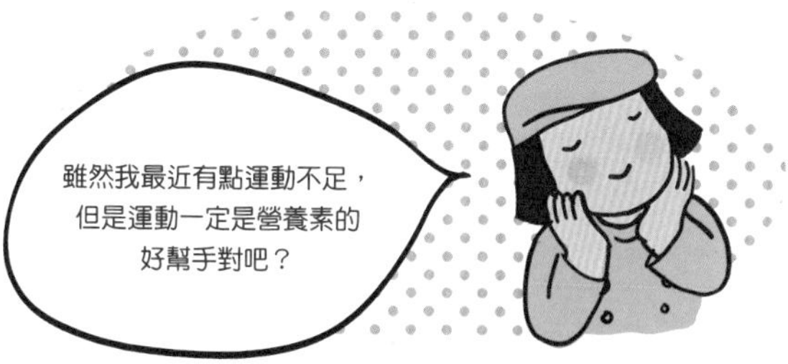

CLICK!

輸入

運動

適度的運動是營養素的好幫手，但是激烈運動到出現心悸、喘不過氣的話，會使活性氧類增加，營養素也會劇烈消耗，就成了營養素的敵人。運動是否適度必須依照年齡、性別以及各種情況決定，而且也要適當補充營養素，才能有助健康。適度的運動之一就是走路。有許多有益健康的走路方式，但第一步還是得先養成步行的習慣。

與適度運動是好搭擋的是蛋白質。運動與蛋白質合作可增加肌肉。雖然不用練成渾身肌肉的健美先生，但是不論男女老幼，都應該具有一定程度的肌肉量。製造肌肉可讓基礎代謝率提高，也能培養體力，打造不易生病的體質。蛋白質含有能打造肌肉的BCAA胺基酸（支鏈胺基酸），這是含有纈胺酸、白胺酸、異白胺酸這三種含有必需胺基酸的物質。例如乳清蛋白（製造乳清、起司或優格時產生的水溶液）或雞蛋的蛋白質。

鈣也是將適度的運動視為好幫手的礦物質。如果能加上維他命D，就能對骨頭產生更好的影響。造好的骨頭，並不會一直保持在相同的狀態，而是會經歷造骨、損壞、替換的循環過程。而適度運動帶來的效果，有助於讓損壞的骨頭中的鈣再度形成新骨頭。

邁入高齡後，肌肉會減少，骨頭的密度也會下降。運動機能也會下滑，有可能出現運動障礙症候群的症狀。想要健康地活著，延長健康的壽命，就該攝取蛋白質、鈣質與維他命D這類營養素，然後搭配適度的運動。

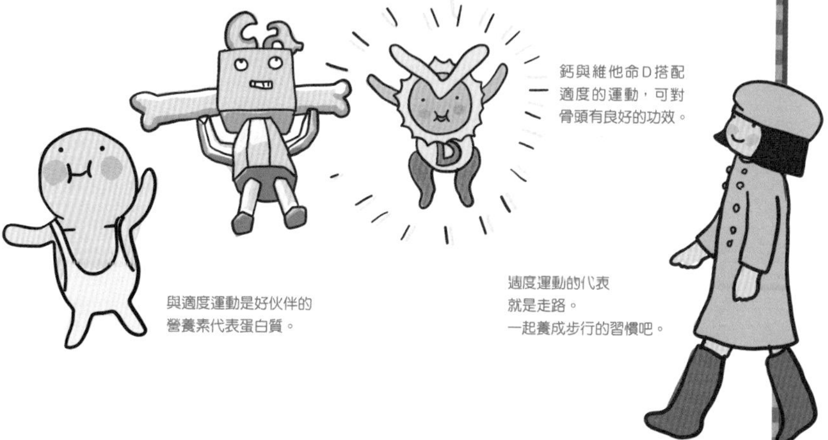

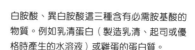

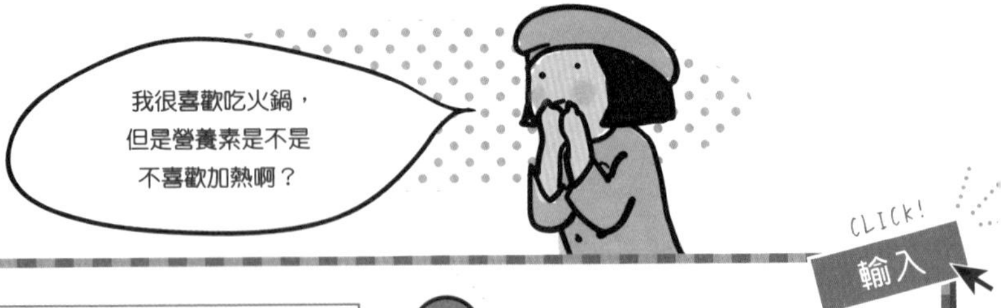
我很喜歡吃火鍋，
但是營養素是不是
不喜歡加熱啊？
CLICK!
輸入

加熱

有些營養素會因為加熱而減少營養價值或消失，尤其是水溶性的維他命更是會因為加熱而嚴重流失。脂肪酸的n-3也會因為加熱而氧化，效果跟著大打折扣。此外，非營養素的酵素也會因為加熱而失效，不過，也不能就此斷言加熱過的料理是營養素的天敵。有些食材雖然具有相同的營養素卻比較耐熱，例如馬鈴薯的維他命C就比較不會因為加熱而流失。此外有些營養素或機能性成分會因為加熱而變得更有效，例如番茄的β-胡蘿蔔素、茄紅素就會因為加熱而變得更容易吸收。被譽為醫學之父的希波克拉底也曾說過「不要吃太多加熱的食物」，雖然建議生食，但還是要均衡地攝取生鮮的食物與加熱過的食品。

脂肪酸的n-3會在加熱之後氧化，失去原有的效果。

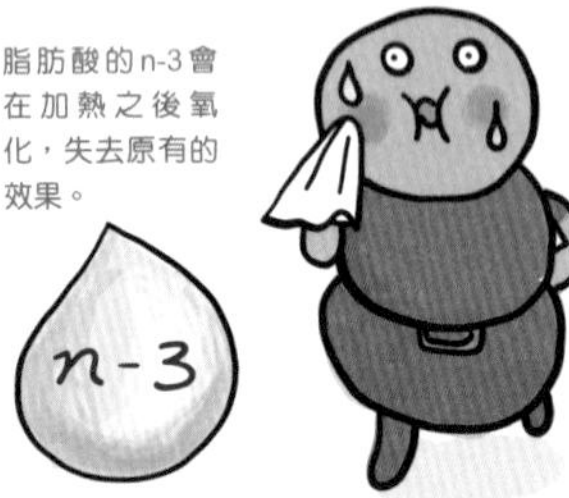
n-3

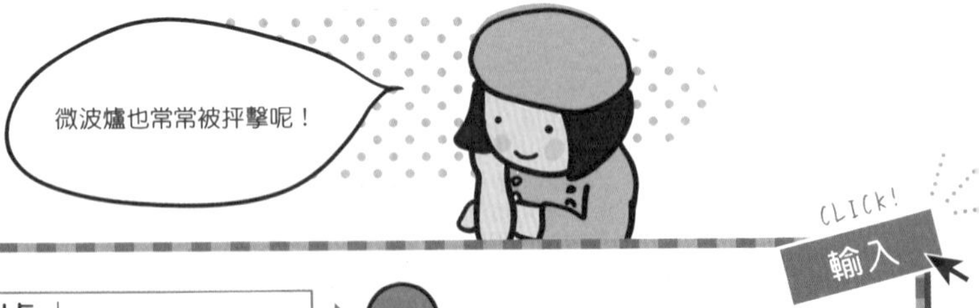
微波爐也常常被抨擊呢！
CLICK!
輸入

微波爐

會因加熱流失的營養素，也會因為使用微波爐加熱而流失。雖然有不少資訊都說微波爐不好，但現今大多沒有提出證據或是詳加說明。此外，有許多說法認為微波爐除了會讓營養流失，也會增加萬病之源的「活性氧類」，但到底在什麼樣的溫度下加熱多久，才會造成這種情況，至今也還沒有具體的數據。即使缺乏具體的證據，也無法就此斷言「微波爐是營養素的夥伴」。雖然微波爐還缺乏有利健康的確切證據，但是它那強勁的殺菌力絕對是避免食物中毒的強力幫手。

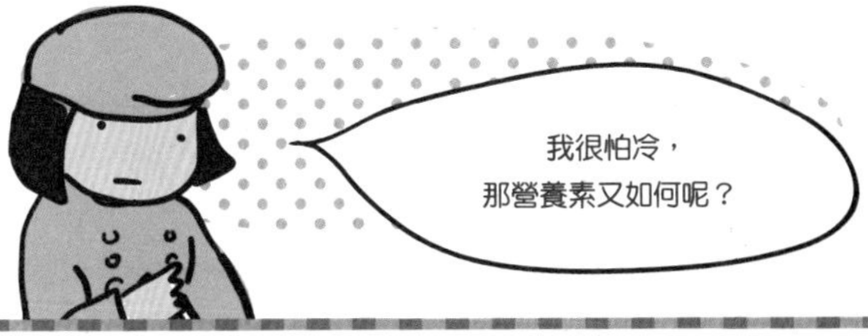
我很怕冷，
那營養素又如何呢？

CLICK! 輸入

冷凍

比起直接保存，有不少食品的營養素都可透過冷凍減少損失。而且就實驗或理論而言，部分資訊也指出某些營養素甚至還會增加，不過，這只限於徹底的急速冷凍，然後依照各種食品的特性解凍的情況。比起存放，趁新鮮時吃一定是最理想的，尤其是在家裡的冷凍更是要注意，別因為是冷凍就長期存放在冰箱。

市售的冷凍蔬菜，都是當令採收然後急速冷凍的種類，所以比起食用非當季的生鮮蔬菜，冷凍蔬菜的營養價值更值得期待。最棒的是當令的新鮮蔬菜，其次則是當令的急速冷凍蔬菜，再其次是非當令的蔬菜，而排在最後的則是一直放在冰箱，冰到都發黃發軟的蔬菜。

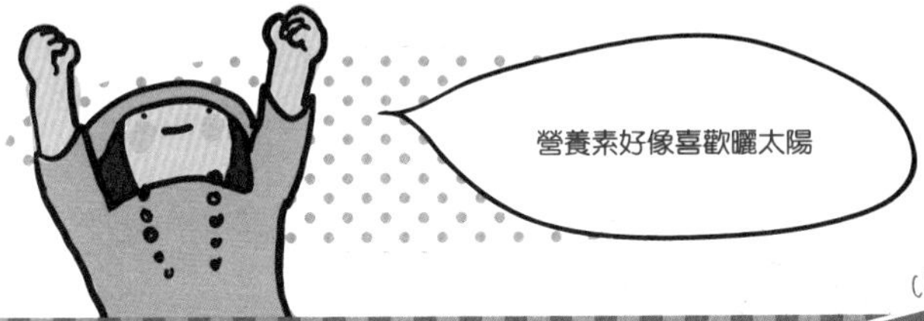
營養素好像喜歡曬太陽

CLICK! 輸入

日曬乾燥

放在太陽底下曬乾，會比單純讓食物乾燥更能濃縮營養素或是增加新的營養成分。乾貨的代表之一「乾香菇」就比生香菇還含有高10倍的維他命D。不過，若想增加營養素，最好是放在太陽底下曬。若是買到以乾燥機製造的「乾香菇」，不妨放在太陽底下曬一曬。「蘿蔔乾」除了含有甜味成分的麩胺酸，同時也有許多的營養素，例如鈣、維他命B_1、B_2、膳食纖維與鐵分都在其中。

乾燥食品中的冷凍乾燥食品，是將食物放在真空狀態下，降低氣壓，抽乾水分製成的食品。這種可長期保存的食品已普及到家庭，甚至被當成保存糧食使用，但是營養價值夠嗎？一般認為，這種食品不是以高溫的方式乾燥，所以比較不會流失不耐熱的維他命類的營養素。

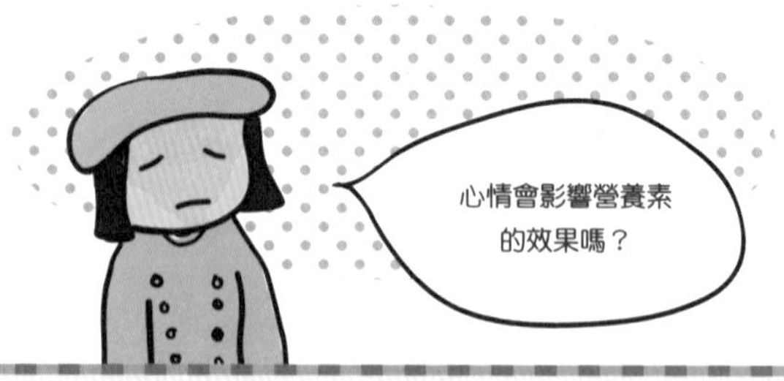
心情會影響營養素
的效果嗎？

CLICK! 輸入

精神上的壓力

一如精神營養學這個領域所闡述的，營養素不僅與身體層面的營養有關，也與精神層面息息相關。若是長期承受精神壓力，營養素的消耗就會比日常生活來得快，也會不斷流失，還會無法運送到原本需要的組織當中，使得營養素不足，所以壓力絕對是棘手的敵人。那麼營養素是如何因為壓力消耗的呢？感受到壓力時，人體會產生皮質醇這類壓力荷爾蒙或腎上腺素、多巴胺、去甲基腎上腺素、血清素這類神經傳導物質，以便應付壓力。這些荷爾蒙、神經傳導物質的原料就是蛋白質的胺基酸。為了面對壓力，維他命B_6、維他命C、維他命D、鐵、鋅等也會消耗。為了抵抗壓力、從壓力之中重新振作，就必須大量攝取那些因為壓力而流失的營養素。

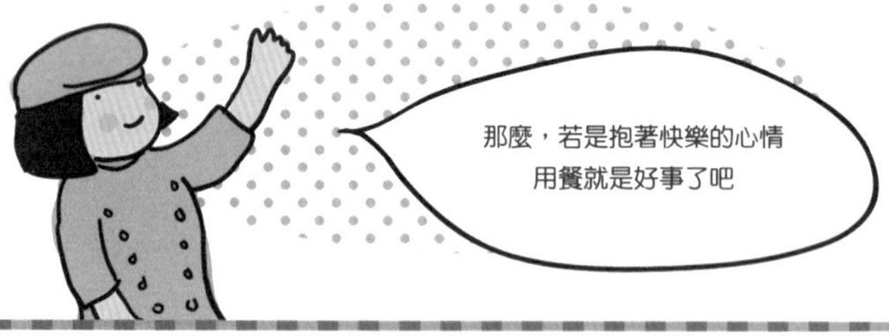
那麼，若是抱著快樂的心情
用餐就是好事了吧

CLICK! 輸入

開朗快樂的心情

「快樂用餐，就能攝取營養」一如日本這句俗諺，以開朗快樂的心情用餐時，消化酵素的分泌就會增加，消化器官也會活力滿滿地動起來，營養素的吸收也會變好。用餐雖然是為了打造身體、產生能量的行為，但也不要忘記在用餐時細細品嘗美味以及讓心情保持穩定。

中國有句俗諺提到「吃飯皇帝大」。放鬆心情，以緩慢的節奏用餐，對身體裡的營養素也是一種加分。

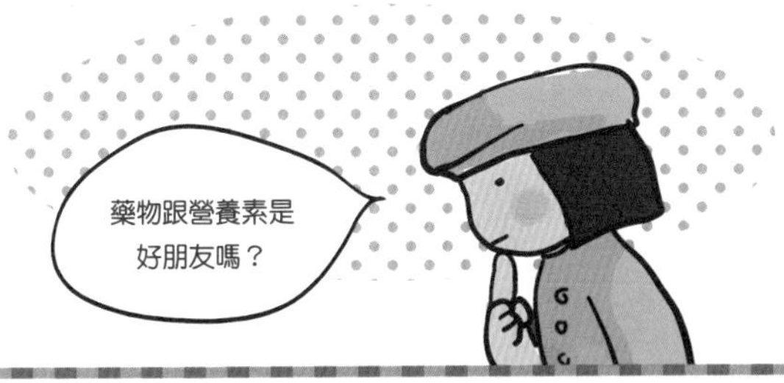
藥物跟營養素是
好朋友嗎？

CLICK! 輸入

藥物

大部分的藥物都不會對食品的營養素造成太大的影響，只有少部分會妨礙營養素的效果，或是營養素反過來在妨礙藥品的效果，對身體造成不良影響。此外，健康食品或營養補充劑中所含的營養素，比起和食品中的物質作用，與藥品的交互作用更為顯著。

「葡萄柚果汁」可說是用藥時最需要注意的代表性食品，但是之所以需要注意，其實與營養素無關。葡萄柚果汁具有抑制腸道酵素效果的成分，所以在服用鈣離子通道阻斷劑、高血脂症治療藥、催眠鎮靜劑、精神神經劑的時候會產生問題，不過其他的柑橘類果汁並不會引起相同的問題。食品的營養素之中，會與藥物產生問題的是維他命K。服用華法林（抗凝血劑：使血液不易凝固）這類抗血栓藥的時候，必須特別注意有凝血作用的維他命K。此外，消化性潰瘍治療藥、抗結核藥、抗憂鬱症的藥劑、帕金森治療藥都含有妨礙維他命 B_1（硫胺素）分解的作用，所以服用這些藥物時，應該避免攝取起司這類含有大量維他命 B_1（硫胺素）的食品。而且有些藥物還會因為牛奶的鈣質而難以吸收或是效果太顯著。

比起食品，健康食品或營養補充劑更可能與藥品產生交互作用，所以最好別一起飲用。藥物與營養補充劑通常被視為是不同的東西，但是有些營養素含量較高的營養補充劑或健康食品會加強藥物的效果，有的則會減弱效果，有時候甚至會引起嚴重的副作用，所以千萬要多加注意。

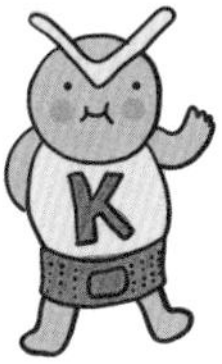
K

服用抗血栓藥的時候，要避免攝取維他命K。

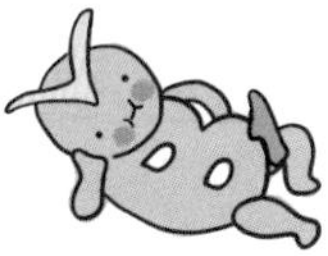

也有會妨礙維他命 B_1 分解的藥物。

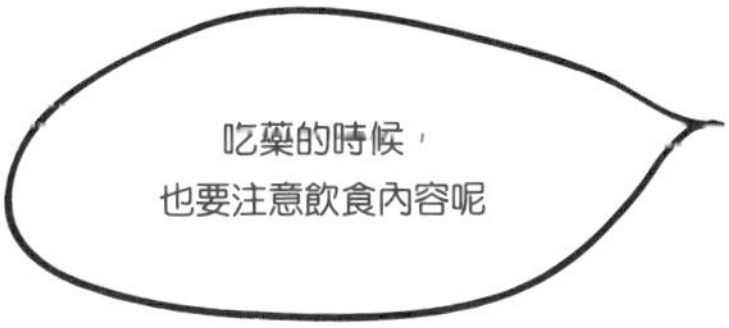
吃藥的時候，
也要注意飲食內容呢

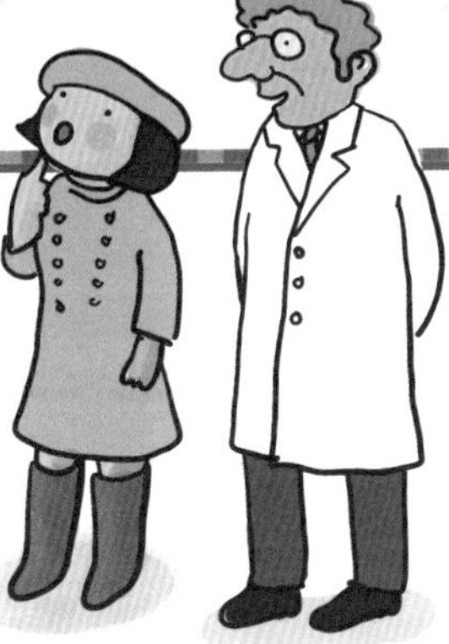

健康均衡博士的房間

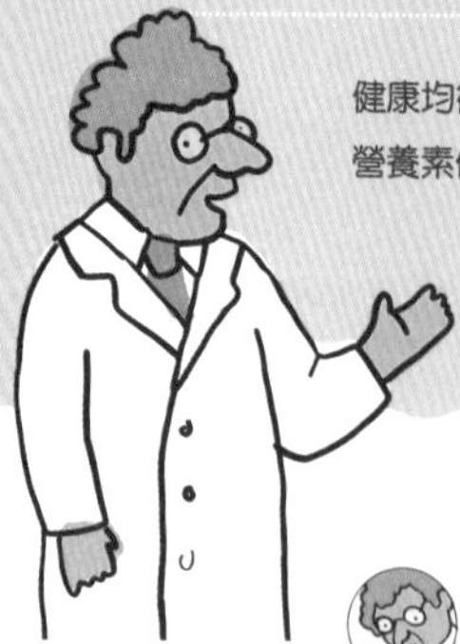

健康均衡博士研究營養與營養素的房間，就位於營養公園的遊客中心。這裡是營養素們來玩耍、一起交流的地方。

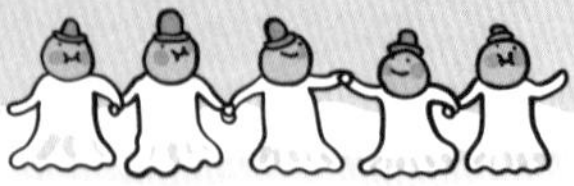

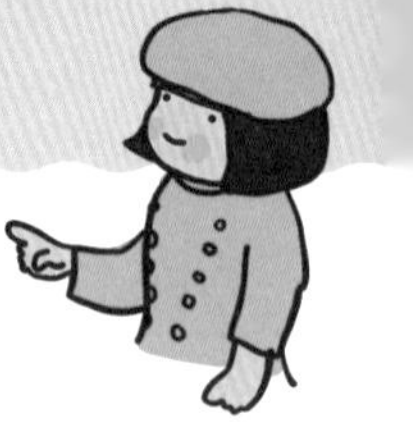

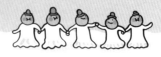

現在了解營養與營養素了嗎？

我的奶奶常跟我說：「我們都是從食物獲得生命的」，因為我們是從食物中攝取營養素才能存活的吧！這些營養素都有各自的效果，而且一個都不能少，也沒有所謂能獨當一面的超級營養素。

是的，營養素與人體一樣，單獨出現時的功能非常有限，必須要齊心協力才能完成任務。所以營養素除了量之外，相互的平衡也很重要。例如說，假設眼前有兩種等量攝取就能有助健康的營養素。為了促進健康而大量攝取其中一種的時候，即使依照之前的習慣攝取等量的另一種營養素，就比例而言還是單方面減少，很容易陷入存量不足的狀態。不僅沒辦法顧及健康，反而會讓身體變得不健康。由此可知，營養素彼此之間的平衡是非常重要的喲。

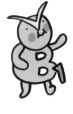

博士，能夠一邊複習，一邊問你幾個有關營養素的問題嗎？

當然可以啊。

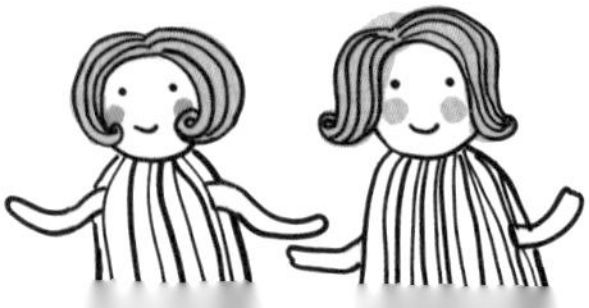

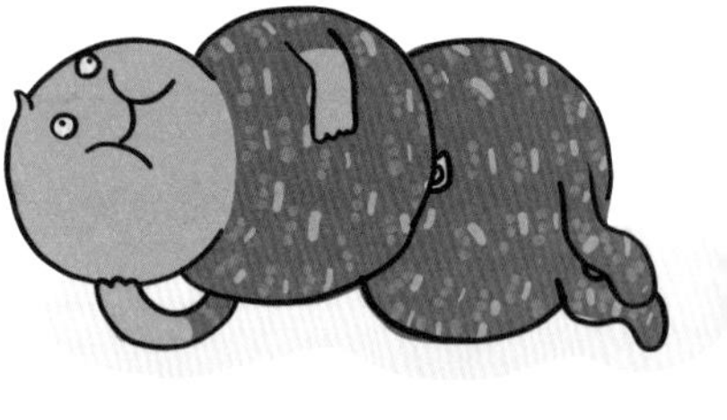

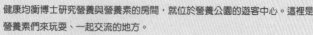

MORE INFORMATION

能量

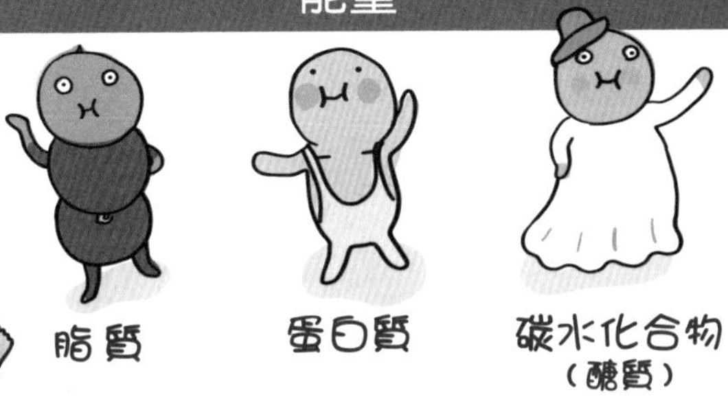

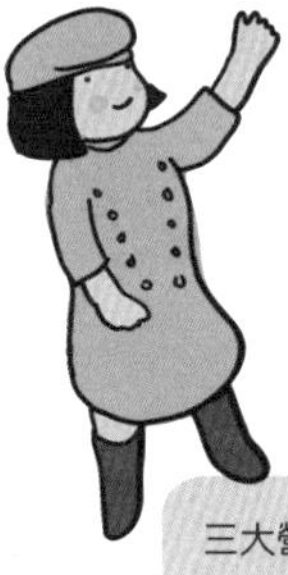

這是三大營養素的蛋白質、脂質與碳水化合物（醣質）。這三個物質能讓身體動起來或是溫暖身體對吧。

三大營養素與肺部攝取的氧氣結合後，會在體內的各個角落燃燒，產生生命活動所需的能量。一如在三大營養素之館（P12、P13）或維他命B群的TCA循環（P78、P79）所介紹的，這三種營養素會進入檸檬酸循環（ATP循環），然後轉換成ATP（三磷酸腺苷）這種能量，然後驅動身體。

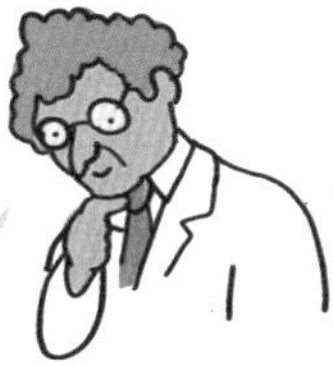

表示能量的單位是kcal（大卡）

我們常說「這個食品是〇〇卡路里」，但正確來說，應該說成「〇〇大卡」。1kcal指的是讓1kg的純水從14.5℃上升到15.5℃，上升1℃所需的能量。順帶一提，國際的能量單位是kJ（千焦耳）。1kcal約可換算成4.2kJ（千焦耳）。

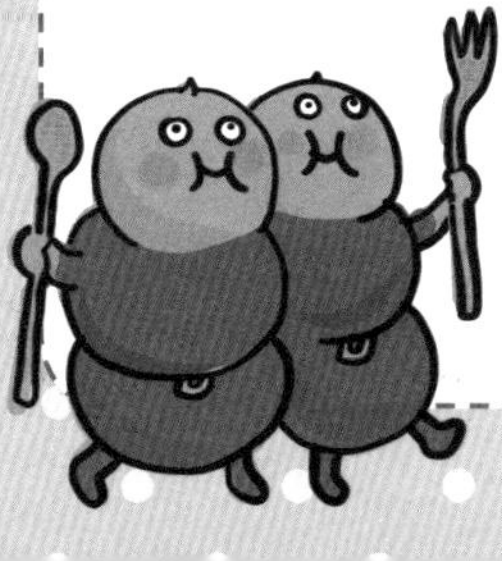

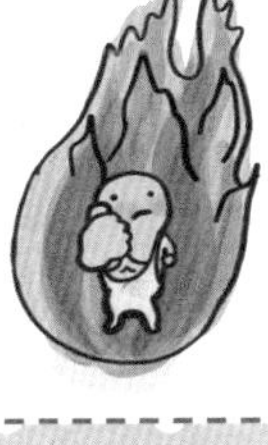

1g的蛋白質是4kcal，脂質9kcal，醣質4kcal

一如P13提到的，三大營養素轉換成能量時，能立刻燃燒的是醣質，接著是脂質，最後才是蛋白質。雖然這三大營養素各有特徵，但人體必須從這三種營養素中均衡地攝取能量，不能有所偏頗。成人（18～69歲）最理想的攝取比例（產生能量的營養素平衡）是蛋白質16.5：脂質25：碳水化合物57.5。順帶一提，能提升體溫的是蛋白質產生的能量最多，大概會有30%的能量轉換成熱能（脂質為4%、醣質為6%）。

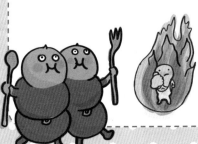

MORE INFORMATION

蛋白質

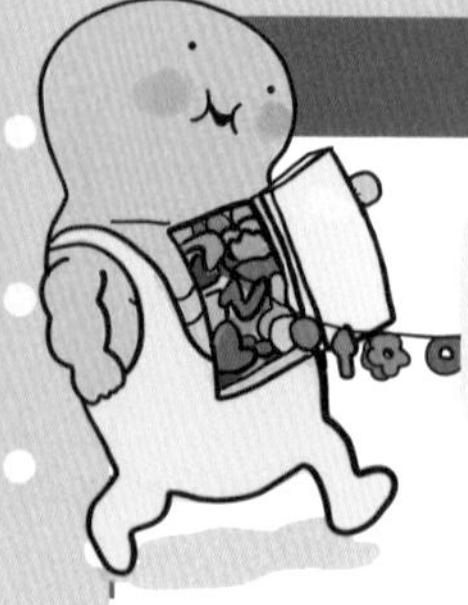

蛋白質在進入體內後會被分解成胺基酸，然後再被人體吸收對吧！即使攝取各種動植物的蛋白質，體內還是能將胺基酸轉換成蛋白質。

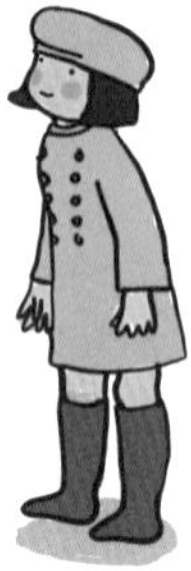

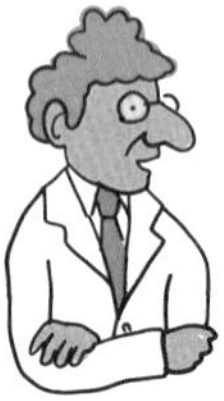

人類與動物都能從食物攝取蛋白質，分解成胺基酸之後，再依照遺傳基因的資訊，將胺基酸轉換成與自己體內相同的蛋白質。牛明明只吃草，鬚鯨也只吃小魚以及浮游生物，仍能長得那麼碩大都是因為這項機制所賜。

蛋白質的英文名稱為Protein

蛋白質的英文名稱來自希臘語，有第一的、最先的意思的Proteios（參考P14）。不過中文的蛋白質與這個語源一點關係都沒有，單純是以蛋白中含有較多的物質這點來命名。

體內蛋白質的小知識

人體體內最多的蛋白質是「膠原蛋白」，最強壯的蛋白質是「角蛋白」，體積最大的是「肌聯蛋白」。最適合活動的溫度為37℃左右。蛋白質代謝所需的維他命為B_6。蛋白質在夜間攝取的效果較佳。（參考P134）

吸睛的胜肽

食物的蛋白質在分解成胺基酸被人體吸收之前，胺基酸會先連結成一串（2個到100個），而這種型態稱為胜肽。胜肽雖然只是蛋白質轉換成胺基酸的過渡物質，近年來卻因為具有厲害的生理機能而備受矚目。促進胃酸分泌的胃泌素等消化器官荷爾蒙或影響醣質代謝的胰島素都是胜肽。有些種類還可以降低血壓、預防血栓與活化免疫細胞。

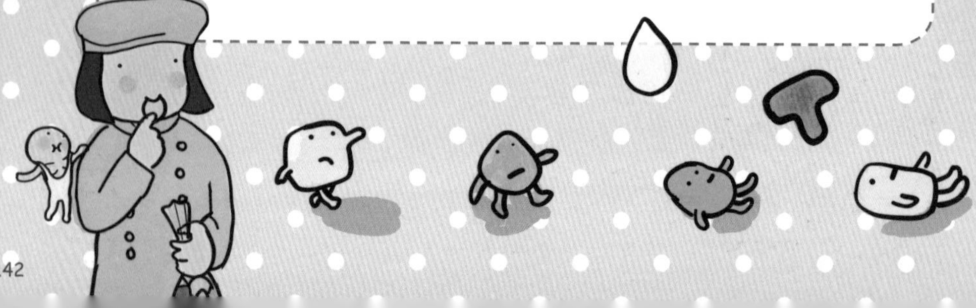

脂質

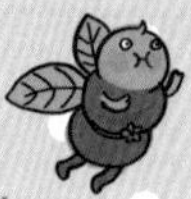

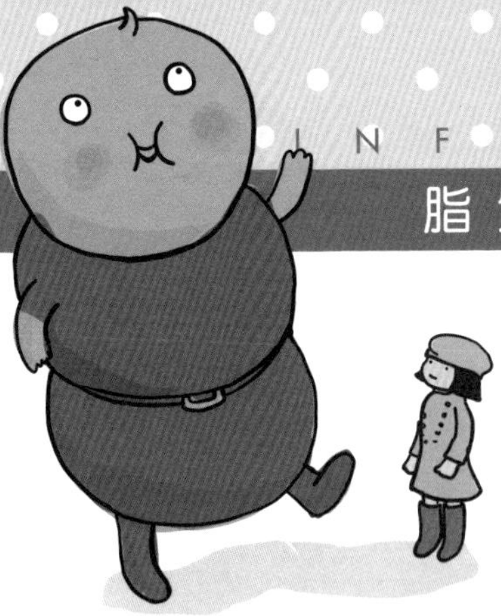

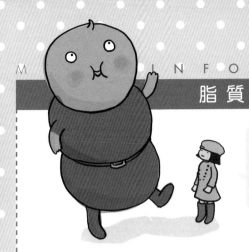

我原本只知道攝取油會變胖，但是當我了解脂質與脂肪酸之後，才知道其實它是非常重要的營養素。

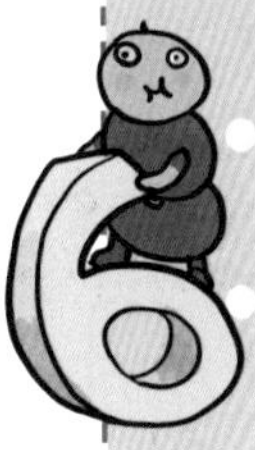

每個時代對脂質的評價都不一樣。例如魚油因為含有豐富的DHA、EPA，所以在現代被歸類為讓腦袋聰明、記憶力變強的物質，但在早期，魚油曾被視為是一種「有毒物質」。含有大量亞油酸的油曾被認為有益健康，但現今卻認為不該過度攝取。2017年時最有人氣，被認為有益身體健康的油是n-3的α-亞麻酸吧，但是，不管是多麼優質的油，油畢竟是油，過度攝取還是會胖喲（笑）！

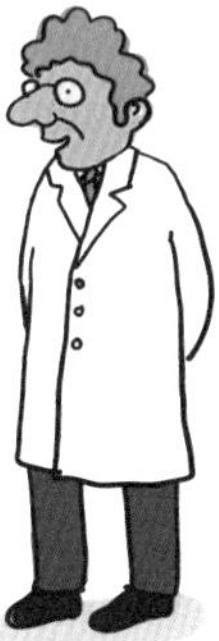

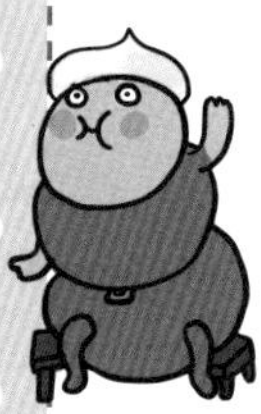

到底該稱為油還是脂？

一般來說，這兩個字會一起出現，但正確來說，「油」是液體，「脂」是固體。大致分類的話液體的植物油或魚油會稱為「油」，肉類的肥肉會稱為「脂」。人體需要不同的「油脂」，動物性脂質（除了魚）、植物性脂質、魚脂質以4：5：1的攝取為理想比例。

脂肪酸的雙鍵的小知識

多價不飽和脂肪酸的數值（例如n-3）是以雙鍵連結的位置，從分子構造的尾端數來的位置來決定數字。雙鍵連結會因為脂肪酸組成的數量而有所不同。為人所知的脂肪酸DHA（魚脂）的雙鍵連結有六處。

在體內增加同伴的n-3與n-6

不飽和脂肪酸的n-3與n-6雖然是人體體內無法自行製造的重要脂肪酸，但兩者都會各自在體內不斷地增加同伴。換言之，大量攝取n-6，n-6就會在體內自行增加同伴。增加固然是好事，但n-3與n-6在體內的棲身之處是相同的，所以若有一方不斷增加，就會威脅到另一方的存在。現代人的飲食生活偏向攝取n-6，所以n-3的生存空間也跟著被壓縮，身體的狀況會因此失衡。一如P34、P35所述，n-6與n-3的理想攝取比例為4：1，所以應該要積極地攝取n-3，才能常保健康。

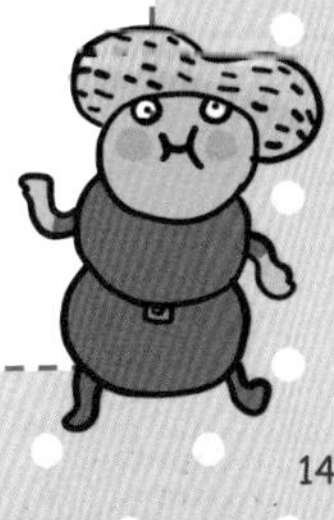

MORE INFORMATION

碳水化合物

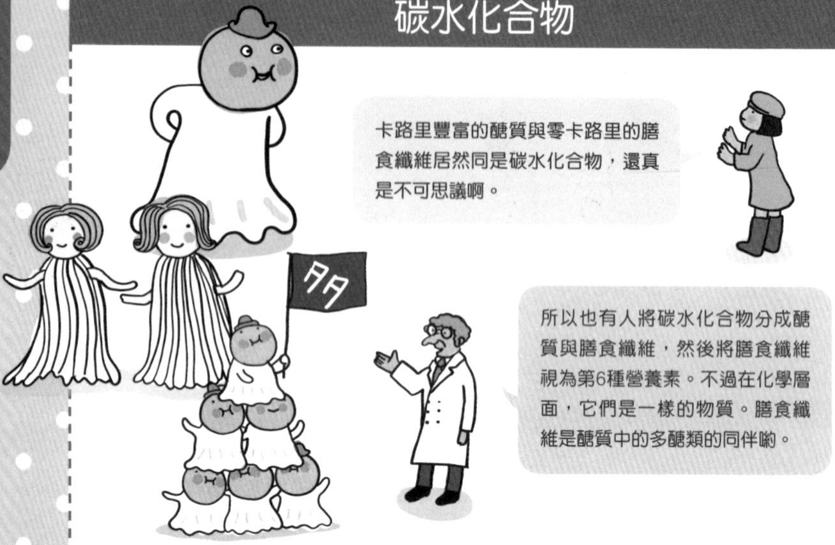

卡路里豐富的醣質與零卡路里的膳食纖維居然同是碳水化合物，還真是不可思議啊。
所以也有人將碳水化合物分成醣質與膳食纖維，然後將膳食纖維視為第6種營養素。不過在化學層面，它們是一樣的物質。膳食纖維是醣質中的多醣類的同伴喲。

在吞嚥困難飲食中活躍的多醣類

一如P16、P30、P44所介紹的，蛋白質是由胺基酸組成，脂肪是由脂肪酸組成，而醣質是由醣質組成，且可在增加同伴形成雙醣類、多醣類之後，轉換成不同的種類。雖然我們都覺得醣質=甜甜的砂糖，但是由大量單醣組成的多醣類可當成增稠劑使用，讓吞嚥困難或年長的病患能順利吞嚥食物。

碳水化合物（醣質）能輕易燃燒體內的脂肪

碳水化合物（醣質）雖然是能迅速燃燒的優秀能量來源，多數人卻認為減肥時應控管攝取量比較好。但是對體育選手或其他需要大量能量的人而言，碳水化合物是非常重要的。與脂肪相較之下，碳水化合物（醣質）只需要少許的氧氣就能燃燒，所以能減輕呼吸時的負擔。此外，碳水化合物（醣質）也能促使體內的脂肪燃燒，所以別把它視為減肥的敵人可能比較好喲。

大腦的能量來源只有葡萄糖

若是為了減肥而刻意減少攝取碳水化合物（醣質），大腦可能就要抗議了。相較於其他的臟器，大腦會消耗大量的能量，一天大約會消耗500kcal的能量，而且能成為大腦能量的只有葡萄糖。雖然減少攝取醣質的減肥法聲稱會轉換成葡萄糖的物質（酮體）能夠提供大腦能量所以不必擔心，但是那充其量只是陷入飢餓狀態時的最終手段罷了，所以不能說對身體完全沒有傷害。

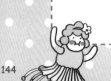

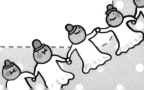

MORE INFORMAT

維他命

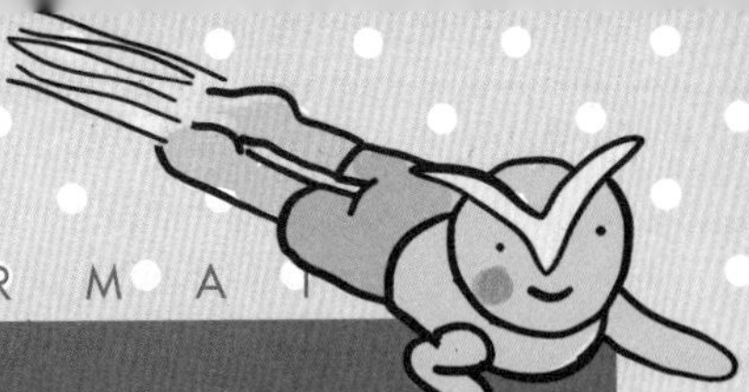

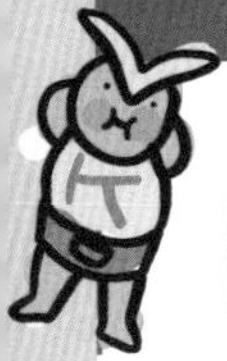

我原本以為維他命是讓人充滿活力、變得美麗的物質，但現在我已經知道缺乏維他命會生病，而且對人體來說維他命是非常重要的物質。

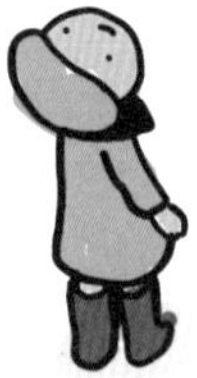

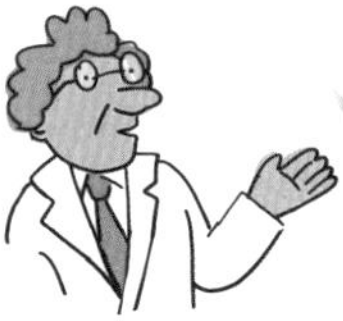

或許現在很難想像，但在早期白米才剛開始普及時，大部分的日本人都曾為腳氣病所苦。鈴木梅太郎博士在經過研究之後，才發現缺乏維他命B_1是致病的原因。

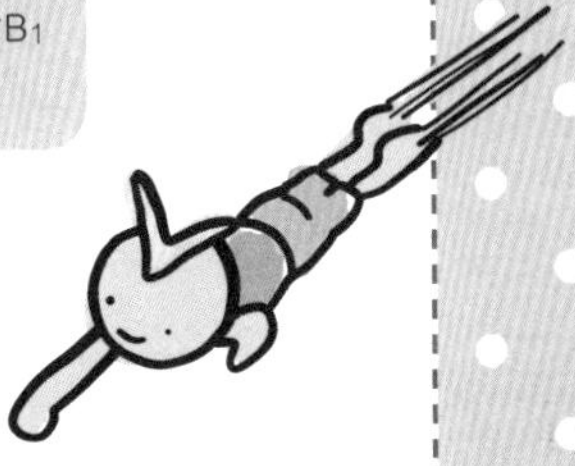

維他命不足會威脅健康

維他命（Vitamins）是代表生命所需（Vital）的詞彙，與含有氮氣的有機化合物（胺基酸化合物）（Amins）組成的詞彙。顧名思義，維他命不足就會出現危及性命的症狀。現代人只要身體覺得不舒服，就會懷疑自己維他命不足，而早期的人也是從長期航海出現維他命C不足的症狀之後，才發現維他命的存在。（參考P65）

作為輔酶使用的維他命

大部分的維他命都是以輔酶的型態在作用。所謂輔酶，有著輔助可引發體內化學反應的酵素的功能。除了維他命之外，礦物質也會扮演輔酶的角色。

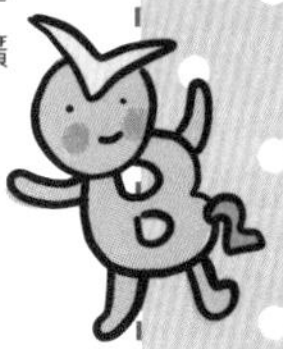

成為維他命一員的條件

現在被稱為維他命的營養素共有13種，但以前有很多物質都被稱為維他命。為什麼會減少呢？這是因為只有符合維他命條件的物質才能被歸類為維他命。所謂的條件是指「人體無法合成所需的量」、「不足就會出現缺乏症狀」、「少量卻是人體必需的有機物」。過去曾被稱為維他命，如今卻被排除在外的成分則稱為「偽維他命物質」。

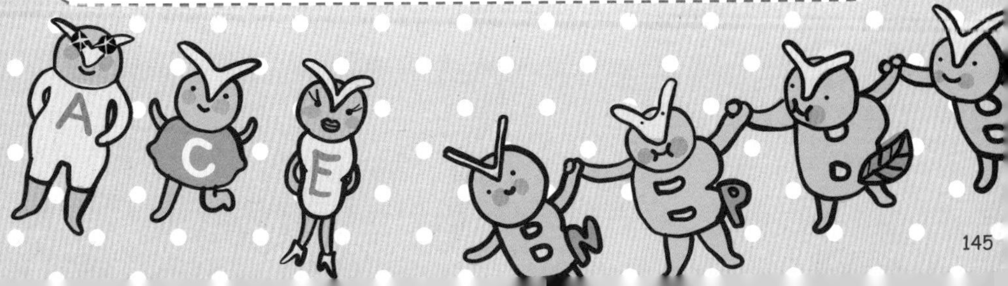

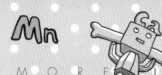

礦物質

人體所需的礦物質明明有16種，為什麼在礦物質區只見到13種呢？

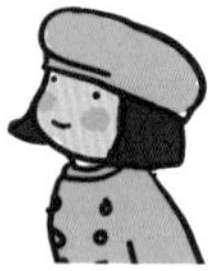

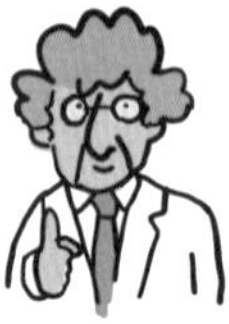

剩下的3種是硫（S）、氯（Cl）與鈷（Co）。日本的厚生勞働省沒有制定這3種礦物質的攝取標準。雖然比較擔心的是過度攝取礦物質的問題而非攝取不足，但這3種礦物質不太需要擔心過度攝取。

氯（Cl）的功效

氯（Cl）與鈉（Na）合併就是氯化鈉（Nacl），也就是鹽的成分。也是眾所周知的自來水消毒劑。這種成分在體內會變成胃液當中的鹽酸，不只具有幫食物殺菌的效果，也能幫助蛋白質消化酵素胃蛋白酶發揮作用。順帶一提，過多的鹽分雖然會導致高血壓，但這不是氯（Cl）的問題，而是鈉（Na）的傑作。

鈷（Co）的功效

鈷（Co）是維他命B_{12}的成分之一，存在於人體內，若是鈷（Co）不足，維他命B_{12}就會跟著不足，紅血球不足等種種與維他命B_{12}不足的症狀就會出現。維他命B_{12}的紅色就是鈷（Co）的顏色。

硫（S）的功效

硫（S）與體內的其他元素合併後，會轉換成胺基酸（胱胺酸、甲硫胺酸）的成分。此外，製造皮膚、頭髮、指甲所需的蛋白質「角蛋白」也需要硫。而且硫還能提升骨頭、軟骨、肌腱的強度，還能讓不小心過度攝取的礦物質不要殘留在體內。

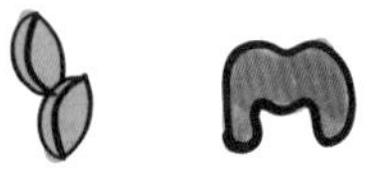

鋁（Al）對阿茲海默症有影響？

疑似與阿茲海默症發病有關的鋁（Al）多數是分佈於體內的神經系統。一般認為，鋁與肌肉痠痛、食慾不振這類身體不適有關，一旦在大腦中囤積，就會引發更多問題。

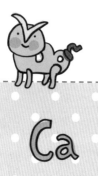

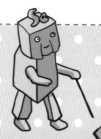

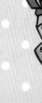

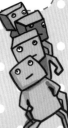

M O R E   I N F O R M A T I O N

營養素與時間點

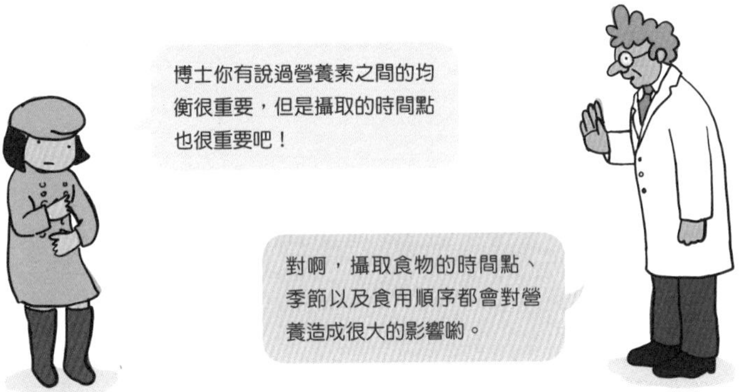

博士你有說過營養素之間的均衡很重要，但是攝取的時間點也很重要吧！
對啊，攝取食物的時間點、季節以及食用順序都會對營養造成很大的影響喲。

攝取順序是減肥成功的關鍵嗎？

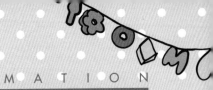

現代的營養學非常重視攝取食物的順序。若能依照膳食纖維豐富的蔬菜、蛋白質豐富的魚肉類、含有大量碳水化合物的主食類的順序攝取，可有效抑制血糖值急速上升，降低罹患糖尿病的風險。一般認為，這種不會讓血糖急速上升的攝取順序也能幫助減肥。

進食的時間點會使營養素的效果產生變化嗎？

人體有繼承自祖先的時間遺傳基因，而這種基因會打造一整天的生理時鐘。隨著太陽光醒來後，身體就開始順暢地活動，天色變暗後，身體就不再那麼活潑，也會變得想睡覺。在這種生理時鐘的控制之下，營養素的吸收、消化以及在體內的合成狀況也會不一樣。例如早餐的時間帶稍微多攝取一點鹽分也沒關係，而且就算與宵夜攝取等量的食物，也比較不會發胖。

之所以到了秋天就會嘴饞，都是因為生理時鐘害的？

生理時鐘也掌管我們一整年的作息。之所以到了秋天食慾就變得旺盛，是因為要讓身體囤積足夠的脂肪以便保暖，這一切都是因為有生理時鐘在背後控制的關係。

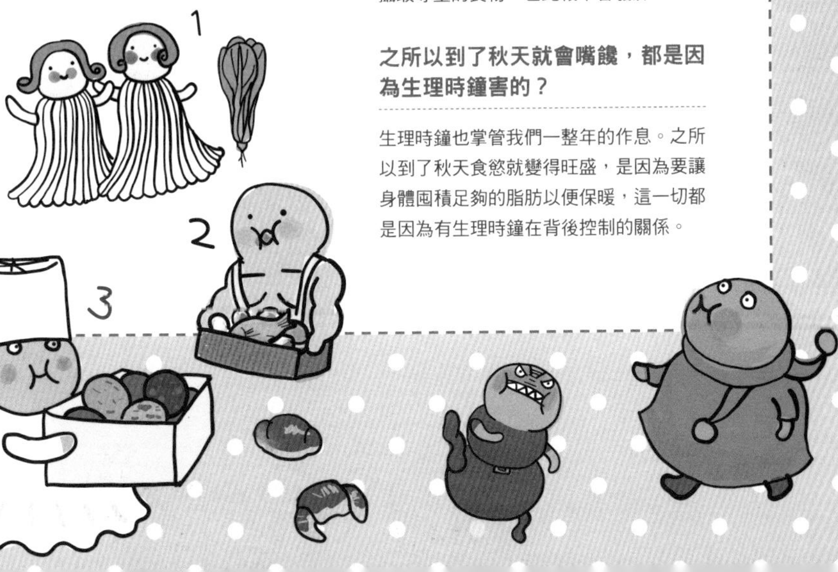

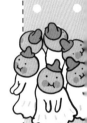

MORE INFORMATION

營養素與個人差異

即使吃相同的食物、相同的分量，營養素在每個人身上的效果也不盡相同呢。

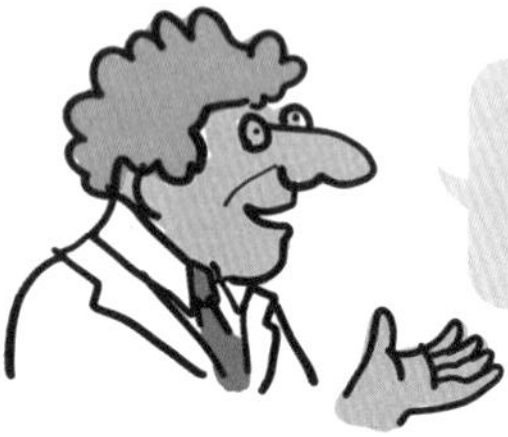

每個人的體質、人種以及居住環境的不同，都會造成營養素的需求量有所改變。有些人即使沒攝取到足量的必需營養素，仍能維持健康喲。

家族遺傳與營養的攝取、吸收也息息相關

每個人維持健康所需的營養攝取量都會因為「家族遺傳」、「身高、體重」、「生活習慣」、「生活環境」、「年齡」、「吸菸、喝酒」、「偏食」、「運動量」、「嗜好」等因素而不同。其中有些是無法改變的部分，例如「家族遺傳」與飲食生活、生活習慣無關，卻對當事者造成莫大的影響。舉例來說，有糖尿病家族病史的人，就算只攝取不多的醣分也會罹患糖尿病，但是沒有相關家族病史的人就算稍微攝取多一點點的醣分，也不太會有什麼問題。

年邁的身體很難吸收營養素

大家都知道，不同的年齡需要的營養素量也不同。小孩攝取營養之後會慢慢長大，但是高齡者即便攝取必需量的營養素，也會因為消化吸收的能力變差而出現營養素缺乏的症狀。蛋白質不足、營養不足的高齡者就算大量攝取蛋白質，也無法改善症狀的例子並不少見。除了年齡之外，每個人的體質也會影響營養素的效果。

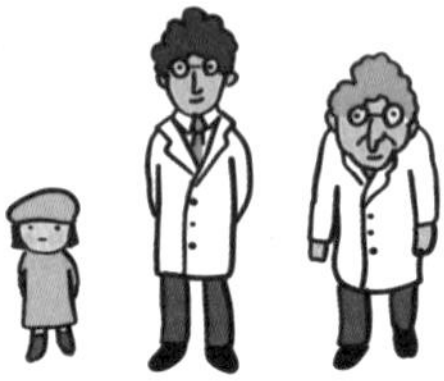

因為生活環境而改變的必需營養素

常言道，仙人是不食人間煙火的，不過在地球上，有些住在高海拔地區的人們幾乎不攝取蛋白質，熱量的攝取量也比常人低，還是時時充滿活力。聽說生活在赤道下方的巴布亞新幾內亞人的腸道裡，有特別的細菌（可吸收空氣裡的氮轉換成蛋白質）棲息，所以就算只攝取少量的蛋白質，還是能維持健康。雖然不會輕易改變，不過人體的確會因為生活環境而產生變化，也會需要不同的必需營養素。

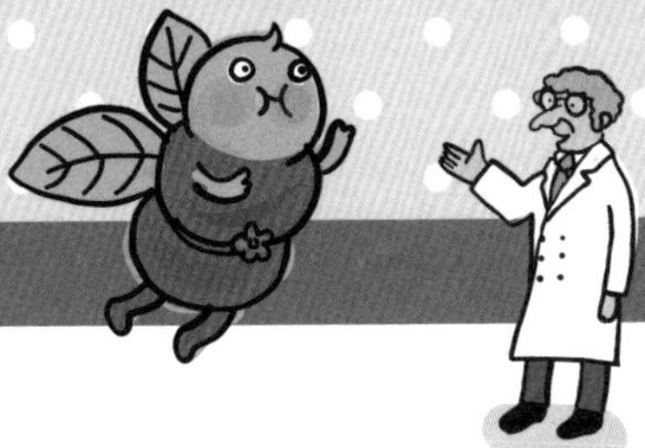

因環境而改變的必要量

營養素之中，比起三大營養素，維他命與礦物質這類屬於微量營養素，必要量會隨著每個人的生活環境而有所改變。

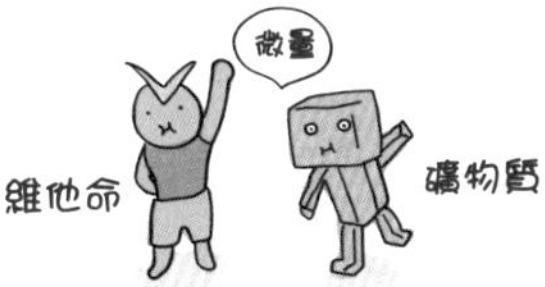

不同的人種，營養素的代謝也不同

不同的人種有不同的體格與體質，而且營養素的代謝也不同，例如同樣過度攝取醣質，會因為人種不同而出現不同的反應。白人與黑人若是攝取較多的醣質，會造成體脂肪增加與過度肥胖，但是大部分的日本人或其他黃皮膚的人種，在變得肥胖之前就會先罹患第二型糖尿病。由此可知，不同的人種代謝醣質的能力也不同。黃皮膚人種，尤其是蒙古人種一旦攝取太多醣質，胰臟製造的荷爾蒙，也就是胰島素的分泌會來不及，導致來不及代謝醣質而形成所謂的糖尿病。

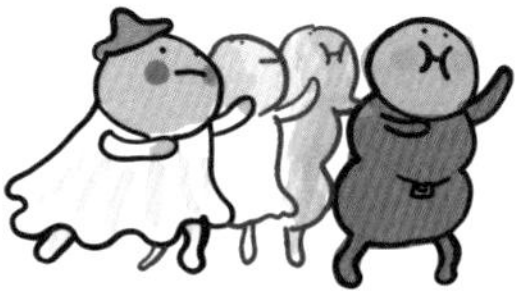

未來的營養學將為每個人量身打造？

一如每個人擁有不同的樣貌，需要的營養素也因人而異，所以現在已經陸續在研究為每個人量身打造的營養學，以攝取個人所需的營養素。為了預防疾病與延長健康壽命，未來或許會出現針對個人量身打造的營養素攝取方式以及理想的飲食內容。

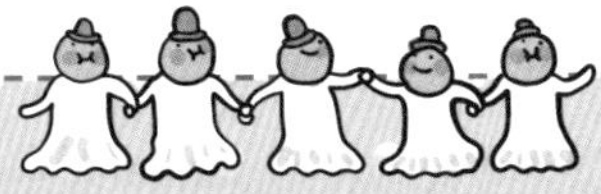

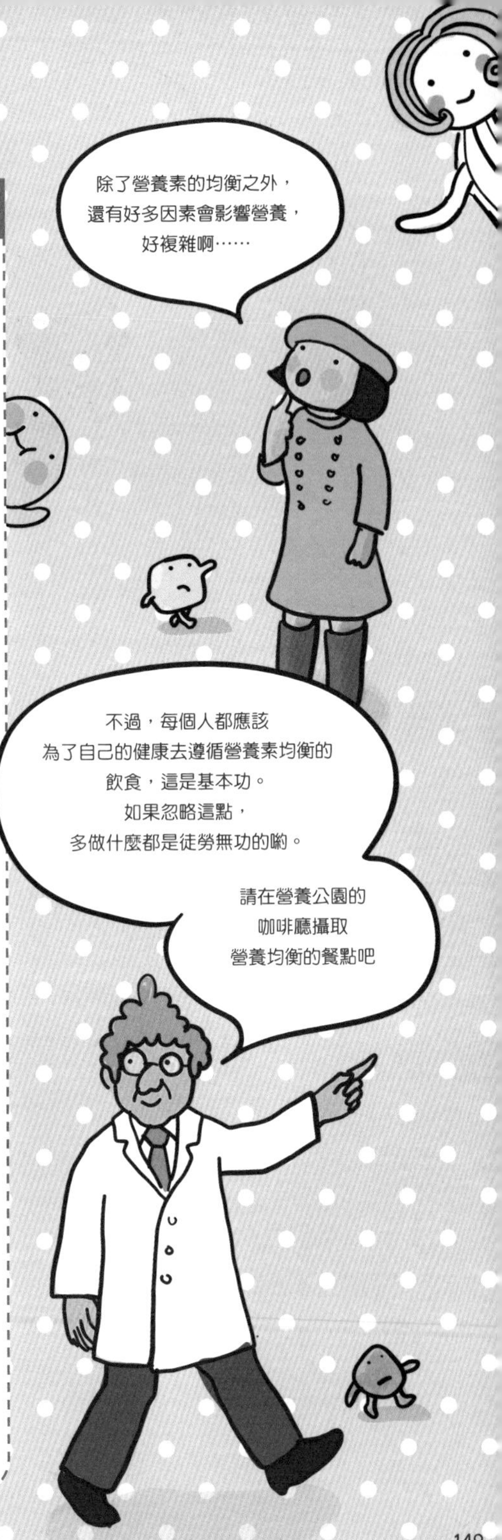
除了營養素的均衡之外，
還有好多因素會影響營養，
好複雜啊……
不過，每個人都應該
為了自己的健康去遵循營養素均衡的
飲食，這是基本功。
如果忽略這點，
多做什麼都是徒勞無功的喲。
請在營養公園的
咖啡廳攝取
營養均衡的餐點吧

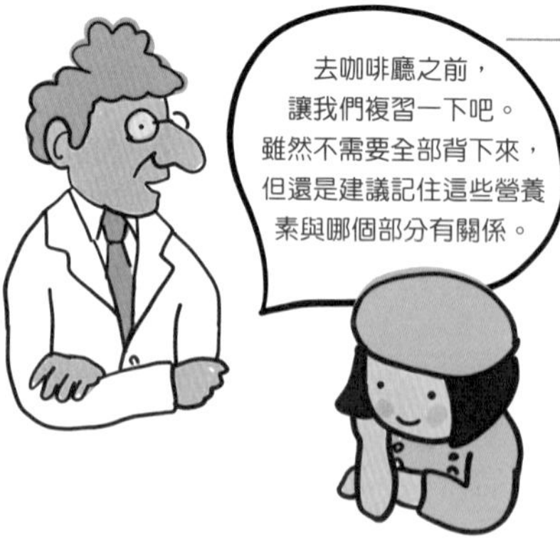
去咖啡廳之前，
讓我們複習一下吧。
雖然不需要全部背下來，
但還是建議記住這些營養
素與哪個部分有關係。

索引
index

英・數

一劃

二劃

三劃

四劃

五劃

六劃

七劃

八劃

九劃

十劃

十一劃

十二劃

十三劃

十四劃

十五劃

十六劃

十七劃

十八劃

十九劃

二十劃

二十一劃

二十三劃

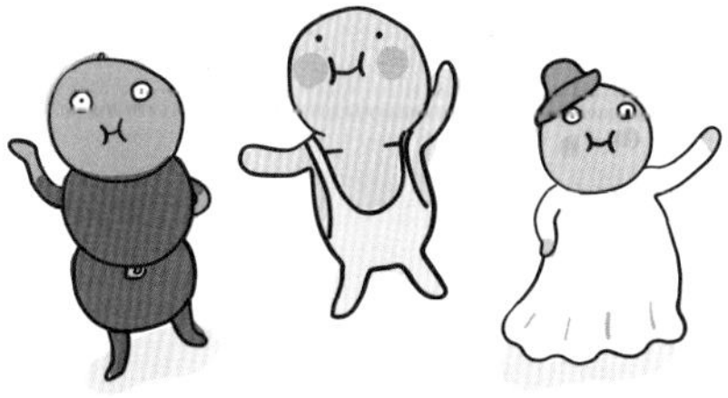

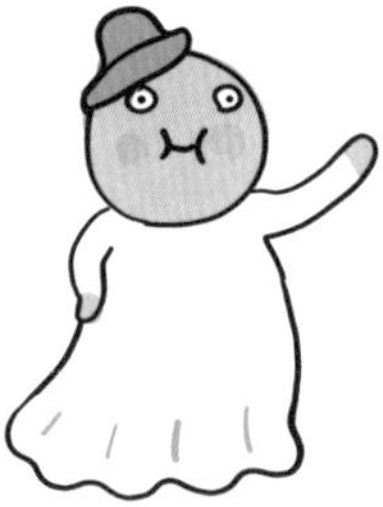

來自營養素的8個

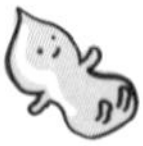

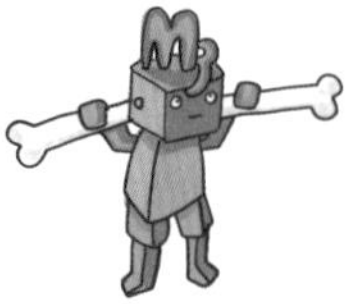

1

別只攝取相同的營養素喲

因為沒有萬能的營養素

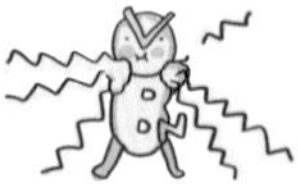

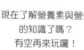

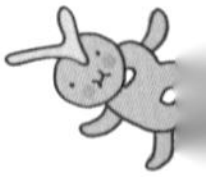

2

別忽略任何營養素

忽略任何一個都會破壞營養的均衡

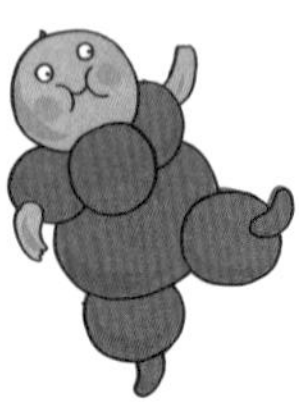

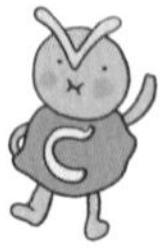

3

別一次大量攝取

因為身體能吸收的營養素量有限

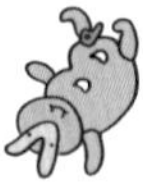

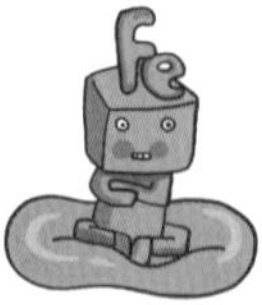

4

按照規矩攝取必要的量就好

身體每天都需要攝取足量的營養素

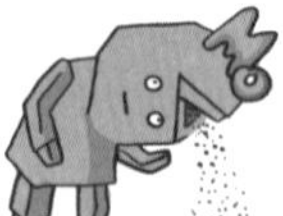

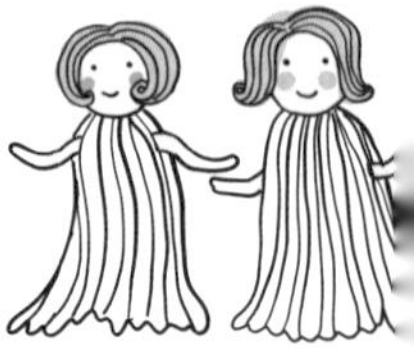

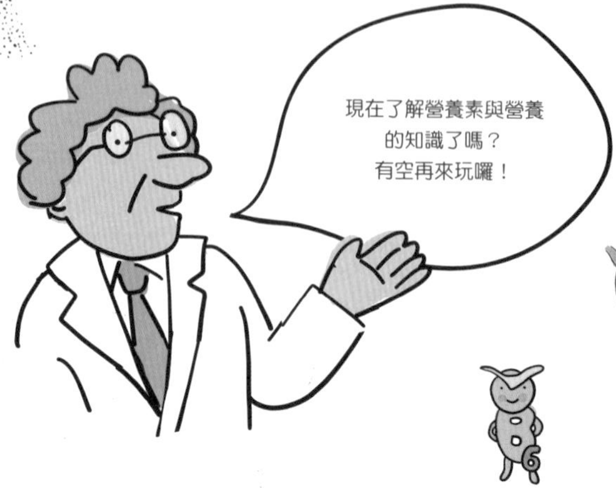
現在了解營養素與營養
的知識了嗎？
有空再來玩囉！

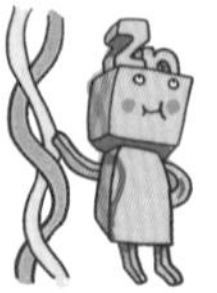

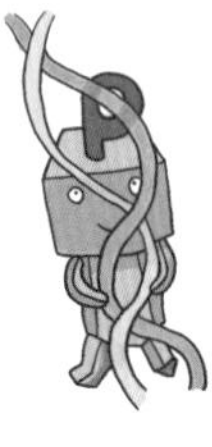

道別金句

5

要促進吸收就要多運動

讓身體動起來！營養素的消化吸收率會變好唷

6

別在半夜的時候找我們

不可以在半夜進食喲

7

希望在早上見到你

透過早餐攝取營養素是非常重要的

8

盡可能從食物攝取

營養補充劑或藥物是最終手段

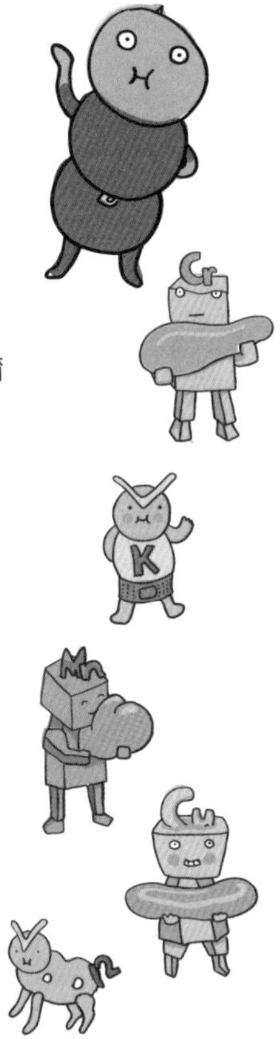

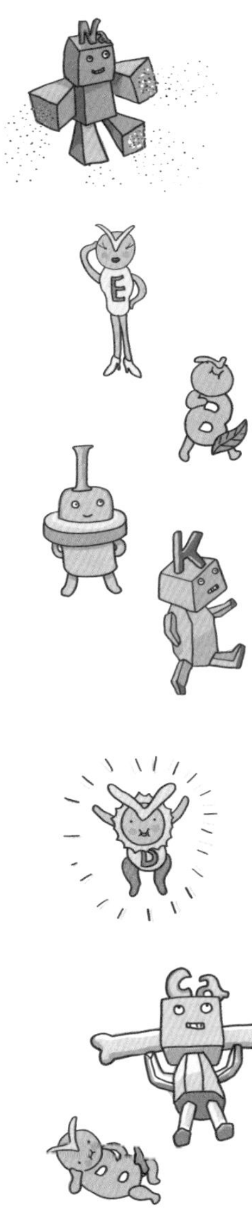

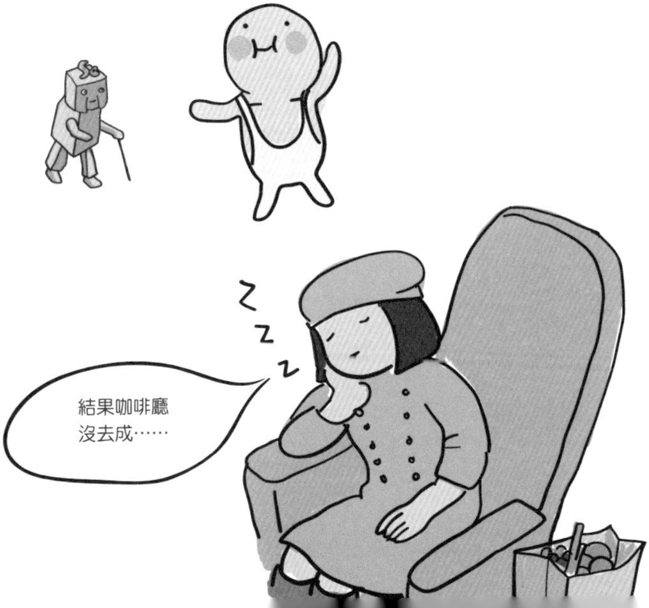

書籍、雑誌

書籍、雑誌	作 者	出版社
アミノ酸の科学	櫻庭雅文	講談社（ブルーバックス）
栄養素キャラクター図鑑	田中明 他	日本図書センター
栄養と料理（2011.7月号）		女子栄養大学出版部
おいしいクスリ 食べもの栄養事典	池上保子	日本文芸社
おからはどこへ行った？ 現代人の食物栄養学68話	五明紀春	女子栄養大学出版部
からだによく効く食べもの事典	三浦理代	池田書店
ことわざ栄養学	辻　啓介	健学社
看護に役立つ 栄養の基本がわかる事典	尾岸恵三子	成美堂出版
乾物と保存食材事典	星名桂治	誠文堂新光社
驚異の効果を発揮する！ 野菜パワー	本橋登	健学社
「酵素」の謎 —なぜ病気を防ぎ、寿命を延ばすのか	鶴見隆史	祥伝社
現代人の医療同源①	明治製菓編	牧羊社
現代人の医療同源②	明治製菓編	メイカ出版
現代人の医療同源④	明治製菓編	メイカ出版
現代人の医療同源⑨	明治製菓編	牧羊社
現代人の医療同源⑩	明治製菓編	牧羊社
血液のサラサラ生活のすすめ	栗原毅	小学館
酵素反応のしくみ 現代化学の最大の謎をさぐる	藤本大三郎	講談社（ブルーバックス）
最新栄養科学しリース１ 基礎栄養学	五明紀春 他	朝倉書店
「食」故事ことわざ事典	磯部真理	大和書房
食材健康大事典	五明紀春	時事通信社
〈食〉の記号学 ーヒトは「言葉」で食べるー	五明紀春	大修館書店
食品成分最新ガイド 栄養素の通になる	上西一弘	女子栄養大学出版部
シリコンバレー式 自分を変える最強の食事	デイヴ・アスプリー	ダイヤモンド社
図解栄養の基本がよくわかる事典	安田和人	西東社
図解ミネラルのはなし	谷腰欣司	日本実業出版社
スタンダード人間栄養学 基礎栄養学	五明紀春 他	朝倉書店
スンナリわかる脂肪の本	丸元康生	主婦と生活社
「炭水化物」を抜くと腸はダメになる	松生恒夫	青春新書

書籍、雜誌	作者	出版社
たんぱく質入門 どう作られ、どうはたらくのか	武村政春	講談社（ブルーバックス）
たんぱく質の一生─生命活動の舞台裏	永田和宏	岩波新書
ドクタークロワッサン 「油」で健康になる！		マガジンハウス
日本食品標準成分表2015年（七訂）	文部科学省 科学技術・学術審査会 資源調査分科会 報告 全国官報協同組合	
日本食品標準成分表2015年（七訂）	アミノ酸成分表編 文部科学省 科学技術・学術審査会 資源調査分科会 報告 全国官報協同組合	
日本食品標準成分表2015年（七訂）	脂肪酸成分表編 文部科学省 科学技術・学術審査会 資源調査分科会 報告 全国官報協同組合	
日本食品標準成分表2015年（七訂）	炭水化物成分表編 文部科学省 科学技術・学術審査会 資源調査分科会　報告　全国官報協同組合	
脳の栄養失調 脳とダイエットの危険な関係	高田明和	講談社（ブルーバックス）
ビタミン ニュートリション ビタミンVS がん・成人病	守田則一	八峰出版
ビタミン総合事典	日本ビタミン学会編	朝倉書店
人は血管から老化する	池谷敏郎	青春出版社
病気を防ぎ病気を治す 糖鎖のチカラ	安藤幸来	四海書房
「ファイトケミカル」 病気を治すいのちのレシピ	高橋博	主婦と生活社
本当は怖い「糖質制限」	岡本卓	祥伝社
毎日食べて健康に 牛乳・乳製品ブックレット	一般社団法人 日本乳業協会	
我食べるゆえに我あり 食の解釈学	五明紀春	アドア出版
Nutrition Care 1		MCメディカ出版
Tarzan 油と脂のガイドライン		マガジンハウス
Tarzan 最新「サプリ＆機能性表示食品＆トクホ」ガイド		マガジンハウス
Tarzan 女も男も、「プロテイン」超まとめ タンパク質チャージ術！		マガジンハウス

網路資料

一般社団法人日本クエン酸サイクル研究
厚生労働省ホームページ
糖鎖の基礎知識 弘前大　大　院　　研究科
農林水産省ホームページ
文部科　省ホームページ
Wikipedia

※攝取標準的數值參考自「日本人の食事摂取基準（2015）」

TITLE

歡迎光臨 五大營養素之島

STAFF

出版	瑞昇文化事業股份有限公司
作者	代居真知子
監修	五明紀春
插圖	堀川理万子
譯者	許郁文
總編輯	郭湘齡
責任編輯	蔣詩綺
文字編輯	黃美玉　徐承義
美術編輯	孫慧琪
排版	執筆者設計工作室
製版	印研科技有限公司
印刷	桂林彩色印刷股份有限公司
法律顧問	經兆國際法律事務所　黃沛聲律師
戶名	瑞昇文化事業股份有限公司
劃撥帳號	19598343
地址	新北市中和區景平路464巷2弄1-4號
電話	(02)2945-3191
傳真	(02)2945-3190
網址	www.rising-books.com.tw
Mail	deepblue@rising-books.com.tw
初版日期	2018年5月
定價	350元

ORIGINAL JAPANESE EDITION STAFF

デザイン	Imperfect (竹口太朗・平田美咲)
校正	洲鎌 由美子、笠井 理恵
Special thanks	古川 知子（管理栄養士）

國家圖書館出版品預行編目資料

歡迎光臨五大營養素之島 / 代居真知子著 ; 堀川理萬子繪 ; 許郁文譯. -- 初版. -- 新北市 : 瑞昇文化, 2018.05
350面 ; 14.8 x 21公分
譯自:マンガでわかる まるごと栄養図鑑
ISBN 978-986-401-238-1(平裝)

1.營養 2.漫畫
411.3　　107005568

作　者　介　紹

代居真知子 Yosue Machiko　　作者

社會福利、看護、飲食記者，女子營養大學生涯學習講師。於女子營養大學營養學部營養系畢業。廣播編劇、曾在Epic Sony製作有聲書，也撰寫社會福利、看護、飲食領域的文章。著有《我家小孩跟別人家的有點不一樣？學習障礙（LD）》（小學館）、《社會福利人員的工作完全指南》、《替高齡者設計的甜點食譜》（誠文堂新光社）等多本著作。

堀川理万子 Horikawa Rimako　　插圖

畫家、繪本作家。畢業於東京藝術大學美術學部設計科，並於該研究所進修。透過畫展發表作品之餘，也製作多冊繪本，在出版界非常活躍。也從事兒童空間設計的工作。著有《水果與樹果很多的繪本》（ASUNARU書房）、《我的燉菜、媽媽的燉菜》（復刊.com）、《權大納言與跳舞的香菇》（偕成社）等多本著作。

HP http://www.rimako.net/

五明紀春 Gomyou Toshiharu　　監修

女子營養大學副校長、農學博士（專攻食品營養、機能學）。東京大學研究所農學系研究科農藝化學專攻博士課程修畢。著有《我吃故我在——飲食解釋學》（ADOA出版）、《現代食物營養學68話——豆渣去哪裡了？》（女子營養大學出版部）、《攝取鹽分的正確方法 靠味噌的力量遠離醫生》（幻冬舍RENAISSANCE）、《食材健康大事典——502道菜1590種食材 快樂享受每一天》（時事通信出版局）等多本著作。

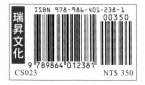

瑞昇文化
ISBN 978-986-401-238-1
00350
9 789864 012381
CS023
NT$ 350

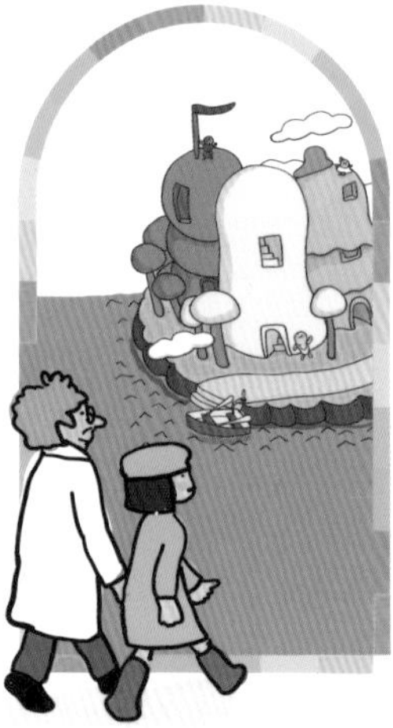

Let's go to the
NUTRITION PARK